当代育儿读物第一品牌 1岁半以上（随身装）

〔定本〕育儿百科 下

［日］松田道雄／著　王少丽／主译

成焕吉　曹锦丹　张新东／译
王小英　郭　华　陈　灵

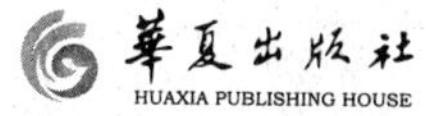

華夏出版社
HUAXIA PUBLISHING HOUSE

图书在版编目(CIP)数据

定本·育儿百科.(随身装)下/(日)松田道雄著;王少丽译.
-北京:华夏出版社,2011.1
ISBN 978-7-5080-5897-9

Ⅰ.①定… Ⅱ.①松… ②王… Ⅲ.①围产期-妇幼保健
②婴幼儿-保健 Ⅳ.①R715.3 ②R174

中国版本图书馆 CIP 数据核字(2010)第 159878 号

北京市版权局著作权合同登记号:图字 01-2010-3576

华 夏 出 版 社 出 版 发 行
(北京东直门外香河园北里4号 邮编:100028)
新 华 书 店 经 销
北京建筑工业印刷厂南厂印刷
三河市李旗庄少明装订厂装订
880×1230 1/64 开本 8.125 印张 229 千字 插页 1
2011 年 1 月北京第 1 版 2011 年 1 月北京第 1 次印刷
定价:18.00 元

本版图书凡印刷装订错误可及时向我社发行部调换

听听读者怎么说——摘自网友评论

非常实用的一本好书　2008－09－01 22:47:24

losangleslakeman 为此商品评分：★★★★★

第一次做父亲，好多知识还没准备好。有了这样一本好书，可以当作字典来查，育儿真的能变得很简单。该书作者堪称此道专家，而且能把婴儿在各个阶段要出现的问题都详细地罗列出来，总有一个答案能回答新生婴儿父母的问题。我要做的很简单，有不明白的就去翻书，总会找到满意的答案。原来育儿并不是什么难事啊！

我已经把该书推荐给我的好多朋友，相信他们也会有和我一样的感受。

很好的一本书　2008－01－30 10:14:44

董津 为此商品评分：★★★★★

自己买过一本，很有指导性。幼儿急疹和肠套叠我的宝宝都发生了，幸好看了书有所准备，没有因为幼儿急疹高烧不退去医院,因为书上说3天后高烧自己会退;发生肠套叠也没有耽搁,及时到医院做了空气灌肠手术,宝宝少受了很多罪!推荐准妈妈们购买!后来又买了一本送给同事!觉得是一本很好的书!

书评 2008-09-25 08:27:26

沐凡 为此商品评分:★★★★★

书是太太刚刚怀孕的时候买的,现在我儿子都快9个月了!呵呵~~

书中内容写得很好,方方面面都有涉及,我太太也是一直在看,有的章节还看了好几遍!因为太太住在娘家的原因,我一周只能去看他们一次,所以我对此书看得时间比较少,不过儿子刚刚出生那一段看得比较多!也从中理解了好多关于婴儿的事情,很感谢这本书!

给准备生育或者已生小宝宝的朋友们推荐这本书!

绝对向新爸爸妈妈推荐 2008-06-27 09:45:48

lillian 为此商品评分:★★★★★

作者是日本人,育儿观念同中国人挺接近,参考性非常强，实用性非常大；该书内容的最大特点就是详细。基本上每个月新父母可能面临的问题都有描述；宝宝每个月的成长里程碑都有清晰的说明；对新父母绝对可以起到相当大的宽慰作用。

值得推荐的育儿书 2009-05-28 13:45:45

2cities 为此商品评分：★★★★★

这本书，最打动我的是作者在字里行间对孩子的爱。怎么带好孩子，之前我可以说一点头绪都没有，无知到什么程度呢？就是连担心也没有，总觉得孩子来了，是自然而然的事情。其实，当真的有一个孩子，小小的，只会哭泣，出现在面前，而且每时每刻都需要你，这个时候才发现，育儿学问，是多少都不够的呀！

作者提倡尊重孩子的个性，有些看来可能是毛病的现象，其实只是孩子的个性而已，大可不必紧张，而且应该得到尊重。作者还大力提倡对孩子的锻炼，空气浴、室外锻炼等等，一再在各个阶段强调，让我印象深刻。

最让我感动的是关于母乳喂养这部分的介绍。作者提倡母乳喂养，这个可能不用我多说了，现在资讯发达，而且都在大力提倡母乳喂养。但是遇到问题如何解决,以及大家在这些问题面前如何处理好自己的情绪,让家庭更和谐,书里都有涉及。那时由于家里人怕小孩吃不饱,我又坚持要母乳喂养,所以摩擦很大,不好意思说一句,哭都哭了好几场。看了书以后,心里总算释然了,否则还会继续钻在死胡同里出不来。

这本书我已经推荐给身边好几个好友,虽然有人嫌作者啰嗦,但是我更看重此书历时三十年,几经修订,不断进步。作者已经仙逝了,在此还是要感谢他,他对孩子的爱真让我很感动。

非常喜欢的一本书 2010-01-07 14:57:12

sky_fpga 为此商品评分:★★★★★

我相信大家都有遇到宝宝突然异常情况的时候,一般第一次经历的人都会心急如焚;请仔细阅读这本书的异常情况,我相信你看到后会发现很多问题很容易解决!

每位家长都应拜读的育儿书 2007-02-27 10:20:47

michellech99 为此商品评分:★★★★★

我强力推荐将为父母的家长购买此书。它像一本育儿词典一样实用而可靠。我就是每天查阅着这本书走过初为人母的几个月。现在也是一有问题就要查这本书。作者是一位绝对令人尊敬的老人。他已逝去,因此我经常觉得失去这样一位从内心为孩子着想,不断钻研业务,又有如此丰富的临床经验的老人是非常遗憾的事情。如果你还是一位待产的母亲,买这本书就足够了。我待产的时候买了好几本育儿书,只有这本是最贴心实用的,最适合我们亚洲宝宝。我在几个国家生活过,决不盲目崇拜哪个国家的育儿理论。但我彻底被这本书和它的作者松田老先生征服。我是一个母亲,我希望其他的母亲也能像我一样幸运,能拥有这本好书。

很实用　2009－12－15 20:49:15

blossomears 为此商品评分:★★★★★

周围凡有朋友怀孕,我都送一本,当字典翻啊,尤其现在医院动不动都挂针,真要好好学习松田道雄的精神,有些病可以在家痊愈的,不要把孩子送到医院受罪。

精典实用　2009－10－09 08:36:58

shilig1210 为此商品评分:★★★★★

早年买过一本,成功养育了自己的宝宝,感觉特别实用。那本书后来传了7家,养育了8个宝宝。再后来有了网购,每当有亲友怀子,就送她一本,也算为国家的优生优育作点贡献,呵呵!

这本书对于刚成为妈妈的人们有很大帮助 2009-10-09 13:42:54

YANG 为此商品评分:★★★★★

初为人母,发生在孩子身上的一切都是值得我们关注的问题。这本书在我坐月子时对我的帮助非常大,简直到了不用求医、查书便知的地步。内容面面俱到,非常详细。希望我们中国人也能编写出类似于这本书的如此详细的内容。

经典之作 2009-10-12 17:00:54

maryzhang_365 为此商品评分:★★★★★

几年前朋友给我送了这本书,给了我莫大的帮助。虽然小女现在长大了,但这本书却一直是我手边常备的——送同事、送同学、送朋友,也寄给在国外生活的同学。每一本书都给手忙脚乱、初为父母的人带去帮助,这总让我十分欣慰!

育儿圣经！ 2009-11-10 20:43:06

rollyu 为此商品评分：★★★★★

这是一本育儿圣经，解除了初为人母的我太多的思想压力。每个孩子都是有个性的，都是不同的，很多看似不正常的情况，看过书就知道，只要孩子精神好，吃得香，其实都没有关系。作者的去世是全人类的重大损失！

相当不错的书 2009-11-24 16:29:54

sysfzy 为此商品评分：★★★★★

非常好的一本书，我是在宝宝两个多月的时候买的，唉，有点后悔买晚了。

太专业了！ 2009-12-03 09:09:59

winnie5144 为此商品评分：★★★★★

真不愧是专家！评价来源于生活来源于积累和专业的解决方式~

儿子出生前我就买了此书！尽管市面上有N多的育儿书，我发现很多不同的说法，但是每次出现“状况”的时候，还是这本书帮了我!!

LG开玩笑地说：儿子晚上大哭，她不去抱儿子，去书房翻书……

～～～～哈哈已经买了无数本,给自己,然后给朋友。

挺管用　2009－09－10 19:30:35

qianer519 为此商品评分:★★★★★

很好,质量不错。

作为新手妈妈这书给我吃了不少定心丸,很多不明白的让人担心的情况书上基本都有解释。

非常实用的一本育儿指导书　2009－09－17 15:16:23

caihongfang258 为此商品评分:★★★★★

我是在宝宝出生前一个月买的这本书,看过之后,对于将要出生的宝宝和面临的情况有了大致的了解,少了很多心理上的负担。育儿的各个阶段该书都有详尽的介绍,非常实用。感觉应该把该书先通读一遍,有个大致的印象,然后跟着孩子成长的脚步精读各个阶段的内容,比较好一点。或者保持一个适当的提前量也可以,因为孩子在实际中可能会遇到在书上是下一个阶段的问题。

负责任地推荐一下　2009－07－07 16:00:58

xiaoxiaoyatou 为此商品评分：★★★★★

一直等到现在才来推荐，是因为宝宝现在9个月了，在这本书中受益良多，不来说几句，觉得很对不起这本书似的……呵呵。

宝宝刚生下来的时候，没怎么仔细读，遇到的问题也有限，多是由婆婆的经验来处理问题。宝宝慢慢大一点之后，才正儿八经地去读这本书，并且从中比较借鉴，慢慢发现了其中的好。

小区里的其他宝宝动不动就被妈妈带着往医院跑的时候，我就能想起日本的这位育儿大师的好来。他告诉我们要做一个相信自己、相信宝宝的妈妈，我庆幸我已经开始努力在做。

向新手妈妈推荐这本书，相信大家都能建立和宝宝之间的真诚信任，做一个有自信，有主张的好妈妈。

本书的读法

1. 不用1次把全部内容都读完。孩子1个月时,读1个月龄的部分,孩子1岁时,读1岁的部分。

2. 通过读"这个月龄的婴儿"、"这个年龄的孩子"等内容,能事先了解孩子这个时期成长的梗概、个性的表现方法。

3. 在"喂养方法"、"环境"栏中,与您孩子的月龄、年龄相关的内容要全部读。为了补充家庭教育,要认真阅读"集体保育"一栏。

4. 如果孩子有什么异常情况发生,请先读与孩子月龄、年龄相符合的"异常情况"栏。很多时候在母亲看来是"异常",可对孩子来说往往是个性的表现。在"异常情况"中找不到的内容,到"孩子的疾病"部分查阅。

5. 在"孩子的疾病"部分,除"麻疹"、"水痘"、"腮腺炎"、"风疹"等传染病以外,还收载了一些不常见的疾病。另外,根据本书的结构,把常发生在小学生中的“头痛”、“肥胖症”也列入了“孩子的疾病”部分。

6.“孩子的疾病”部分,要在请医生看过、孩子的病名定下来之后读。因为医生很忙,不能在诊室里与母亲详细谈病情,为了补充这一点,写了这部分。本部分是以请医生看病为前提,故省略了药量、手术方法等内容,但是记载了有关怎样发现疾病的内容。当应用错误的方法作出错误的病名诊断时,要从开始予以纠正。此外还谈到了患重病时是住院治疗,还是在家里治疗的问题。在疾病的治疗上,着重写了医生的意见分歧,这是为了当请了两位以上的医生诊治,意见有分歧时也不必不安。本书也尽量涉及到了遗传问题,供生下一个孩子时参考。

7. 保育园和幼儿园的保育工作者,根据自己所保育的孩子年龄,读了适合这些孩子的“这个月的婴儿”、“这个年龄的孩子”的内容后,再读一下“集体保育”栏,然后再读“喂养方法”和“环境”栏,最后不要忘记读“防止事故”栏。

8. 在保育园、幼儿园里孩子发生了异常情况时,可以在符合这个孩子年龄的“异常情况”栏中寻找到答案,不要一开始就去查阅“孩子的疾病”部分。保育园的保育人员必须读“猝死”这一节。

9. 保健人员在进行育儿指导前,应先阅读符合这个孩子年龄段的“这个月的孩子”、“喂养方法”,以掌握孩子的个性。

10. 无论是母亲还是保育人员,都要事先记住“181 肠套叠”、“226 幼儿急疹”、“280 秋季腹泻”等疾病的内容。

目　录

1 岁半到 2 岁

◎ 集体保育

2 岁到 3 岁

◎ 这个年龄的孩子

◎ 喂养方法

◎ 集体保育

3 岁到 4 岁

◎ 这个年龄的孩子

◎ 喂养方法

◎ 集体保育

4 岁到 5 岁

◎ 这个年龄的孩子

◎ 喂养方法

◎ 环境

5 岁到 6 岁

◎ **集体保育**

上学的孩子

上卷目录

婴儿诞生之前

出生到生后 1 周

1周到半个月

半个月到1个月

1 个月到 2 个月

2 个月到 3 个月

3个月到4个月

4个月到5个月

中卷目录

5个月到6个月

6 个月到 7 个月

7 个月到 8 个月

8个月到9个月

9 个月到 10 个月

10 个月到 11 个月

11 个月到满 1 周岁

1岁到1岁半

1 岁半到 2 岁

这个年龄的孩子

360. 从 1 岁半到 2 岁

孩子到了 2 岁，再用婴儿这个名词称呼他已不合适了，因为孩子已有了他相应的独立人格。

这个时期的孩子什么都想模仿着做，这是因为他们学会了创造的技巧。站立走路的腿也硬实起来，可以用单腿站立 1～2 秒钟，也可以向后倒着走。虽然老是摔跟头，但也能慢慢地跑起来。能上、下台阶，还能爬上饭桌跳到床上等。若是给他积木玩，也能垒起五六块高。手指也灵活起来，可以翻开书本的纸。如果拧开水龙头，他会在下面搓洗小手。

如果是1岁半还只能数到10个数左右的孩子,到了2岁时,总的说来,可以跟大人对话了,听到邻居家的惠子哭了,他会说"惠子她哭了"。让他拼图,孩子可以将○、△、□等分别插到原来的凹陷处。听到电视等广告中的歌曲,也可以模仿着唱了。但是,一旦惹着了他,他哭闹得也非常厉害。也有的孩子会气得躺在地上将手脚拍得巴嗒巴嗒地响。还学着把东西扔出去。同龄的孩子走近他时,他会非常高兴,看见稍大点的孩子在路边玩,他会看个没完。但是,把他与年龄相同的孩子放在一起时,却玩不到一块去。这个东西是我自己的这种意识十分强烈,别的孩子如果摸了一下自己的娃娃、玩具什么的,就会非常生气,并使劲抱住不放。

看到被体罚,或是在医院里看到有人被强按住点滴的情形,会怕得抱紧别人,或揪住母亲。运动能力及智力也有所长进,事实上已近于独立的人,但依赖父母之心仍然非常强烈。如果是1周岁左右也没能很好地断掉母乳的孩子,一旦到了这个时期,即便是白天也往往在母亲的胸前缠着要吃奶。虽然从很早就开始养成了不用母亲陪着睡觉的习惯,可入睡前孩子还是要缠着母亲。如果拒绝了孩子,他就会代偿性地抱着毛毯、咬着毛巾或吮吸着自己的手指入睡。

在自立和依赖之间摇摆不定,是 1 岁半到 2 岁孩子的特征。因此,这个时期父母的义务是一边要允许孩子在某些方面依赖父母,以尽可能地使孩子幼小的心灵得以安慰,一边又要鼓励孩子使其向自立方向发展。养成孩子一方面在某些事情上依靠母亲,另一方面自己的事情自己做的习惯,是这一时期孩子母亲的主要目标。

必须让孩子多次体验自己想、自己做和做事成功之后的喜悦。为此,必须在防止发生事故的前提下,给孩子创造一些冒险的机会。遗憾的是,在现在大部分的家庭中,没有尽量使孩子冒险的这种舞台。只是在狭窄的房子里和汽车来往穿梭的马路上,母亲只好总是重复地对孩子喊:“危险!”“不行!”来阻止孩子的冒险。仅仅是在孩子摔了跟头时不去扶他,而让他自己站起来这件事,才多少体现了尊重孩子的自立性。

喜欢生活条理化的母亲,等不及孩子在卫生

间自己做事。她认为等待是浪费时间。若不快点给孩子做完,想要看的电视节目就开始了,因此不等孩子自己脱内裤,就赶紧给他脱掉、领他去了洗手间。吃饭时也一样,母亲不等孩子拿起勺吃饭,就快速将饭送进孩子口中。还有,让孩子自己端杯子喝水,水可能会洒出来,母亲不喜欢这样,所以自己端着杯子让孩子喝。本来这些事情孩子都能自己做,可因为母亲什么都替自己做了,孩子认为这样非常自在,而变得万事不伸手,也就什么都不做了。这样,渐渐地把孩子从自立的一面引向依赖母亲的一面。

母亲在育儿方面不要吝惜时间。孩子自己要做的事情,应该在身边看着他做,鼓励他,成功后要给他以表扬。孩子想用勺舀汤喝,就是洒了出来弄脏了衣服也不要紧。只要能送到嘴里,就应该为他高兴。对能很好地端杯子喝水的孩子,要鼓励他说:“好吧,就用杯子喝吧。”洗澡时,孩子要自己脱衣服的话,即使母亲看着着急,也不要帮他,而是鼓励他说:“怎么样,能脱下来吧,还差一点了,再加把劲。”

现在,到了2岁左右还只能说“嚓、嚓”、“不、不”的孩子越来越多了。多数孩子是因为没有小朋友,每天只能呆在家里看电视,没有练习说话、对话的机会。也有的孩子生来就说话晚。但是,有意义的语言,哪怕只会说一句,就不用担心,一定能渐渐说得好起来。

不仅仅是鼓励孩子自立,还必须锻炼孩子能够自立的实际能力。为了锻炼身体的运动能力,有必要尽量在宽敞的地方,使用适于孩子的道具进行锻炼。智力的锻炼也与体力的锻炼同等重要。母亲应该知道,过了 1 岁半的孩子总希望母亲能热心地对自己说些什么,因此,孩子总是反复地问:“这是什么?”对于这样的问题母亲必须给予回答。总是说:“母亲正忙着呢”,“一会再说吧”来敷衍孩子,孩子就会对说话逐渐丧失兴趣。不仅如此,就是母亲主动想要说点什么的时候,孩子也会用“等一会再说”来应付母亲而走掉。

母亲虽不能像《百科大典》那样回答孩子,但必须像诗人那样如诗如画地回答孩子的问题。通过这种方法,可以简捷、正确地答出孩子想要知道的事情(见 426　“为什么?”“因为什么呢?”)。

人类的各种各样的个性,已经从这个时期明

显地表现出来。喜欢音乐的孩子,从半导体或电视中一传来音乐声就会竖起耳朵,有时会和着拍子摇晃身体;喜欢画画的孩子,一给他蜡笔、多功能彩笔之类的,就自己画起来;喜欢书的孩子,看到书就会像被吸进去了似的看起来;喜欢运动的孩子,会跑出去蹦蹦跳跳;喜欢摆弄道具的孩子,则会将电器拆成零件、将椅子的螺丝拧下来。

孩子能做自己所喜欢的事是愉快的,因此,父母应该给孩子以帮助。和喜欢音乐的孩子一起唱歌;给喜欢画画的孩子尽量大一点的纸;领喜欢书的孩子去书店让他自己选书。如果是喜欢运动的孩子,就给他买三轮车,而如果是喜欢道具的孩子,就给他弄一个能活动的玩具。

夜间睡眠的时间,也因孩子是否喜欢活动而不同。好动的孩子,晚上很晚也不睡,早上也不很晚起床。比如:晚上 9 点好不容易入睡,早上 7 点就起床。反之,不那么好动的孩子,则从晚上 7 点直睡到次日早晨 7 点。午睡也一样,往往是热衷于玩的孩子,或是午前或是午后只要睡 1 个小时就可以恢复精神头儿了,而能睡的孩子则可以睡 2 个小时以上(见 362　晚间哄孩子睡觉)。

晚上睡觉前，尽量要让孩子自己脱衣服，只是扣子母亲帮着解开，其他让他自己脱就行了，就是睡衣的袖子也要让他自己伸进去。在寒冷的冬天如果房间太冷，孩子就会讨厌脱衣服，这时应在房间里加上暖风。

牙齿方面，这个时期除中切齿、侧切齿（前齿）各4颗外，犬齿、臼齿上、下、左、右各1颗，共计长出16颗。让这个年龄的孩子自己睡前刷牙还有些过早。母亲应该给他刷，最好在饭后，让孩子仰脸、母亲用膝部夹住孩子的头部比较容易刷。

吃饭时，要尽量全家人一起吃，这不仅可以看到孩子饮食的好恶，也是为了让孩子体会家庭聚餐时的快乐气氛。这个时期的孩子，一般每日三次正餐和两次加餐，牛奶喝400～600毫升就可以。当然，一般早晨孩子不太想吃东西，所以多数孩子早餐就吃点面包、饼干，或1个鸡蛋及牛奶200毫升。这个时期的孩子也不太吃米饭，有些孩子每顿能吃1碗饭，但更多的孩子吃不上1碗。不少孩子一日三餐合计才能吃1碗米饭。尽管这样，吃些鸡蛋、鱼、肉等副食补充就可以了。也有的孩子，饭和副食都吃的不多，但每天只要能喝上

1000 毫升的牛奶,对 1 岁半到 2 岁的孩子的生长已经足够了,将来长大了,也不会留下什么问题。随着孩子能吃的副食的范围的不断增宽,不管是哪个孩子,都会表现出他喜欢吃与不喜欢吃的"偏食"现象。偏食,只是说孩子在味觉方面各有个性,而不能说偏食就是有害的。母亲们所说的偏食,只不过是孩子对母亲所做的饭菜不能样样都吃而已。

不必担心孩子饭量小,比这些更重要的是这个时期要培养孩子能自己吃饭。要鼓励孩子能用勺舀着吃饭,自己拿着杯子喝水。害怕孩子饭量小和偏食的母亲,往往都是从一开始不等孩子拿餐具,就自己用勺或筷子将饭送到孩子嘴里。其实,对孩子的一生来说,培养他能够独自拿着勺吃饭的这种独立性,比让孩子能吃下半碗饭更有意义。不吃蔬菜的孩子很多,但只要吃水果,就不妨碍营养的摄取。

酸奶,对大便干燥的孩子有益处。米饭吃得多,牛奶也能喝 1000 毫升的大饭量的孩子,以"美容饮食"为目的,可用酸奶取代牛奶。

排便的训练,可以始于不太冷的季节。如果

恰好赶上寒冷的季节,可以向后延期半年(见 363　排便训练)。排便的训练,与其说取决于训练方法的好坏,莫如说主要是取决于孩子的排便类型和孩子性格。不管是任何排便类型的孩子,都会按照母亲所教给的那样,不长时间就能自己排便了,因此,不用着急。排便是孩子自己做的事情,因此,对孩子来说建立自信心更重要。母亲如果过于热心让孩子坐在便器上,孩子就会将排便之事统统依赖于母亲,或是向与自立意识相抵触的方面发展,说什么也不坐在便器上排便。这个年龄的孩子,即使是白天能告诉母亲自己要小便,夜里也做不到这一点。因此,大部分孩子只在夜间使用尿布就可以了。

孩子能够走出家门和其他孩子玩了,大一点的孩子也常来自己家里玩,这就增加了孩子患传染病的机会,最好母亲事先就大体了解一下像麻疹、风疹、水痘、腮腺炎等疾病的初起症状,以防患病时惊慌失措。但是,从发病率来看,最多发的疾病是病毒引起的感冒。孩子过了 1 岁半,自体中毒这种病也时而出现了(见 369　自体中毒症)。

孩子常常自己跑到户外去玩,因此这时所说

的事故,也是在家庭以外发生的大事故较多,要特别加以注意(见366　防止事故)。

婴儿时期接种了百白破三联疫苗的孩子,恰好经过1年半的时间,最好进行追加免疫。在这之前应该是连续注射了3次,这次只注射1次就可以(见430　百白破三联疫苗的追加免疫)。

喂养方法

361. 孩子的饮食

孩子能吃米饭后,会因季节的不同有吃得多和吃得少的时候。饭量小的孩子到了夏季饭量更加减少,有不少孩子因此而体重减轻。也有不管任何季节都能吃的孩子,但这样的孩子最好不要让他多吃,以免发胖。这个月龄的孩子如果体重超过13千克以上时,从节制饮食的意义上来说,要给孩子多吃水果,用酸奶代替牛奶。

饭量既不大也不小的孩子,每天的饮食情况如下:

8:30　酸奶鱼松、紫菜拌饭 1/3 碗或主食面包 1 片

10:00　牛奶 200 毫升、水果

13:30　米饭半碗(或面条)、鱼(与成人量大体相同)或鸡蛋 1 个、蔬菜

15:00　牛奶 150 毫升、饼干

18:30　米饭 1/3 碗、鱼(大体与成人量同)或肉(成人量的 1/3 左右)、蔬菜

洗澡后　牛奶 200 毫升

这个孩子已经能自己对付着用勺子吃饭了。刚开始的一半左右,自己舀着吃,但再多就不吃了。母亲拿起勺儿让孩子吃掉剩余的部分,但最多孩子只能吃碗里的一半。如果不让孩子吃掉剩余的饭,孩子就会半途停下不吃了。对这个年龄的孩子,多数母亲想让孩子多吃一些,于是就不管花费多少时间,也总是陪着孩子,一定要坚持让孩子把碗里的饭吃光。其实,这种做法并不聪明。孩子吃饭用了 1 个小时左右。如果不在 30 分钟内将饭吃完,孩子就没有时间锻炼身体了。正因为既想让孩子自己吃饭,又不能让孩子吃饭时间过长,母亲才陪孩子一起在饭桌上,帮助孩子让他

吃掉剩在碗里的饭,不能无限期地等孩子自己把饭吃完。

有的孩子几乎不吃米饭和面包。但如果多吃副食,每天喝500毫升牛奶的话,也是可以的。牛奶只有母亲在身边的时候才用杯子给孩子喝。牛奶养大的孩子这个时期多数还不能丢掉奶瓶。

为了纠正“偏食”,而强迫孩子吃他不喜欢吃的东西,孩子就会厌烦而逃离饭桌。若父母无论什么都吃得很香,就可防止孩子产生厌食毛病。

每顿能够吃1碗米饭的孩子,牛奶量可以减少到400毫升。但不要为了让孩子吃更多的米饭,就一点都不给孩子喝牛奶。关于零食与正餐的比例问题,详见“325 孩子的零食”。夜间因尿湿了尿布而醒的孩子,可以在换完尿布后给他喝点牛奶。

孩子高高兴兴地吃饭是最重要的事情。为了让孩子使好勺子,母亲手把手让孩子吃饭这是孩子最讨厌的。手灵巧的孩子超过1岁半就会拿筷子了,但不会拿筷子也不要紧。强迫左撇子的孩子改用右手吃饭,总是矫正矫正再矫正的话,孩子会变得完全不会独立吃饭了。就让孩子自由地用左手吃饭好了。渐渐地孩子会自己拿着杯子、咖啡杯喝奶的，当然刚开始的时候母亲可以把着孩子的手帮忙。

孩子的零食 参阅“325 孩子的零食”。

362. 晚间哄孩子睡觉

以为孩子到了1岁半、2岁左右了，晚上的入睡也相对容易了，那可就错了。这个时期的孩子越发喜欢对母亲撒娇了。可以说绝对没有孩子在母亲给他换上睡衣、盖上被子后就能静静地躺下入睡的。孩子困起来，就恢复了原始状态，白天已不再跟母亲撒娇的孩子，到了晚上也会缠着母亲。从钻进被子里到入睡的10～15分钟这段时间里，希望母亲能在身边的孩子占绝大多数。通过各种调查的结果来看，各个家庭里最多的就是这种让孩子依偎母亲自然入睡的方法。

孩子能自己说小便，能自己拿勺子吃饭，可以说能“自立行动”了，但是，在孩子的内心深处，仍然有一种对母亲割舍不断的依恋。这种依恋常表现为把母亲拉到自己的身边。作为母亲如果拒绝孩子的这种依恋,申斥孩子让他自己去睡,这样做能促进孩子的“自立”吗?如果让孩子的心里,怀着对母亲拒绝自己的怨恨,会比孩子自己不能穿鞋更会留有后患。孩子心底对母亲的仇恨,会恶化他同母亲的关系,从而妨碍孩子与母亲的合作,推迟白天的“自立行动”。因此,入睡前,孩子想让母亲在身边的话,母亲就应该高兴地满足孩子,让孩子安心、快速地进入梦乡。在母子同睡一室的情况下,这样做才是自然的。

如果洗澡能使孩子快点入睡的话,就给孩子洗完澡再让他睡。入睡前吮吸手指的孩子较多,但是,如果一开始陪着孩子睡的母亲就握着孩子的手的话是可以预防的。这多半是由于强迫孩子自己睡觉而养成的毛病。而一旦吮吸手指成癖,母亲也不必紧张,只要躺在孩子身边陪着孩子,孩子就能很快入睡,因而吮吸手指的时间也就变短了。

孩子如果睡午觉,晚上入睡的时间就会相应地推迟。睡了午觉的当天晚上,最好不要让孩子睡得太早。在被子里躺着不能入睡,时间一长,孩子就会或是吮指,或是嚼被角儿。最好是在孩子到了特别困的时候才让他上床睡觉。

在喂母乳长大的孩子中，有的孩子在夜间改不了喝母乳的习惯，在陪这样的孩子睡觉时，如果他吃上 5～10 分钟奶就能入睡的话，不妨给他点母乳吃。只有那些白天也依赖母乳而不能吃饭的孩子，从营养方面来说，这时的母乳对孩子才是有害的。我们的祖先，给孩子喂母乳直喂到下个孩子出生，而且这种做法也曾作为民族的习性延续下来。

将对母亲的依恋转为倾心于吃母乳的孩子，什么时候断奶好，应考虑孩子的性格、孩子所处的环境，根据各个孩子的不同情形来决定，要尽量减少对孩子的刺激。

不少孩子睡前离不开奶瓶，如果对孩子来说那是个最简单的入睡方法的话，可以继续让他抱着奶瓶入睡。如果是白天奶喝得很多、饭也吃得不少的孩子，为了防止他发胖，要减少白天的牛奶量，牛奶中不要放糖。

363. 排便训练

如果是在4~6月份时长到1岁半的孩子,可以开始进行排便训练。但是,对小便间隔时间短的孩子还是困难的。如果是不喝茶水、果汁等就总是口渴的孩子,就应常给他喝茶水和果汁。这样一来,小便的次数就会增多,母亲也就不太好推测孩子的小便时间。小便间隔在1个小时以上的孩子,要定时让他排尿,如果排尿规律起来了,就可以将尿布撤掉(见327 排便训练)。

母亲在让孩子小便前、孩子的小便过程中及小便后,要常说“嘘嘘”,“尿了,好孩子”等,这是为了让孩子有意识排尿。孩子一旦说了“嘘嘘”,不管是小便前也好,小便后也好,都要给予表扬:“好孩子,会说嘘嘘了”。但是,即便会说了“嘘嘘”,能很好地在便器里小便的孩子也常常会失败,这时如果生气地在孩子屁股上“啪、啪”打几下,再斥责说“怎么不说嘘嘘了呢”,往往孩子从此以后就会再也不说“嘘嘘”了。

让孩子小便,孩子就打挺、强烈反抗,这时,训练排便就很困难,要间隔二三周后再实施。如果以后孩子还是抵抗的话,排便训练还可以往后延期。

气候、排便的间隔时间、孩子的情绪能协调的话,排便的训练10~15天就可以完成。稍作等待,这个时期一定会到来的。因此,勉强孩子,把孩子弄得又哭又闹,不是聪明的办法。在气候好的时候,母亲看时机成熟了,就可以撤掉尿布只给孩子穿短裤。而习惯了短裤里边有尿布的感觉而能安心的孩子,撤掉尿布的话,恐怕会有不安感还要求垫上尿布。无视孩子的这种感觉,硬是将尿布撤掉的话,每隔1个小时母亲要领孩子去卫生间排1次尿,这样如果搞得好,孩子不会反对撤掉尿布。但也有的孩子无论如何在卫生间都尿不出来,而一出了卫生间就尿了出来。这时如果对孩子指责说下次一定要尿完再出来,把孩子关在卫生间里面,这种做法不可取,孩子将变得厌恶并拒绝去卫生间了。

有的孩子在刚开始的二三天里,没等告诉母亲说要小便就尿了出来,但不久就能喊母亲说"嘘嘘"了。没有了尿布,孩子排尿时尿液直接沿着腿向下淌,这种感觉恐怕很不好受。

和小便时的“嘘嘘”一样,也有的孩子一大便时就发出“嗯嗯”声,但大便往往比小便来得慢。老实的孩子,当母亲在规定的时间里让他大便时,一般都能很顺利地便出来。这不能说孩子已经学会告诉母亲要大便了,但结果都是一样的,节省了尿布。

在寒冷的季节(9~12 月)里进入 1 岁半的孩子,训练他排尿是较困难的,最好是等到第 2 年的 4 月樱花开了的时候。

白天孩子是可以告诉母亲要小便了,但到了晚上还是做不到。多数孩子夜晚还是要用尿布。不过,有尿少的孩子,睡前母亲让他小便 1 次,就整个夜里都不再小便了。当然,这些也会随着天气变冷而改变。

男孩子在撤掉尿布时,有的母亲往往会发现孩子的尿线不是很直,而是从侧边流出来,这是生理性包茎造成的(见 522　包茎)。

364. 便器的使用方法

便器,并不是孩子从几岁起就必须开始使用。有的孩子根本就没使用过便器,多数孩子从1岁半左右开始使用便器,是因为孩子能坐到便器上稳稳当当地排便。在这之前,即使是有便器,也仅仅是母亲把着孩子,让孩子把便排在里面的排泄物的容器而已,而不是为了孩子能坐在上边的道具。即使到了1岁半,将便器作为排便的道具来使用,也只是大便的时候。因为1岁左右的孩子,一让他小便,他就会讨厌得打挺蹬腿,所以根本就不坐便器。早晨起来的第1次小便也是母亲抱着在便器上尿的。孩子尿与不尿的判断需要的时间比较短,母亲即便是抱着孩子也不会累。但大便就需要时间了,孩子超过1岁半,体重也增加了,母亲也不能长时间举着孩子在便器上,因此要让孩子坐便器。孩子能否很好地坐在便器上,要看孩子坐在便器上舒服与否。母亲如果只考虑便器可以长时间使用,就买来大号的便器,孩子会因圈口大没有安全感,因此会不喜欢。要买屁股恰好与便器圈口大小能吻合的型号,孩子才会有安全感。

若便器的前部呈鸟头、马脸状的话,孩子就会认为它是个玩具,会只顾玩而不能专心地排便。便器最好是恰好屁股能与便器大小吻合,把孩子屁股套进便器他自己出不来,等“嗯嗯”地排完便,再将孩子抱出来。

气温低时,皮肤接触到便器会感到凉,孩子就会讨厌坐到便器上。最好用旧毛毯或布做个大小与便器相同、圈型的空心套子套在便器上。

在便器上能顺利大便的孩子,渐渐地小便也会在便器上便了。当然,1 岁半的孩子,不是哪个都在便器上排便的。在寒冷的季节,所有孩子都会讨厌便器,当母亲的要把便器弄温暖以后,才能把孩子放在上面。

在训练孩子排便问题上最重要的是,如果孩子厌烦就不要勉强他。把孩子放在便器上或领孩子去卫生间,孩子就大声哭泣时,要断然停止排便的训练。如果强求孩子,孩子将会对便器或卫生间产生恐惧症,那就更难排便了。而这样一来,大便就排不出来而在大肠下段变硬,越来越不容易排出，就是排出来也必须承受排便时的疼痛，便器恐惧症就更加严重。最后，常常是大便又硬又粗，肛门被撕裂，排便时非常痛，不得不使用泻药或灌肠把大便变软后再排。当然，虽然到了这种程度，也并不意味着它将永久化，孩子肯定会在一定的时间内以自己的方式把大便排出去的，因此不必太担心。

环　境

365. 给孩子创造一个游玩的场所

孩子过了 1 岁半，走路也快了，手也灵巧起来了。但认为孩子超过了 1 岁半，就必须买些特别的玩具则是没必要的。可用现有的玩具（见 332 给孩子创造一个游玩的场所），让孩子更活跃地玩好。为了更活跃地玩好，需要一个大一些的空间，重要的是给孩子创造一个游玩的场所。

孩子在沙地上玩的时间也渐渐地长了起来，给他拿上蜡笔或多功能笔，让他在大点的纸上画画,孩子也不会马上就厌烦起来。就是玩积木时间也长一些了。这就是说孩子能精力集中地、持续地玩了。

喜欢运动的孩子,看到其他孩子玩三轮车,自己也想要。到了 2 岁左右,就可以给孩子买了。夏天孩子喜欢玩水,如果玩得时间长了,别忘了戴帽子。

力量增大了,破坏力也加大,孩子常常将玩具拆成零件,母亲要注意防止被弄坏的地方割破孩子的手、碰到孩子的眼睛,靠弹簧运动的玩具多是白铁皮制做的,比较锋利,所以很危险,更要小心。

不要让孩子养成撕书的毛病,不管多旧的书画册,第 1 次撕破时一定要给予批评,这很重要。孩子不能区别旧书可以撕,新书不可以撕。开始的时候,不要给孩子旧的、易破的书。

其实,为了锻炼身体,我们也希望让这个年龄的孩子做做体操。但是,只有母亲和孩子两人是做不了体操的。勉强让孩子做也没有意思,孩子会逃掉的。

这个时期的孩子在家庭里能做的锻炼,只有周日和父亲在宽敞的场所游玩及每天在规定的时间里母亲领着去散步。散步，对每天关在屋子里的孩子来说和玩是一样的快乐（见 377　培育健壮的孩子）。

366. 防止事故

必须了解伴随孩子的成长，事故发生率也增加了。在临街的家庭，常常不经意开着门，孩子会跑到街上而迷路了，有时被车撞成重伤，也有的跑到小河边掉进河里淹着，这些仅仅是因为母亲忘了把门关好的缘故。

这个年龄的孩子也可以将箱子和木凳拿来垫在脚下登上去，因此，围栏也就失去了作用。在公寓住宅的 3 楼阳台上，母亲不小心把冰箱的包装箱放在那儿，孩子登上箱子翻过栏杆，从阳台上掉下来的例子也是有的。

到了近 2 岁时，孩子可以跑得比较快了，跌倒了磕了头时也会摔得不轻。在浴盆中嬉闹摔倒磕了头的情况也与 1 岁左右的孩子相比力量有所不同。孩子磕了头的时候，如果磕的是后头部，就有可能引起脑的损伤或颅内血肿。孩子的头磕得严重时,父母必须检查包肿的情况以弄清楚磕伤的部位。持续神志不清时,要带孩子去急救医院。所说的摔后立刻能哭出来就没问题,在过1岁半的孩子后头部受到力量很强的跌摔时,就不能生搬硬套了。头部受到很强力量磕碰的时候,虽然孩子立刻哭了出来,停止哭泣后也恢复了精神,也还是要在被磕碰后两天内严加注意。在这两天里如果有呕吐、抽搐、昏睡、不能站立走路、语言障碍等情况发生时,一定要领孩子去脑外科看医生。如果见有脸色异常苍白,左、右瞳孔大小不一致时,应怀疑有颅内血肿,这种情况必须手术将血肿清除。从高处摔下来,或被车撞后立刻有意识丧失、昏迷不醒时,当然要立刻叫急救车去医院脑外科。颅内是否有出血,通过CT来检查一下就知道了。

从高处掉下来后,弄不清楚磕伤部位时,虽然只是哭了一会儿就没事了,但也必须注意。从1.5米以上处掉下来时最好先请教医生,洗澡也要停一二天,尽量让孩子在家中静养,过了1周就没有问题了。但是,可以说从家庭里每天都有的椅子、桌子、床上等1米左右高的地方跌下来,是绝不可能出现颅内出血的。

仅次于跌落的事故是烫伤。在用杯子沏红茶喝的家庭,常发生孩子弄翻了杯子,热茶烫伤了孩子的手、脸、胸的事。应该将沏红茶的杯子放在孩子够不着的地方,等到了能喝的温度时再放到餐桌上。

厨房里的事故也很多。把安着长胶皮管的煤气炉放在炉台上是危险的,通着胶皮管的煤气炉上,锅里正煮着饭,孩子走过来绊了胶皮管,锅被弄翻了,把孩子从头到脸烫伤的例子也是有的。一定要将煤气炉或煤油取暖炉的胶皮管弄短,放在孩子够不到的地方。

模仿成人做事造成的事故也不少。有的孩子看到父亲用挖耳勺抠耳朵,就用织毛衣的针抠耳朵,而把耳朵穿透了。还有的孩子喝了父亲的安眠药。有用剃须刀把脸割破了的孩子,有用指甲刀剪破了手指的孩子,还有模仿木匠师傅将钉子衔在嘴中吃下肚里的孩子。不能让孩子看吞东西的魔术表演,孩子会模仿的。有的孩子将从医生那里开来的药,随随便便一鼓作气全部喝了下去。

不能把油漆、汽油等装在装饮料的空瓶中,孩子一旦喝了,请参阅“651 急救”进行处理。

夏天领孩子外出,一定不要忘了给孩子戴帽子。开车外出时,不要把孩子独自放在车里自己下车办事,因有过热而致孩子死亡的例子。

母亲在领孩子在车道上行走时,一定要牵着孩子的手,自己走在外侧。新年吃的年糕,要切成1厘米大小,否则对这个年龄的孩子是危险的。

367. 春夏秋冬

有的孩子在婴儿时就夜里啼哭,到了这个年龄也没能停止。长大了,哭闹也更厉害了,或闹母亲、或自己坐起来不睡。这时有的母亲领着孩子去大医院,做脑电图检查并开来治癫痫病药给孩子吃。其实这种情况是可以随着孩子的成长而自然痊愈的,因此不必要做这些。只要白天让孩子充分运动就可以了,冬天里不能因为害怕寒冷就把孩子关在屋里。

2岁左右的孩子,当天气转暖、衣服也减少的时候,母亲先将扣子给孩子解开,剩下的可以让孩子学习自己脱。对喜欢洗澡的孩子,如果从洗澡前脱衣服开始的话,就可以进行得很顺利。相反,在天气转冷的季节,在给孩子穿睡衣之前,让孩子自己脱衬衣是很困难的。

排便的训练也要在温暖的季节里开始进行,在寒冷季节里开始则不易成功。2 岁时恰逢冬季,即便是不进行小便训练也没关系。

一进入 6 月份,平时就不很爱吃饭的孩子,甚至可以说会变得完全不吃饭。但孩子只要是和以前一样精精神神地玩,就不必介意,可以给孩子喝些凉牛奶。

超过 1 岁半的孩子,夏天可以领着他去海水浴。下水前要充分地做好准备活动,再把身体浸在水里。身体浸在水里的时间不要超过 5 分钟。在沙滩上被阳光过度照射,会引发皮炎、发热,因此要多加注意。

庭院中的塑料游泳池,水深要控制在 10 厘米以下,超过 20 厘米,孩子摔倒的话是危险的。

孩子活动能力大幅度增强,所以在寒冷季节里烧暖气、做饭时更要特别注意。烫伤多数是孩子掀翻了放在饭桌上的热菜碗、热红茶碗引起的。还要绝对避免在暖炉上放水壶。

作为季节性疾病,初夏时节“口腔炎”(见250 初夏发热的疾病)多发。秋季台风多,痰多的孩子咳嗽加重(见370 “小儿哮喘”)。到了深秋,有的孩子夜晚睁着眼睛哭闹,大概是因为做梦小便,被颇有想像力的恶梦吓着了。它的预防措施就是让孩子白天多在户外活动。一进入冬季有“秋季腹泻”(见280 秋季腹泻)。但2岁左右的孩子就是患上了此病也不太严重。

异常情况

368. 孩子的呕吐

这个年龄的孩子把吃进去的食物呕吐出来时,母亲要注意观察是怎么呕吐出来的。

高热、呕吐时,往往是使咽喉疼痛、嗓子不舒服的疾病。初夏时节多是“口腔炎”(见250 初夏发热的疾病),冬季多是病毒性扁桃体炎或链球菌引起的“咽喉炎”。不发热而剧烈咳嗽,与咳嗽同时发生呕吐的这种情况,在百日咳大大减少的现在,往往是由“哮喘性支气管炎”引起。平时就有积痰的孩子,精神不错,只是胸中有呼噜呼噜的痰鸣声,就不必那么着急看医生。没有接种百日咳疫苗的孩子,如果每晚都剧烈咳嗽甚至憋红了脸、咳后又呕吐的话,也有可能是百日咳,应该及早治疗。

多次呕吐、伴有腹泻的话,如果在夏季,必须考虑细菌性疾病(如痢疾),一般都伴有发热,要尽快看医生。冬季里呕吐和腹泻一起发生时,多是“秋季腹泻”(见280 秋季腹泻),但这种情况多发生在1岁零7~8个月的孩子,到了2周岁就大大减少了。

不发热而伴有剧烈腹泻的呕吐,可考虑是疝气的嵌顿(见139 腹股沟疝)。肠套叠在这个年龄不太多,但并不是没有。

369. 自体中毒症

从这个年龄起到上小学的孩子,可见到一种特别的呕吐,不发热是其特征,而有呕吐及打呵欠,是此病的重点。这种病在星期一早晨发病的比较多。孩子星期天在家里或去郊外游玩1天,回来后的次日早晨,或是星期天里亲戚家同龄的孩子来玩,高兴得1天不停地跑来跑去,次日清晨开始发作。特别是疲劳后也不进食就睡下,更容易发生这种情况,万幸的是近年来这种病逐渐减少了。一般来说是孩子早晨起床时,说什么也打不起精神,吃早饭时也振作不起来,只吃一半就不吃了,过一会儿,吃过的东西就都呕吐出来。母亲以为喝茶水能止呕吐,可是,给孩子喝茶水后连茶也呕吐出来。孩子精疲力尽地躺在床上,多次打呵欠。而一把孩子放进被子里,孩子就立即迷迷糊糊地睡过去,脸色也不好,测体温大约都在36~37℃之间。母亲还以为是昨天吃的东西不消化,而给孩子灌了肠,结果排出来的是普通的便,孩子还是呕吐。

最初医生看到的就是这种状态。如果询问了前1天里曾有孩子特别高兴、欢闹的经历,可以推测到是前1天的疲劳所致。其实不用任何处置,只要让孩子静静地睡上二三个小时,孩子就会自然恢复精神。有经验的医生会让孩子睡觉的。小睡之后孩子会恢复精神,高兴地吃起碎冰块。母亲这时可以巧妙地控制一下孩子,给他果汁、茶水、饮料等补充水分。水分的问题解决了,孩子会一下子精神起来,什么牛奶、面包、饼干等就全都能吃了。不少孩子连晚饭也能吃了。

孩子兴奋玩耍后次日发生的症状,无疑是疲劳的表现,静静地让孩子睡一觉后就能恢复过来,就可以证明这一点。对这种状态起“自体中毒症”这样奇怪的名子,完全是处理错误的结果。

孩子一下瘫软无力又有呕吐,母亲及医生就考虑是患了什么大病,按着孩子给他注射,这会给孩子正倦怠无力的身体又加上了疼痛的折磨,孩子会越来越虚弱下去,呕吐也控制不住,体内的代谢机制混乱起来。通常不出现在尿中的酮体等也在尿中出现,意识也丧失了。到了这种状态,门诊医生慌忙让孩子住院治疗。住院时的孩子意识不清,非常衰弱,住院医师以为是什么中毒了,做了各种细菌检查,但什么都没发现。这些症状与引起中毒症状的痢疾非常相似,但因没有外在的原因,所以起了自体中毒的名子。住院医师如果看到了一开始时的症状,也会明白是因疲劳所致的,而因他看到的只是被折腾了好长时间变得十分衰弱的孩子,因此说他是中毒而做了处理也不足为怪。

孩子因为点儿什么高兴的事,尽情欢闹了的次日,瘫软呕吐等一旦出现,母亲必须让孩子静静地休息睡觉。孩子一发病就住院,一个劲地注射给孩子增加疼痛,并禁食、连续点滴三四天,这样一来,说它是不用点滴,只睡觉就能治好的病也没有人相信了。"自体中毒症"这个名字不好,德国医生给这个疾病起名叫"周期性呕吐"。这是因为一旦得了这个病,会反复多次发作。

这种病一般是从 2 ~ 3 岁开始,一年内发作 4 ~ 5 次,直到上幼儿园后才好。但也有到了上小学 2 年级还发病的。这多发生在对细小事情很在意的孩子。因为是敏感类型的孩子,因此对人格来说没有什么损害。

最近,在英国给生来就胰岛素分泌过多的孩子进行禁食、降低血糖的实验,发现如果是幼儿,断食 18 小时就会发生血糖降低。在"自体中毒"的孩子中,恐怕除疲劳外还有糖分不足的原因。现在的孩子总是吃甜食,所以低血糖也减少了,突然断食十几个小时,血糖就会降低。

孩子与成人相比,更不能承受空腹,即使是相当短暂的断食,血糖的降低幅度也相当大。给"自体中毒"的孩子喝糖水、果汁等就会精神起来,这也是升高了被降低了的血糖之故。

孩子发作了一二次"自体中毒",母亲就能体会到这是疲劳原因造成的,因此早晨起来发现孩子有些不太正常时,应让孩子安静地睡觉,然后给孩子吃糖、巧克力、喝果汁等,让孩子再睡会儿。冷静的母亲会说:"没问题,安静地睡吧",惊慌的母亲则把孩子带到急救医院,而医院就如同处理交通事故一样处理孩子的病情。这两种做法导致的孩子的心理变化是不同的。孩子一旦失去自信,自己就把自己当成病人,抵抗锻炼,也不去冒险,整天关在家里,因此会越来越衰弱下去。

370."小儿哮喘"

患了感冒,因咳嗽时间很长,母亲很担心,就换了个医生看,有时会被医生诊断为"小儿哮喘"。医生说孩子的肺内有痰,母亲很吃惊。另外,也有由母亲做出诊断的。以前就有在晚上临睡前及早晨起床时咳嗽一阵这种毛病的孩子,在某一秋天的晚上,如果孩子突然开始胸中"呼噜呼噜"地作响,大汗淋漓,甚至头发都湿了,说难受而大哭,母亲就会认为是"哮喘"。

不管是谁诊断的"哮喘",都是从婴儿时就开始的症状,从满2岁后的秋天开始突然积痰的。成人的哮喘和孩子的积痰是不同的。成人的哮喘患者,自己认为患有"哮喘",但3岁的"呼噜呼噜"有痰鸣声的孩子,没把自己当成病人,这是很大的不同。哮喘的病人,有自己是病人的这种意识,因此把病看得很重,不敢大胆地在外边锻炼。

为了使孩子不像成人那样把自己看成是患"哮喘"的病人,有必要让孩子继续拥有自己是健康人的自信。即使是3岁的孩子,周围的成年人总用非常担心的表情护理他,说为了改善体质领他去医院注射,孩子也会感到自己得了很重的疾病。这样一来,对母亲的依赖就更加强烈起来。对母亲的依赖性一强,积痰多时就依着母亲撒娇,丧失了靠自己的力量将痰吐出来的意愿,痰就越积越多。把孩子当哮喘患者来对待,其实就会将痰多的孩子培养成哮喘。

有积痰在胸中的孩子很多。不在乎此事被养育成长起来的孩子,到了上小学时就像忘了似地自愈了。在有五六个孩子的家庭里,没有"哮喘"这种病,而在 1 个孩子的家庭里有"哮喘",这件事,也说明母亲对孩子过于溺爱、娇惯,是滋生哮喘的温床。晚上稍有些痰声,次日清晨孩子仍能精精神神、像平时一样玩耍,那就最好不要把孩子当病人对待。

在气温突然下降的日子里,痰会积留的很多,因此这段时间不要给孩子洗澡。稍有气温回升的话,尽量把孩子放到户外锻炼。来自母亲的自立性对孩子很重要,要尽量让孩子养成自己的事情自己做的好习惯(见 385　让孩子自己的事情自己做)。

以前发生过哮喘大发作,急救医院也去过二三次的母亲,应该记住孩子最开始发作时的情况。孩子夜里突然发出"咝咝"的痰鸣声,就毫不犹豫地马上给孩子喝有效药物。哮喘的早期治疗早已成为医生的常识,强效药物有肾上腺皮质激素或交感神经兴奋剂等。但是,医生为了能在夜间发作时服用方便,往往给孩子开顿服性药物。还有就是药局推荐的喷雾式吸入药中,多是含有β肾上腺素能受体兴奋剂的制剂,这样的药物最好是在孩子服用后一二天病情减轻时就停服,在家里不能随便长期持续服用此类药物。

最近,大气污染引人注目,在工场烟囱林立地带,哮喘病患者增多了,父母必须向建起了烟囱污染空气的公司提出抗议。虽说不是所有处于此种环境的孩子都会积痰哮喘,但污染是积痰的原因之一,这一点是毫无疑问的。但是,也不能对孩子持放弃的态度,认为只要有烟囱,患哮喘也是没有办法的事情。要鼓励孩子不要在乎积痰这点事,把痰咳出来,不要把孩子当病人对待。

易被忽视的是家里的"烟囱",那就是父亲的香烟。吸烟人吐出来的烟雾所含的有害物质,比起吸烟人本人,家里人吸入的更多。知道家里孩子"呲呲"地痰鸣,父亲就该戒烟或者是到室外去吸。

孩子"呲呲"的痰鸣声响,是有很多原因的。既有病毒感染,也有对特定物质过敏的。有可能引起过敏的物质,要尽量趁着孩子年龄小就加以清除。这是为了防止随着孩子成长而扩大过敏范围。最好避免买小动物来作为宠物饲养。跳蚤有时也会成为过敏原因,因此要常常喷洒杀虫剂,最好连抽屉和房间都进行全面清理。也有的医生确信哮喘的原因是身体对外来侵入的过敏原的过敏,决定推荐把过敏原在皮肤上试敏,并把这种过敏原少量多次注射到人体来消除过敏的"脱敏疗法"。因为这种方法孩子不仅疼痛,且无效又危险,英国的免疫过敏学会,已不推荐用此法治疗哮喘。

371. 经常求医看病的孩子

医生每天在诊室里给很多孩子看病,会遇上每月肯定要来 1 次的孩子和二三个月只来 1 次的孩子。每个月必来 1 次的孩子的母亲在候诊室中向二三个月只来 1 次的母亲诉说,为什么我们家孩子这么弱呢。但是,从医生的角度看,谁家的孩子都不弱,谁家的孩子都很强壮。只不过是经常领孩子看病的母亲小心谨慎,而偶尔带孩子看病的母亲胆大而已。第一胎的孩子、前四胎是女孩后一胎是男孩的孩子、父亲总是出差在外的家庭里的孩子、结婚10年后才生的孩子、第一胎孩子夭折后又生的孩子,这些孩子的母亲不可能胆大。

1岁半到2岁左右的孩子,如果说常去看的疾病,大体上是有规律的。最多的是一咳嗽就被领来看病的孩子。一般都是家庭里流行感冒,传染给了孩子,孩子就咳嗽。但更多的是从婴儿时期起就积痰于肺内,一旦天气变冷,就出现“呼噜呼噜”的响声,憋气咳嗽。白天并不那么严重,一般在早晨或晚上厉害。孩子也不发热,吃饭也正常,还照常精神十足地玩。

谨慎的母亲,一旦孩子咳嗽就领孩子去看医生;胆大的母亲,就是咳嗽,只要精神好,也不领孩子去医院。这是因为她有了以前的经验。

当然医生总是要给来看病的孩子开药处置的,因此,总是要等医生说“可以不来了”为止,母亲就一直领着孩子往医院跑。由于医生的不同,有的人总是不说“可以不来了”。这时,在往医院跑的过程中,有的孩子被候诊室里其他孩子染上病毒,真正患了感冒。

另外,也有因大便稍微变软母亲就领来看医生的孩子。稍吃多了点,或吃不太新鲜的水果,次日大便的次数就增多,到了后来便不成形。在这种时候,胆大的母亲看到既没发热,又有精神,食欲也不错,认为这不是什么大不了的病,只是把饭量减少到平时的七分就完事了。

但是,不管哪个孩子,一般都相隔二三个月左右,突然高热1次。那是病毒引起的疾病中的一种。但一二天就都能降下来。这种时候,即使是胆大的母亲也要领孩子去看医生。

1岁半到2岁的孩子,大体上每隔二三个月要患1次由病毒引起的疾病。但二三个月里多次来看医生的孩子也未必就非常弱(见479 经常发热)。只是,上了幼儿园的孩子,与前1年相比,感冒也增多了,还得了麻疹、水痘。那是新的1年里感染机会增加了的缘故。所以比起只在家里养育的孩子,上幼儿园的孩子看医生的次数多了,这也是自然的事情,并不是因为上了幼儿园,身体就变弱了。

孩子一旦麻疹、水痘、腮腺炎接踵而来,母亲在工作单位又不方便总请假照顾孩子,这时有的母亲就想放弃工作。但是,要知道孩子从此获得了免疫,再感染的机会减少了,母亲不再请假也可以了。因此,应该想到,无论是孩子还是母亲,都已经过了关。即使是只在家里养育的孩子,母亲喜欢逛商店,常领孩子上商店楼顶的儿童游乐场,这也会染上类似上幼儿园孩子的传染病。

整年往医院里跑的母亲也是有的。母亲喜欢从医生那儿开药,而医生也喜欢开药给孩子,于是孩子就总是不停地服药。有的母亲把本身能够自然康复的疾病,错认为是药物治好的,确信孩子如果不看医生病就不能治好。这使孩子丧失了锻炼的机会,在候诊室里候诊期间又会染上其他病,使患病的几率大大增加。

这样看来,经常看医生的孩子也并不一定是孩子在哪个方面有缺欠,而是医生给孩子的处置方法导致了孩子不得不这样。母亲应该体验一下孩子不看医生自然痊愈的过程。虽然这样说,因体质问题,也有的孩子比其他孩子发热次数多二三倍,其热度也高达 39 ~ 40℃。这样的孩子一般到了 3 岁就不发热了,这是因为免疫机制在体内形成较晚之故。

从高处掉下来 参阅“265 婴儿的坠落”。

烫伤 参阅“266 婴儿的烫伤”。

吞食了异物时　参阅“284　吞食了异物时”。

不爱吃饭　参阅“338　不吃饭”。

突然出现高热　参阅“343　突然出现高热时”。

持续高热　参阅“344　持续高热”。

腹泻　参阅“346　腹泻”。

发热抽搐　参阅“348　抽搐”。

孩子的痛哭　参阅“349　屏气哭死过去”。

哮喘　参阅“370　‘小儿哮喘’”。

集体保育

372. 给孩子一个好心情

早晨 8 点就要来到保育园里的孩子，活动 4 个小时之后已经非常疲倦了。与在小房间里 5～6 人分为小组进行游戏相比，在大房间里和比自己年龄大的孩子在一起玩耍更容易疲劳。像这样混合保育，又没有小房间，1 岁半到 2 岁左右的孩子就会相当疲劳。消除疲劳的最好方法是午睡。

午睡安排在午饭之后比较合适。

午睡要有午睡室。目前日本的保育园中很少有单独的午睡室,作为保育园这是不合格的。如果是混合保育,又没有午睡室,由于个性和年龄不同,孩子们午睡的时间有所差异,很难协调好午睡和玩耍的关系。当大孩子又蹦又跳地玩耍时,小孩子却只是地坐在房间的角落里无精打采。如果以小孩子为标准安排午睡时间,大孩子又会因为缺乏睡意而大声喧哗。所以将1间保育室作游戏室、又作午睡室,是非常不合理的。午睡时要让孩子们各自使用自己的被褥。要给被褥制作区别标志,以便孩子们辨别。在入睡之前要先让孩子们排便,然后换上睡衣。1岁半至2岁的孩子还不会自己脱衣服,但要鼓励他们尽可能完成他们力所能及的事。

有的孩子不肯午睡。在家里睡觉时,必须让妈妈陪在身边直到睡熟,否则就无法入睡的孩子容易出现这种情况。对于这样的孩子,保育员要在他们身边临时陪伴一会,以使他们安心地入睡。

每个孩子午睡的时间都有所差别。对于很快睡醒的孩子,要悄悄地让他(她)起床,带到午睡室外面大小便,然后把睡衣换成游戏服。午睡前后的工作,1 个保育员是无法照顾过来的。

小孩子尽管疲惫精神不好,但当精力没有充分发泄出来时常常具有攻击性,容易引起冲突。无论是室内还是室外,必须留有奔跑的空间。如果挤在一间房子里混合保育,当玩具数量不足时,小孩子常因被大孩子抢走玩具而闷闷不乐。在院子里玩耍时由于游戏器械过少,孩子需要排队等候很长时间,也会感到乏味无趣。

正如当今的家庭育儿被称为“密室”育儿一样,当今保育园的保育也被称为“软禁”保育。由于保育员人手不足,街道交通不安全,园外保育逐渐停止了。但是孩子们却非常渴望到园外去,为了让孩子有一个好心情,应该把园外散步纳入每日日程。至少不要放弃向这一目标的努力。

1 岁半到 2 岁间的孩子还不能够自理,他们希望所依赖的大人常在自己身边,否则就会感到不安。保育员无论何时都应该跟在孩子们身边,做到随叫随应。如果忙于其他孩子如厕后的处理、饮食的准备以及散乱画册、教材的整理,对于孩子的任何要求都回答“等一下”、“待会再说”,

小孩子就会陷入不安之中。

373. 让孩子学会自理

保育员在营造1个快乐融洽的集体时,必须发挥个人的推动作用。如果不让孩子养成良好的生活习惯,保育员就无法腾出时间,投入精力去开发孩子们的创造力。为了让每个孩子排便、吃饭、穿脱衣尽可能实现自理,鼓励是必不可少的方法。最好当着大家的面表扬鼓励孩子。当然也不要流于形式。保育员与孩子们的情感是密切交融在一起的,应该让孩子们感受到他们一点一滴的成长都会使保育员感到由衷的喜悦。

由于孩子们个性及能力不同,有的灵巧些,有的笨拙些,因此其自理程度也有所差异。孩子到了2岁左右,往往希望自己能够用筷子吃饭,用杯子喝水。为了让孩子们能够区分出自己的餐具,不与其他孩子发生混淆,要在餐具上分别做出标记。日本的饮食习惯,主食和副食是要分开吃的,因此对于1岁半以上的孩子,要尽量把副食放在副食碗里,不要老是吃那些杂烩的煮面条、什锦饭之类的食物。

有的孩子不会自己吃饭,保育员就要一边鼓励他,一边给予适度的帮助。一旦照顾不到,孩子们很容易用手抓饭吃,因此饭前必须仔细洗手。混合保育如果以大些的孩子做榜样,会收到很好的效果。

对于 5 月份至 10 月份就满 2 岁的孩子,要进行排便训练。最初让他们撒尿和尿完的时候说“嘘,撒尿了”、“嘘,尿完了”,把排便和“嘘”这样的词紧密联系起来。这样孩子逐渐就会自己说出“嘘”(当然是在开始尿尿和尿完的时候),这时要给以表扬鼓励。如果排便前后都能准确说出“嘘”字,就可以不用尿布了,估计孩子想大小便时就让他们坐到便盆上。便盆的尺寸要大小适宜,否则屁股陷进去的话,小孩子就无法自己站起来。排尿后要把便盆拿开。寒冷季节在没有暖气的房间里,便盆往往是冰冷的,就不适合使用。进行排便训练要和家长取得联系,如果在家醒着时总是包着尿布,训练的效果就会大打折扣。要准备 10 条短裤放在保育园里备用。排便后要鼓励孩子自己穿短裤。便后洗手的训练从一开始就要严格。水龙头不能太少,位置不能太高。

午睡前后可以让孩子进行穿脱衣服的练习。2 岁左右的孩子,只要给他解开钮扣,终究能够自己脱下衣服,这时还要让他们自己把睡衣收到衣橱里。

当孩子养成自己撒尿、自己用汤匙吃饭等基本生活习惯时,不要对他们有过高的期望,认为他们马上就能够自理了。这是因为比较省事的孩子,还不能算作主观自立的个人。有的孩子是看到周围的孩子都这样,出于从众心理自己去做,或者出于对集体的强烈依赖,仅仅因为害怕孤立而养成的基本习惯,这还不能称作人格上的自立。在养成基本习惯的过程中,孩子如果抱着积极的态度,对自己学会的事情充满自信,他就会拥有一个主动乐观的生活态度,产生强烈的自我表现欲。对人格自立来说,这是可喜的第一步。

374. 开发孩子的创造力

1 岁半到 2 岁的孩子还不能融入集体游戏,应该在他们各自独立的玩耍当中培养其自身的创造力。在这个阶段,必须给他们提供尽量多样的玩具,让孩子们体会到玩耍的乐趣。这时不需要对他们进行按部就班的指导,以让孩子们自由玩耍为主。

孩子到了1岁半左右,并非自然而然地就会玩沙、土、石子、水等等,他们得到挖沙土的小铁锹、小桶、小沙筛之后才能开始玩土,挖出的土有了玩具翻斗车装运,挖土的游戏才会不停地玩下去。有了小塑料泳池、洒水壶、打水桶、喷水枪之后,他们对玩水游戏才会乐此不疲。

为了开发孩子的创造力,必须要提供大量的玩具材料,柔软材料制成的动物(如狗、猫、马等)、玩偶娃娃、木制卡车、电车、小轿车等等玩具都是必要的。很快孩子就会希望进行模仿的游戏,要给他们准备好玩"娃娃家"所必备的各种用具(如家具和小餐具盒等),并教会他们使用方法。一定要准备好积木,从而开发孩子喜爱建筑的天性。还要给孩子提供蜡笔和纸,让他们体味到写和画的乐趣。

这个年龄的孩子,创造的喜悦也融入到了运动当中,要给他们准备好秋千、攀登架等游戏器械,离地20厘米搭起的木板,会让孩子感受到过桥的兴奋。投球和滚球也是男孩和女孩都喜欢的游戏。

还要注意开发孩子对音乐的感悟力。木琴和响板类的乐器可以增加带有节奏性的游戏的活力。给孩子们唱他们能够理解的歌曲,演奏风琴给他们听,都可以培养孩子对音乐的爱好。

小画册也是必不可少的发掘孩子天分的材料。通过画书认识了猫、狗、花等等形象的孩子,不久就能够很好地理解连环画中的剧情了。

游戏的时候,保育员必须同孩子进行充满乐趣的对话,必须把孩子的创造力作为人与人之间相互联系的一种能力来进行培养。单纯收看电视是不可取的,必须以看电视为手段,把保育员与孩子、孩子与孩子紧密联系起来。例如大家一起看到电视中的××在"啊——啊"地打呵欠的话,保育员可以问孩子"××现在干什么?"孩子们就会"啊——啊"地去模仿打呵欠,这样一来电视就在保育员和孩子们的交流中生动活泼起来。尽管创造力强的保育员一般不利用电视,但最好还是借助一下这个媒体。

375. 建立良好的人际关系

孩子能够说出多少话来，也就意味着孩子拥有何种程度的人际关系。人类通过语言来维系人与人之间的联系，这其中大概经过了数十万年的共同努力。

如果只是听收音机和看电视，孩子们是绝对不会学会其中的语言的。比语言更不可缺少的是人与人之间的交往联系。到了快2岁时，孩子不会自然而然地说出小伙伴和保育员的名字来。保育员只有和孩子建立了以语言为基础的人际关系后，孩子才能够学会说出保育员的名字等语句。

早晨，同一小组的3～4个孩子，围着娃娃做游戏的时候，保育员如果挨个把孩子的名字叫出来，孩子们就会记住谁叫什么名字。如果保育员在一间有20个孩子的大屋子里点名，1岁半的孩子就记不住同伴的名字。这个年龄的孩子通常只是能够叫出经常在一起玩的小朋友的名字。

为了发音，孩子会多么仔细认真地观察对方的口形啊（多数母亲不能够发现2岁左右孩子听力障碍的,是因为孩子单从母亲口唇的活动就理解了母亲想要说的话)。为了孩子记住发音,必须站在对方能够看清口唇活动的距离之内。教孩子语言时,最好组成较小团组,孩子想和大伙一起玩耍,就必须进行语言交流。

教孩子语言时,重要的不是让他们记住名词,而是让他们把内心想法清楚地表达出来。孩子在家里可以对妈妈想什么说什么。这是因为他们对妈妈具有信赖感,没有任何顾虑,知道他们可以提出任何要求。因此保育员要想让孩子表达内心所想,必须让孩子对保育员具有信赖感。保育员要具备让孩子感受到人与人之间真情的魅力。对于每次尿了裤子要进行体罚的保育员,孩子是没有信赖感的。孩子心里害怕,只好观察保育员脸色而行事,怎么会向保育员说出他的心里话呢?

如果信赖保育员,孩子会对保育员提出各种各样的请求。保育员对于每次的请求都必须给予回答。如果对孩子提出的任何请求都回答"等一会","以后再说",孩子就会认为即使提出请求也是毫无意义的,时间久了就不爱说话了。

教这个年龄的孩子学习语言还有这样一种游

戏方法,即在布袋里放上各种各样的物品,每当拿出一件时,就让孩子说出它的名字。然而仅仅知道一大堆名词,却不能表达自己请求的孩子还是不能算掌握了语言,对于人类来说,无论是进行创造还是建立人际联系,语言都是必需的。

保育员和孩子之间,孩子与孩子之间,如果能够使用语言在生活中建立一种亲密关系,语言也就发挥出了它的作用。在这个阶段,不要为了训练孩子正确地发音,而不厌其烦地反复矫正他的读音,那样就会扼杀他们用语言进行表达的积极性。

语言学习并不需要特殊的语言课堂。每个充满乐趣的游戏,每个快乐的生活场景,都是学习语言的课堂。为了让1岁半左右的孩子学会语言,有必要组织较小团组,让孩子近距离地接触。

为使孩子乐于把感受表达出来,就必须创造出让孩子有所感受的场景。当保育员说出一句话时,孩子能够很好地回应。即便只是在模仿保育员的话,孩子也会从自己的感受当中体会到这句话新鲜的含义,这就是创造。观察自然时,保育员必须巧用心思让孩子对自然的第一印象生动有趣,不要把自然以毫无感情色彩的复制画的形式展示给孩子们。因为人生的乐趣不在于模仿,而在于创造。

376. 创建快乐集体

保育员必须适当引导孩子具有创造性的活动,努力创建1个快乐的集体。这个时期"集体"的含义,不可机械地进行理解,无论如何都必须把孩子的需要放在第1位。1名保育员往往要照管十五六个1岁以上至3岁间的孩子,因此从保育员的角度来讲,恨不得把这些孩子组成一个集体来照管。

在快乐的集体当中,集体成员必须相互了解,彼此建立起一种和睦的人际关系。1岁半到2岁之间的孩子,能够识别同伴,相互帮助的人数最多不会超过5~6人。1岁半到2岁孩子所组成的集体的大小,取决于孩子们创造性的活动需要的伙伴。秋千、攀登架等游戏器械一般在制作时是没有年龄区别的,但最好能够根据它的大小和安全性分成几个型号。通过利用这种游戏器械,孩子们就会更好地理解团体的含义。

要在搭积木、玩砂子、玩水、推小车等游戏当中充分发挥孩子的创造性，就要鼓励他们和同伴一起创造快乐。快乐的集体是在创造的喜悦中建立起来的，只是一味地让他们循规蹈矩，不会组成真正意义的集体。

如今一提到 2 岁儿童的集体生活，经常会把遵守集体规则作为成功的标准。这反映了日本集体保育思想中不够成熟的一面。对于 2 岁孩子，保育员们要尽自己最大力量，总去说“按顺序”、“按顺序”来防止孩子拥挤和加塞儿，以免引起冲突；为了防止争抢玩具，也只是说“借给他”，以保持和睦和安静。这样做只是让孩子被动地适应日本保育园“洗手水龙头不足，玩具数量过少”等等不完善的条件而已。但是，保育园应该是最为快乐的集体，才能引导儿童，融入到集体生活中去。因此，必须根据孩子们创造性的不同，从孩子们的角度来建立快乐的集体。2 岁的孩子必不可少的不是“遵纪守法”的观念，而是比独自玩要更有意义的兴趣盎然的集体游戏。为了给 2 岁的孩子建立一个快乐的集体，必须供给他们更宽敞的游戏场所和更多的玩具及游戏器械,必须尽可能地到园外散步,培养孩子的伙伴意识。最好不要让孩子长久地排队等候,为此必须置备充足的园内设施。利用多种多样的游戏器械,更好地锻炼孩子的身体。伴随着孩子运动能力提高,游戏内容的丰富,集体生活的乐趣也越来越大。因此,致力于创造最佳游戏气氛的保育员,是最具创造力和人格魅力的引导者。

如果保育园饮食可口,那么和大伙聚餐的快乐也是集体生活的一大乐趣。至于保育员和孩子们的比例,10 个 1 岁半到 2 岁左右的孩子配备 2 名保育员是比较合适的。

377. 培育健壮的孩子

1 岁半到 2 岁的孩子要尽可能多地感受大自然的气息。如果每天安排 5 个小时的室外活动,除了在庭院里做游戏外,园外散步(100 ~ 200 米)和室外的午睡也是必要的。虽然这一计划在日本目前的保育园中不容易实施,但也不要把它看作一句梦话。即使孩子由家庭单独照看,只要住所周围不存在危险。每天也要让他们在室外玩上一段时间。

为了不让孩子缺乏锻炼,必须进行足够的体操运动。孩子接近 2 岁时,对集体活动终于习惯了。为了营造一个充满快乐的氛围,可以八九人一组做操。与 1 岁半时相比,这时的孩子已经能够完整地做完体操了。

步行运动　双手侧平举,在长 2 米、宽 25 厘米、高 15 厘米的平衡木上行走;

跨过离地板 12 ~ 18 厘米的绳子或者木棒到对面,然后再跨回来;

在地板上间隔 8 ~ 10 厘米放置 6 块木砖,按顺序从上面走过来;

让孩子在一个深 15 厘米,像抽屉那样的箱子里,钻进去再出来;

把宽 20 ~ 25 厘米、长 1.5 米的厚木板的一端垫起 20 ~ 25 厘米,形成缓坡,让孩子在上面行走。

爬行运动　从平衡木的一端爬到另一端。

投掷运动　让孩子站成一横排,各自向前方投球,然后跑过去把球拣起来,再回到开始的地方。左右手要分别进行;

把排球类球滚入中间挖了一个洞的厚木板中；

把4个球投入距离50～70厘米远的筐中。

全身运动 把绳子扯到孩子齐腰高，在对面放上玩具，让孩子越过绳子两手抓住玩具，向高处举。然后再把玩具按原样放回绳子对面(锻炼背腹肌)；

让孩子围成半圆坐在椅子上，两手举着旗子，听口令做动作："举起旗子来"，"藏到椅子下"，"再举起来，举到头上挥一挥"(锻炼背腹肌和手腕的屈伸)；

让孩子坐在椅子上排成一列，将球从一端传到另一端；

两个孩子彼此双手搭肩站立，"起来"、"坐下"做屈伸运动；

用拳头击打吊网里的球；

进行这些运动大概需要15分钟左右。如果有大人在场指导，可以把徒手体操运动做得更为有趣。

378. 母子分离

母子分离，这个词听起来有点怪，但在保育园中经常被使用。母亲把孩子送到保育园时，孩子无论如何也不愿和母亲告别，妈妈只好狠心放下孩子离开。这时，孩子嚎啕大哭，让人束手无策。这种现象称为母子分离不成功。如果母亲休完产假就把孩子托付给保育园照料，一般不会出现这种情况。如果到了 1 岁半才开始送保育园，孩子就很难离开妈妈。母亲如果硬把孩子塞到保育员手里就离开，孩子就会一刻不停地缠着保育员，保育员也就无法照看其他的孩子。也有的孩子很容易就离开母亲，和其他的小朋友打成一片；但对于这类最初母子分离进行顺利的孩子也不能大意，经过一段时间后，这些孩子中也有很多又变得留恋母亲，每天早晨总是哭哭啼啼地与母亲分手。

1 岁半左右的孩子由于一直与母亲生活在一起，母子难以分离是自然的。如果能够很容易就分开了，说明母子间亲情也很冷淡。

孩子不是一下子就能够自立的，正如卧病在

床的病人拄着拐杖迈出第一步一样。孩子从依赖到自立,需要有一段准备时期。战后的保育园经过多年经验积累,终于明白了这个道理。母子分离,不要过于突然,刚开始的时候母亲可以在孩子身边陪伴一会,等到孩子适应了园里的生活环境,开始跟保育员亲近,由对母亲的依赖就变成对保育员的依赖,妈妈对孩子说声再见就可以离开了。另外母亲接孩子时也要提前一些。如果顺利渡过了这一段准备时期,一般不会再有什么问题了。准备时期的长短依孩子的性格而异。有的孩子2周就可以了,也有的孩子3周仍然难以脱手。如果最初母亲和孩子一起在保育园里呆1天,是最好不过的,既有助于母亲了解园里的生活,也可以使母亲发现自己的孩子在哪一方面还有不足。母子共同适应保育园是必须的。

以往没有母子分离的准备时间,总是强制性地使母子分离,有人认为这样培养出了性格坚强的孩子,但是孩子没有哭闹并不意味着孩子内心没有受到伤害。此外,妈妈很容易把孩子从受打击到灰心绝望误认为是自立的表现,从此无视孩子的意愿,只是根据自己的喜好随意处理问题。

早晨送孩子去保育园时,孩子有时会哭闹着反抗,这是因为他不喜欢保育园。这时不要认为孩子不懂事,就片面地自己做出判断,其实保育园有时可能忽略性格温顺的孩子的要求。通常保育园的运动场所非常狭小,孩子们不得不在保育室渡过1天的大部分时间,而且1位保育员要照看的孩子数目太多。这样的保育园,主要以集体活动为主,性格温顺的孩子即使心里不喜欢,也不得不像参加团体旅行的老人一样参加到集体活动中去,但他们并不快乐。这样的保育园往往认为不能忍受每天例行安排的孩子是不能适应集体活动,进而把他们当作"问题"儿童,这时母亲就必须慎重考虑了。办法之一是寻找保育条件更好一些的保育园。

另外,还存在一种与外婆有关的"母子分离"现象。这是指有工作的夫妻俩一起搬到保育园附近的娘家去往,孩子的接送和晚饭的准备都托付给外婆的一种做法,就连父亲也没有意识到这是一种"寄生生活"。在这样的环境中,孩子无法感受到独立的家庭生活气息,其实即使生活不便,也应当维护正常的独立的家庭生活。

2 岁到3 岁

这个年龄的孩子

379. 从2 岁到3 岁

从2 岁到3 岁这一期间的孩子,可以自己做许多事情了。尿布也撤掉了,饭也能自己吃了,话也学会说很多,可以自由地和大人会话,孩子作为人的独立性大大增强。人一旦有了自立性就会变得喜欢与同类一起生存,孩子则变得喜欢和朋友在一起玩。但是,真把他们放在一起玩,又不能很好地一块玩儿,过一会就打起架来。这是因为虽然有了自立性能力,但还没有协作能力的缘故。没有协作能力就不能适应社会生活。

现在,在很多家庭里,对2～3岁孩子的教育,最棘手的是虽然能使孩子自立,但却没能教会孩子协作能力。即使是家庭生活中,孩子和父母也很难协作,对父母说的话,常常顶嘴,有人说这是“反抗期”开始了,但它并不同于“青春期”、“更年期”,因为“青春期”和“更年期”是谁都必须经历的生理现象。看看只在家里养育的孩子,就可以发现有“反抗期”的发生。但是,再看看从婴儿时期就开始在幼儿园生活的孩子则会发现,在集体生活中的孩子没有“反抗期”的表现。不仅如此,至今为止与朋友不能很好地玩在一起的孩子,到了2～3岁,在集体里都会变得能很好地与小朋友在一起玩了。保育工作者发现,2～3岁是协作精神形成的时期,必须在这个时期对孩子开展协作性教育。

被说成“反抗期”的孩子,只不过是在现代家庭中,因为对孩子协作性教育不得体而产生的一种现象,是父母的教育方法有问题才把孩子推进反抗期的。现在的家庭,过多具备了让孩子反抗父母的条件(见387 什么是“反抗期”)。

战前,即使是在家庭里养育的孩子,一旦开始有了自立性就有了学习协作的机会。孩子自由地走出家门到户外的马路或空地上和其他孩子玩,大一点的孩子也因孩子越多玩得越高兴而护着小一点的孩子,让他们加入自己玩的队伍。因此超过2岁的孩子学会了与大家协作,他知道自己如果是说了太任性的话,就会被小伙伴排斥出去,不能和他们一起玩了。可是现在,因为汽车川流不息,非常危险,不能把孩子放出去,母亲们因为担心而把门锁上,孩子被禁止到户外去玩。就算有时孩子跑到了外边,也没有孩子们玩耍的空地。即便有空地,到达空地的道路上车很多、很危险,孩子们不能像从前那样从容地从家跑到远处的空地与小朋友们相聚玩耍。现在的孩子失去了不被父母管制、与相要好的孩子们一起玩的空间。以前因有这个自由的空间,所以,就是家里严格管理的孩子也能溜出去。现在孩子没有机会和其他孩子在一起玩,不能与朋友会话,只能终日听电视中流畅的成人语言,所以自然地说话的机会减少了。

到了3岁还只会说"妈妈、爸爸"的孩子增多了。母亲看到别人家的孩子能很好地对话,自己的孩子不会说话,以为是智力有问题了。但是,只要耳朵听得见(在后边叫孩子名字,如孩子能回头,就是听到了),日常行动正常的话,话肯定会慢慢说出来的。有的家族语言发育迟缓,因此,没必要紧张。要尽量创造孩子与同龄孩子在一起玩耍的机会。

以前,在外边玩耍的孩子能把能量消耗掉,但现在的孩子没办法消耗这些能量,只好把它发泄到家里。与从前相比,大部分家庭房间变小了,有庭院的人家也越来越少,孩子整日被关在狭窄的房间里。为了玩些能更多消耗能量的游戏,孩子只有把椅子放倒当楼梯爬,或上到柜子上边去。这样一来,母亲就会出来禁止地说:"别把椅子搞坏了!""别把房间搞乱了!""不能在家里胡闹!"能量发散不出去的孩子,只好通过反抗母亲的方法来发散,生气啦、喊叫啦、扔东西啦,这倒不是说孩子厌恶母亲,而是不这样的话,孩子无法忍受能量的堆积。与反抗相反,也有的孩子开始自慰。带 2 岁的孩子到宽敞的地方,让孩子和朋友自由地玩各种玩具,这无论如何都是很必要的,因为以前的孩子都是这样长大的。

在汽车的海洋中,家庭就如一座孤岛,不可能教会孩子协作。能让孩子大胆积极地交朋友的地方——幼儿园看来越来越重要。但是,现在的幼儿园太小,运动场所很拥挤,以至于稍一跑动就要互相碰撞,孩子也不能自然而然地发散能量。但是,并不是说孩子的教育都必须要在集体中进行。教给孩子怎样和父母相处是家庭的事。另外,还必须教给孩子承受孤独的能力,不能总是在别人后边追逐,失去了自我意识。

现在的家庭教孩子学会协作很困难,所以,就把家庭的教育推向集体,这样考虑问题也是错误的。孩子的教育包括家庭教育和集体教育两方面,这两个方面必须很好地结合起来。只是现在这个时代比以前更应该及早认识集体教育的必要性罢了。

孩子如果是1个人会很寂寞,因此,有的母亲就想再生1个。双职工家庭的父母多数认为孩子相隔3岁比较好。

过了2岁的孩子常常是反复做同1个游戏,大人可以利用这一点,培养孩子1个人自己玩的习惯,用这种好的习惯把孩子过剩能量的发散与孩子的成长能力结合起来。为了弥补集体教育,母亲要成为孩子的朋友，而不能代替阿姨，要让孩子按自己的兴趣独自玩。

这个时期的孩子，手指的动作更灵巧了，蜡笔也不用4个手指而用手指尖就能拿起来了，积木也可摆得相当高，小铁铲子也用得不错。我们可以利用孩子的这个能力，让孩子1个人玩儿。给喜欢娃娃的女孩儿买来娃娃或过家家儿的游戏玩具。把孩子放在母亲眼睛能看到的地方，让孩子一边自言自语一边玩。不久，随着孩子想像力的提高，就是母亲不在身边，孩子进入了娃娃“过家家”的世界里，就可以1个人独自玩了。就是在狭窄的庭院里，最好也给孩子选个沙地儿，孩子可以把三轮车拿到那儿骑，还可以把缝制的大狗熊拿去玩。给喜欢书的孩子买来书，孩子会自己翻开书页，欣赏书中的画儿了。

喜欢绘画的孩子，就给他蜡笔、多功能笔和大一点的纸。孩子会高兴地边自言自语，边笨拙地画起来。当然，这时的孩子还画不出来圆圈和方框，但孩子喜欢的是随着手的移动，能画出点什么的这种感觉。如果不给孩子大一点的纸，孩子要发散能量，就会在墙壁或门上乱画。这个时期能用剪子的孩子是手较灵巧的孩子。

夏天一定要让孩子玩水。如果是塑料水池，要把它抻好，而且不要买又大又深的塑料水池，因为如果摔倒了会因爬不起来而溺水。母亲如果不怕弄脏了家中铺的东西，再给孩子弄点黏土，孩子会独自玩很长时间。

不要因为孩子能老老实实地看电视，就让孩子整日守着电视看，独自玩有孩子的创意，而电视却全都是成人的思想。独自玩时，孩子是主人，而看电视则使孩子被动。一旦让孩子看了电视，孩子就会每个节目都想看，没完没了。

让喜欢音乐的孩子适当听听音乐节目，当然不仅是古典音乐，还有爵士乐也要听。聪明的孩子到了 3 岁左右，自己就能放录音机了。尽管如此，还是不应该让孩子在室内度过一整天。

孩子的全身运动能力在这时期明显进步了。但是，必须知道这也有着相当的个体差异。跑得也快了，摔跤的次数也少了。虽然还不能跳跃，但到了 3 岁前就可以用脚尖行走，也可用单脚站立比较长的时间。发育早一点的孩子到了 3 岁，甚至可以走平衡木，荡秋千也不害怕。

孩子的兴趣也发生了变化,倾向于玩大一点的玩具来充分发散自己的能量。每个家庭都给孩子买了三轮车(如果是3岁以下的孩子还蹬不到踏板),但不管怎么说户外的活动,最好还是要有小朋友。

即使做不到送孩子上集体幼儿园,也要每天带孩子到户外比较安全的地方去1次(这在现在的城市中也变得较困难),和邻居的同龄孩子在一起玩。天气好时,如能每天把孩子放到室外玩上三四个小时,对孩子的身体是相当大的锻炼。

从2岁左右开始,孩子就有了中午午睡与不午睡之分,小活动家型的孩子们因忙于玩耍高兴得都不想睡午觉。对这样的孩子是否要强迫他午睡,要比较一下是否因让孩子午睡,孩子的玩耍被迫中断了?孩子晚上会不会变得熬夜而不爱睡觉?然后再做决定。夏季里午睡可以解除疲劳,恐怕就是孩子本人也会要求午睡的。

夜晚的睡眠因冬、夏季的不同是不一样的,但一般是晚上8点半至9点开始睡觉,到第2天清晨7点起床。其中,也有的孩子不超过10点不睡觉。这样的孩子能和晚上下班回来的父亲玩一会儿,因此,早上可以睡到9点。这种情况,如果不妨碍父母的话,熬夜本身对孩子没有什么害处(见382 晚上哄孩子睡觉)。孩子入睡了,要把灯光弄得暗一些。

这个年龄的孩子就是到了晚上也渐渐不喝牛奶了。2岁的孩子,在1年里体重只增加2千克左右。因为个子也在长高,因此看上去就像是瘦了似的,不要忙着给孩子吃很多的东西。关于吃饭,与营养相比更重要的是能让孩子独立地与父母在饭桌上享受家庭聚餐的快乐。代乳食品要给孩子软一些的东西,母亲要从食谱中细心挑选出来。性格急的母亲想让孩子快点吃完饭,等不急孩子嚼饭,结果孩子没嚼就咽下去,这会使颌骨变得不发达,牙齿就是长出来,排列也不整齐。其实,不能不让孩子学着咀嚼。比起吃香肠、火腿一类的东西,应该给孩子吃些不是加工好的成品,而是自己烧煮的肉类。面包也不要剥去外边的硬皮,蔬菜也不要煮着吃,而是生着给孩子吃。另外,萝卜咸菜、芹菜、藕等这些都可以给孩子吃。

夏季里,有不少孩子因"苦夏"而体重停止增长。斥责孩子,强迫孩子坐在饭桌前吃饭,孩子放下勺子后，母亲还是把它拿过来，舀上饭送到孩子嘴里，这样做孩子常常能把碗里所剩的饭全都吃掉了，但每顿饭花上 1 个小时之多，比孩子自己自由地吃饭，体重可能会有所增加。但是，那不过是使多余的热量变成脂肪堆积于皮下而已。

对不吃饭的孩子可以给他喝牛奶，但相反，对因喝牛奶而不吃饭的孩子，硬把牛奶停掉，只给孩子吃饭，这种做法从营养学角度来看是错误的。

2～3 岁的孩子还应该喝 400～600 毫升的牛奶。零食也最好给孩子吃他喜欢的。有的孩子每天吃米饭（每次半碗）两次，面包（10 厘米大小）1 次，牛奶 400～600 毫升，又吃很多副食，这样就是一点零食不吃也没有问题。只能吃 1/3 碗米饭，与牛奶合在一起也不妨碍营养的摄取。

因萝卜咸菜等硬的食物，吃下去没消化就原样排出来了，母亲看到后很害怕，其实这不要紧，不消化的食物就让它作为不消化物排泄出来好了，这也是正常的。可怕的是细菌混到食物中。

2～3 岁的孩子，几乎都能告诉母亲要大便或小便了。也有的孩子只顾着玩而来不及就尿湿了裤子，这并不是孩子没有感觉到尿意，而是孩子没有能够很好地脱下裤子,也可以说是孩子自理能力还不够强的缘故。在斥责孩子“不是教你怎样小便了吗?”之前,母亲必须首先鼓励孩子能自己穿、脱衣服。听到邻居家同龄孩子的母亲说她家的孩子已经能自己小便了,还不能自己小便的孩子的母亲就会着急起来。但是从婴儿时期开始,小便间隔比较短、尿布也用得很多的孩子,在这个年龄里还不能自己小便。这是孩子天生的体质决定的,因此母亲不要认为是自己的训练失败。不管早一点还是晚一点,肯定孩子能学会自己小便。小便次数多的孩子,晚上也常尿床,这也不必介意。

到了3岁,洗澡时只给孩子解开扣子,孩子就会自己脱衣服,有的孩子自己也能一边看着扣子,一边一个一个地解开了。也能脱掉鞋子了,戴帽子也能分清前后了(见385 让孩子自己的事情自己做)。

晚上母亲睡前让孩子小便1次,就能坚持到第2天早晨,这样的情况渐渐增多。但寒冷的时候或睡前喝了牛奶,可能会失败的。男孩子比女孩子憋尿能力差,一般2~3岁的孩子,3个人中就有1个人尿床。

到了二三岁，孩子能和小朋友一起玩了，因此麻疹、风疹、水痘、腮腺炎感染的机会大大增加了。这一点必须要有思想准备。在二三岁这一时期患了风疹或水痘、腮腺炎，症状比较轻就能过去，因此，倒不如说在这个年龄得过了这些病没什么坏处。突然高热并抽搐起来，一般是病毒引起的感冒较多。也有的孩子出现自体中毒(见369 自体中毒症)。

婴儿时期湿疹严重的，或积痰发出呼噜呼噜响声的孩子，到了这个时期，有时出现被称为“小儿哮喘”(见370 “小儿哮喘”)的情况。但不管怎样要有个信念，那就是像婴儿湿疹能好起来一样，小儿哮喘也是会治愈的。

另外，在这个时期，孩子也出现被称为“神经症”的异常行为，或发生怪异现象。像啃手指甲(见441 吮吸手指)、自慰(见442 自慰)、口吃(见443 口吃)、用头撞地板(见404 自己用头撞地板)等。母亲要了解什么是孩子的自慰，否则，即使孩子有了自慰，有时母亲也注意不到，母亲要读一下有关自慰的内容。自慰一般女孩子较多。

2～3 岁孩子的母亲还有一件担心的事,就是孩子的"O"形腿。婴儿时期的生理性"O"形腿,在 1 岁半时变直了,而从 2 岁开始渐渐变成"X"形腿。两个膝盖并在一起后,小腿与小腿间向外张开。其实,这也是生理现象,到了 4～6 岁时就会自然消失了,因此没必要担心。

斜视多在婴儿时期被发现,但也有的孩子到了幼儿时期才出现,有的孩子是出现在外伤及疾病之后,其原因是远视。多以一只眼睛的黑眼仁儿向内斜视表现出来,一开始是左右眼交替斜视,到后来变成一只眼睛斜视。这是通过晶状体调节远视时,反射地使眼球转向了内侧造成的。给孩子戴上远视眼镜,斜视会好起来。对斜视不加调节也无妨。发现了斜视,可尽量先领孩子看医生,弄清情况再做处置。

喂养方法

380. 孩子的饮食

2～3 岁的孩子饭吃不太多,不管是哪家的母亲都会担心地说:“我家的孩子怎么不吃饭呢?”但是,1 年里体重最多也只增加 2 千克的这个时期,不必担心孩子不太能吃饭的问题。一般的孩子,每天只吃 1 碗半饭,有的孩子早、午、晚各吃半碗,有的孩子午间吃 1 碗,晚上吃半碗。早晨吃面包的人增多了,因此,像下列这样饮食的孩子增多。

早餐　烤面包片 1 ~ 2 块、牛奶 200 毫升或鸡蛋(煎鸡蛋)

午餐　米饭或面条 1 碗、鱼、蔬菜

加餐　饼干或加味面包、有时吃烤饼

晚餐　米饭半碗、肉、豆腐、蔬菜、水果

睡前　牛奶 200 毫升

喜欢喝奶的孩子,可在吃加餐的时候喝 200 毫升奶,每天喝牛奶达到 600 毫升。有的孩子每天能喝 1000 毫升牛奶,一般来说胖孩子较多。饭量小的孩子,早晨不吃面包,只喝 200 毫升牛奶,也有的孩子只喝红茶吃面包。不喜欢喝奶的孩子,超过 2 岁就完全不喝奶了。这些孩子之所以没出现什么营养上的障碍,是因为吃了很多鱼、肉、蛋等动物性蛋白。反之,有的孩子不喜欢吃鱼、肉、蛋,而牛奶每天能喝上 800 毫升,也可以满足动物性蛋白的需要。

2~3 岁的孩子大多还用奶瓶喝奶,饭量小的孩子喝奶可以补充营养。虽然从外观讲不太好看,可如果把牛奶放到杯子里孩子会不喝的,因此也可继续用奶瓶喂。另外,用奶瓶喝奶,孩子不会弄洒,母亲也不必一直都守在孩子身边。有人说总是叼着奶嘴儿,会影响孩子牙齿的排列,但我不相信。喜欢喝牛奶的孩子夜里起来哭闹时,可以给孩子牛奶喝。

有的孩子虽然饭量小,但副食却吃得很多,鱼、肉等吃到成人的 2/3 左右。不少孩子不喜欢吃菜,但用鸡蛋做成煎鸡蛋或炒杂烩,多数孩子就都能吃了。无论怎么换花样做也不吃的孩子,可以多给他吃水果。

是和父母一起围着饭桌吃,还是只把孩子放在饭桌前让他自己吃,这要看孩子的食欲。把吃饭看成是件快乐的事,从还不能自己吃饭的时候起就坐在饭桌前,用勺子叩打盘子这样的食欲旺盛的孩子,能和家人一起在饭桌上吃饭。而不喜欢吃饭、总是中途逃离饭桌的饭量小的孩子,要把他放在高一点的椅子上，不然的话，孩子就不能稳稳当当坐在那里吃饭。早饭、午饭让孩子自己吃，晚饭和家人一起围着饭桌吃比较好。

孩子能不能拿勺子和筷子自己吃饭也与食欲有很大的关系。愿意吃饭的孩子，能很快就习惯用勺子、筷子自己吃饭。很不愿意吃饭、勉勉强强吃饭的孩子，虽然会拿勺子、筷子，也是吃一点儿就扔到了一边。

对于自己吃饭时只能吃三四勺的孩子，母亲必须在某种程度上给予帮助。但对 3 岁的孩子，要让他学会自己拿筷子。

为预防龋齿，要在每顿饭后给孩子喝茶水或凉开水。这时的孩子还不会漱口。吃零食后，要让孩子自己拿牙刷刷牙，渐渐养成习惯就好了。牙膏最好使用不含氟的，这是因为孩子可能会把牙膏咽下去。

这时的孩子牙刷还使得不够灵巧，但只要能养成在饭后刷牙的习惯就行。还要能养成饭前洗手的习惯。当然，这样做父母也必须在饭前洗手。另外为了让孩子自己能洗手，水管的水龙头必须安在孩子能够得到的地方。如果水龙头较高，需在下方垫上结实安全的台子。从 11 月到 3 月份这一期间,要使用热水器的温水,不能让孩子 1 个人在水池子上拧热水器的水龙头。要养成吃饭前说"我吃饭了",饭后说"我吃好了"的习惯。家庭成员一起吃饭时,家里的所有成员都要说"我用餐了",孩子会受到很大的影响,对养成好的习惯很有益处。

381. 孩子的零食

吃零食是孩子的一大乐趣。人的一生最好是快快乐乐地渡过,因此要尽量给孩子一些小食品吃。2~3 岁的孩子这跑跑那跳跳的,一活动就要消耗能量,而补充能量当然是糖最合适了,所以喜欢吃甜食也是孩子的自身需要。但糖类摄取过多,就会转化成脂肪使孩子胖起来。因此,零食要能恰到好处地补充吃饭所得能量的不足部分就可以了。这个年龄的孩子,不太吃饭,所以零食给孩子饼干、蛋糕、面包为好。但是,对能吃两碗饭、面包和烤面包各吃 3 块的孩子,不能给糖分多的小食品,否则孩子会过胖。饭吃得多又没能在户外活动的孩子,零食最好多吃水果。

给孩子零食的时间,要看孩子的营养状态及父母的情形,一定要选择在家庭气氛最平和的时候给孩子。把小食品少许放到专用容器里,然后拿到孩子面前让他吃。容器很大很能装的话,孩子会有多少要多少。吃零食时,孩子就是撒娇也不能多给他。

尽量不要养成领孩子去逛超市、在玲琅满目的食品面前让孩子自己选的习惯,任性的孩子会坐在小食品柜前不走。不仅如此,孩子一抱着小食品袋子回到家中,就认为这个袋子全都是自己的了,那母亲就做不到只拿出一部分给孩子吃、将剩下部分收起来了。

小食品厂家因单价贵就能赚钱,所以每袋的容量也渐渐增多,现在的1袋量相当于过去的1盒。现在的孩子龋齿多,就是孩子1次将量很大的1袋小食品全部都吃光的缘故。为了预防龋齿,有必要使含糖小食品的广告停止播放,或使每袋的容量减少。希望厂家能站在孩子的立场考虑一下,不要打着减价的商业化招牌诱惑孩子。

巧克力是所有孩子喜欢的食品,一旦给孩子

吃了巧克力,很多孩子就不吃其他小食品了。因此,母亲最好要对它敬而远之,别给孩子买。而且,有出鼻血毛病的孩子一旦吃了巧克力,当晚常出鼻血。吃小食品后,要用牙刷刷牙,这一点必须在给孩子小食品之前就跟他讲好。

382. 晚上哄孩子睡觉

正如在大人中所见到的那样,人的睡眠有很多类型。晚上只要钻进被子里躺下,就立即能入睡的人有之,直到入睡需花 20～30 分钟的人也有之,这些类型从孩子时期就形成了。立即就能睡着的孩子没有问题,但入睡需要时间的孩子,有必要选择各自不同的入睡方法。

2～3 岁的孩子中,很多是一边吮吸自己的拇指一边入睡的。这种情况是因为婴儿时期吃母乳入睡,到了 1 岁后母亲不再给孩子母乳了,孩子只好吮吸手指,渐渐成了习惯。另外,用奶瓶喝奶的孩子在撤掉奶瓶后,孩子也吮吸手指。母亲因经历了第 1 个孩子的这些情况,因此到了 2 岁还让孩子吃母乳。2 岁吃母乳或衔着奶瓶的孩子,到了 3 岁，大部分就可以不吸任何东西入睡了。

吮吸手指的孩子到了 3 岁也就改掉了这种习惯，那是因为只要母亲能在身边就可以充分满足孩子的依恋感而健康成长。但是，没有任何原因而开始吮吸手指的情况也很多。如果是母亲陪在孩子身边，漫不经心地摁着孩子的手，一边讲些有趣的故事给孩子听，则不失为一个好的方法。不去在意这些也能自然地好起来。

在从进到被子里到入睡为止，都看不到母亲身影的孩子中，咬毛巾、毛毯的孩子格外多（见 384 离不开“宠物”）。毛巾、毛毯成了母亲的替身，不管脏成什么样也不撒手。这一点随着孩子长大了，也会变得只在手中捏着而不咬就可以入睡了。有的母亲每天晚上躺在孩子身边，都被孩子央求重复讲“坚实的大山”、“红头巾”等故事。如果这样能入睡的话，可以继续下去。

最近，出现了一边看着电视而入睡了的孩子。因为这个时刻没有了儿童节目，孩子看不懂大人的节目但也跟着一起看。此时，母亲如果不能把孩子放到其他的房间让他睡的话，父母就要关掉电视，没有什么没看着就后悔的节目。看了恐怖电视的孩子,有时夜里做梦,梦到了可怕的东西,被惊醒而哭了起来,就是所说的“夜惊症”(见525夜游症)。

在把孩子送幼儿园的家庭中,往往因孩子晚上很晚也不睡觉而束手无策。因白天与母亲分开了,孩子想晚上享受与母亲团聚的快乐,但到了十一二点还不睡,母亲会感到体力不支。应该到了10点左右就熄灯,大家一起躺下,但有的家庭终因孩子哭喊,母亲毫无办法。这时,母亲要不强硬起来是不行的,10点一旦熄灯,绝对得睡觉。经过4~5天左右,孩子就会放弃哭闹的。有些被邻居提了意见而不能让孩子号哭时,只好请求幼儿园,把原来2个半小时的午睡改成2个小时。孩子情绪不好,妨碍保育的话,可领着孩子从幼儿园走着回家。这种情况最主要的原因,是幼儿园的运动场太狭窄,孩子不能玩得很累。

383. 排便训练

饭量及吃饭次数有规律的孩子,一般大便的时间也有规律。早晨起床后马上就排便,或早饭后排便的孩子比较多。但也有的孩子午睡起来后才大便。孩子排便的时间一旦规律了,母亲就可以大致估计好时间,对孩子说“来,臭臭去”而把孩子放在便器上。这个时期的孩子可以稳稳当当地坐在便器上了,所以一般能够在便器上顺利地排便。即使孩子不主动说出来要大便,只要催促他一下,一般都能便得出来。因此,不要介意孩子是否喊了要小便、要大便这些问题。无论哪个孩子到了2~3岁一般都会说“臭臭”了。

发育早一点的孩子,从1岁半起就能告诉母亲小便了。但到了寒冷季节,就是到了2岁,一般也不能训练他排尿。在春季里长到2岁的孩子,训练他排尿一般都能成功。2~3岁的这一年龄组的孩子,白天一般可以撤掉尿布,而夜晚是否能撤掉尿布,个体差异很大。下面这些孩子夜里可以不用尿布。

临睡前小便1次,可以一直睡到次日早晨的孩子;睡前小便1次,夜里哭醒1次喊小便,让他尿1次后,就一直睡到次日清晨的孩子。这种孩子,并不是母亲训练得好,而是孩子本身就是这种体质。

对睡前小便而到了夜里还是尿床的孩子,给他垫上尿布即可。对于这样的孩子,是夜里叫醒他一二次让他小便好呢?还是垫上尿布一直让他睡到第2天醒来再换尿布好呢?这要看母亲的体力了。

不管是夜里起来二三次给孩子换尿布,还是孩子尿湿了尿布难受哭叫时再给孩子换尿布,撤掉尿布的时间都是一样的。这是因为伴随孩子的成长,孩子容易醒了;另一方面,排尿的间隔也变长了,如果能憋到次日清晨,也就自然地解决了,这是最好的解决方法。但也有的孩子无论如何夜里也要尿二三次,直到长到很大了也不改变,男孩子多见,这就是所说的"夜尿"。虽然母亲将闹钟定了时来叫醒孩子让他小便,还是不能防止这种"夜尿"的发生(见511　夜尿症)。

被称为"夜尿"的排尿类型,也会不知不觉自愈,因而母亲不必过于神经质地夜里一定要叫醒孩子。2岁的孩子,多数不能夜里醒来喊小便,因此就是尿了床,也别说他是"夜尿症",领去看医生也没有什么意义。

384. 离不开“宠物”

在这个年龄,不少孩子把掉了毛的毛毯或一床漏着棉花的被子或旧的毡毛熊娃娃等当成宠物。这并不是孩子爱抚“宠物”,而是在喝奶时手里不摸着不行。是以前提到的预防工作(见 259 不要养成“宠物”癖)没有做好的原因。喝奶时另一只闲着的手要玩点什么并不是病。给孩子穿上新衣服要外出时,不带上他的“宠物”就不行,这样做父母的确会很为难。

这个时期让孩子放弃他的“宠物”,是很难的事情。大多数母亲认可这一毛病。因为没有宠物,孩子就不爱喝奶,就没法让孩子午睡。母亲一般是把能剪断的“宠物”就剪成两个,不能剪断的就再做个替代,以便换洗。如果只有 1 个,洗了就没有用的,孩子会直哭到它干为止的。

如果不睡午觉也没问题的话,白天可以不给孩子用奶瓶,因此就可以离开“宠物”了。但是这期间,要尽量让孩子在户外与小朋友一起多玩一些时间,不要让孩子感到无聊,这点很重要。孩子如果感到无聊的话,就开始吮吸手指。吮吸手指与“宠物”配套在一起,那可到什么时候也无法离开“宠物”了。让孩子整天守着电视看的话,大多数孩子都吮吸手指。

385. 让孩子自己的事情自己做

孩子是否能自己做自己的事情,与其说是孩子的能力问题,不如说与围在孩子周围的大人们有关。家务非常出色的母亲,做事的时间和顺序都排得很好,做什么也麻利,她等不得孩子用笨拙的姿势脱衣服,就迅速地帮孩子脱掉衣服。如果不这样,那下边安排好的工作就做不了。

另外,如果孩子的衣服穿得不整齐,母亲就看不下去,她等不急孩子笨手笨脚地穿衣服。如果是跟爷爷奶奶一起住,这种倾向就更严重。喜欢干净的母亲,害怕孩子自己吃饭会洒出来,就亲手拿着饭碗喂孩子吃,如果是和急性子的奶奶一起住的话,也会一样帮孩子吃饭。

凡是孩子还做不好的事情,不管什么都替孩子做好,这种思想如果不改变,就无法教会孩子自己的事情自己做。父母的大胆旁观与忍耐才能培养孩子的自立。如果让孩子以为无论什么事,母亲都能给自己做好的话,就会妨碍孩子独立性格的培养。特别是不让孩子拥有小朋友,孩子不了解除母亲以外的任何人,这种情况尤其严重。

2~3岁的孩子,如果让他做的话,他自己能做的事情有以下这些:

可以用勺子舀饭吃,可以拿起筷子并对付着夹住东西。衣服只要将扣子给他解开,他自己就能脱下来。外边罩的衣服,不超过3岁的孩子自己还脱不下来,袜子可以自己脱下来,鞋可以自己穿上。洗澡时可以自己洗脸,可以把香皂涂遍全身。可用拧干的湿毛巾擦脸、胸、腹。也可以饭前洗手。能告诉母亲要小便的孩子,内裤也能自己脱下来。男孩子在夏季里可以1个人去卫生间小便。女孩子还不能擦屁股。即便到了3岁,男女孩子大便后擦屁股还都难以做到。让孩子自己擦鼻子还有些勉强。

386. 锻炼身体

让2~3岁的孩子在家里锻炼身体是不容易的。锻炼可以提高孩子的运动能力,在某种程度上,必须让孩子努力。为了让孩子做以前不会做的事情,孩子也得学会忍耐。上坡、上台阶、爬高、在平衡木上行走等,刚一开始可以利用孩子的好奇心让孩子试着做。但是,以反复上述的内容来达到提高孩子能力的训练,光靠一对一的母子家庭,不可能每天做得到。如果在幼儿园这样的地方,有很多小朋友,大家一起做,能激起孩子们的竞争心理,而在家里,连脱内裤都不愿做的孩子,这种事情就更不必说了(见410 培育健壮的孩子)。

在家里能做的锻炼,是有一定限度的。首先,要让孩子尽量到室外,最适宜的是散步,但在酷热时有些勉强,除此以外的季节里,每天必须领孩子出去散步1次。冬天衣服厚,孩子容易累且易出汗,因此散步时要尽量少穿衣服。一旦有鞋子小、鞋带开了、鞋垫起皱等情况,孩子会因走路不便而要求母亲抱。因此,散步前母亲一定要检查好孩子的鞋子情况。

孩子有了走路的能力以后,随着时间的增长,一点点把走路的距离加长就是锻炼。母亲还要常常领孩子去有台阶、有坡的地方让孩子上。为了进行散步的锻炼,不能养成孩子央求说抱抱,母亲就得马上抱起来的毛病。还不要忘记一边散步一边与孩子自然地进行对话练习。

干布擦身是对皮肤的一种很好的锻炼。但是,刚过2岁的孩子,不能抓过来就擦。如果实在想做干布摩擦,就早晨和孩子父亲一起起来,和父亲并排一起喊着用力才做得到。

快到了3岁的孩子,在家里人一齐做广播体操时,孩子尽管还不能做得很正确,但可做到一定程度。为了让孩子坚持下去,父亲没有相当积极的态度是不行的。

夏日里领孩子去海水浴当然好,但是,只一二天,让孩子在海水中玩上五六分钟,这种做法的效果就令人生疑。比这更重要的,应给孩子留下一个愉快旅游的印象。

在家附近如果有一年四季都可以游泳的游泳

池,务必让容易积痰的孩子每天都去那里游泳。对哮喘来说,游泳最好不过了。我们不赞成为让孩子能成为奥林匹克选手而去体操班或游泳学校的做法。要避免把父母的理想强加给孩子。

387. 什么是“反抗期”

都说孩子到了3岁左右就进入了“反抗期”。但这是相当大的误解,其实正是那些整日将孩子关在家中、不给孩子创造玩的机会的父母,反抗着孩子的自立。做过集体保育工作的人都知道,孩子到了3岁就能够和小朋友们互相搭伴玩了,这正是我们想要说的协作期。

看看那些被称为淘气的孩子,进行的多是尝试自己力量的创造性活动。母亲洗衣服,孩子在旁边把肥皂拿起来扔进水盆,母亲就把肥皂盒拿走收起来,可是孩子就哭着要把肥皂盒拿回来。把肥皂盒拿走的母亲,是出于玩肥皂浪费的心理,她认为不能养成孩子把肥皂当玩具的习惯,因此禁止孩子玩肥皂,而把不能顺从她的孩子看成是反抗者。但从孩子的角度看,一扔进水中就出漂亮泡沫的肥皂,是多么有意思的玩具呀,母亲迄今为止还不曾给我买过一件这样好玩的玩具呢。这个玩具就在身边发现了,对孩子来说,真是无法形容的喜悦。可就是这个喜悦让母亲剥夺了。父亲在周日做木匠活,确实很愉快的样子。在旁边看着的孩子,在父亲刨木头的时候,他把锯拿到了旁边的柱子处,学着父亲样子试着锯。对着几次磕了头的那硬硬的柱子嘎吱嘎吱地锯下去,这种开心的用手的感觉是有生以来第一次体验到的。父亲发现孩子在嘎吱嘎吱锯柱子后会大声喝令他把锯拿过来!对此,孩子只是讨厌。父亲凭着父亲的威严夺走了锯,孩子就坐在地上,表示反抗。

从大人的角度看,引导孩子弃恶从善,孩子却反抗。但是,3岁的孩子又能做什么恶呢?

带孩子去高尔夫球场的草坪上让孩子自由地骑三轮车,孩子能做什么坏事吗?在洗浴场中给孩子玩爱起泡的香皂和能洗头发的娃娃,孩子能做什么坏事吗?让孩子们排成一列,让他们拿起锯来进行锯枯木枝比赛,孩子又能做什么坏事呢?这就如同把3岁的孩子和5岁的孩子同时放在一个狭窄的幼儿园里,孩子们互相争夺玩具的情景是一样的。在现代的家庭中,大人们的生活和孩子的玩耍混在一起了,家庭也是混合管理了。孩子的反抗恰恰也就是对这一点而发的。

孩子和父母撒娇,是因为没有给孩子一个适合的、可独立活动的场所。只抓住孩子反抗的最终阶段来调节,这是错误的。有人问可以给孩子以体罚吗?我看这就如同对那些没能给孩子们创造一个游玩的场所的大人们体罚一样,对反抗刚刚发现了玩的场所就被大人们剥夺了的孩子以体罚,显然是解决不了问题的。

现在,在家庭保育里出现的孩子们的反抗,反映了家庭要养育一个近3岁的孩子是太过狭窄的问题。必须进行能满足孩子创造力的集体管理(幼儿园或托儿所)。

母亲们说,孩子在能说话的同时也开始了顶嘴。孩子用"邻居的某某孩子也是这样做的"来回答母亲。这种孩子对母亲的顶嘴,显示了他有独立的人格了。孩子的回答,从道德上讲是好还是坏暂且不谈,重要的是母亲应该经常反思对孩子提出要求的当时,孩子所处的环境如何。母亲的命令违反孩子的生理要求时,这个命令就无法施行下去。

冬天里，带孩子外出的母亲自己穿上了大衣，也想让孩子穿上大衣。但是，有的孩子无论如何都不想穿，因为如果穿上大衣，孩子的行动就受限制，行走起来不方便，而且出汗也不舒服；对于2岁半的孩子，让他跟上母亲，是操之过急的事。不穿大衣就能较愉快地跟上母亲，这一点孩子因为曾经有过经历已经知道了，所以，只好反抗穿大衣。

另外，这个年龄的孩子即使天气变得相当寒冷也不愿把短裤换成长裤。长裤子不便于行走，又不能自己小便，正玩得在兴头上却因为要小便不得不找母亲，因此不愿穿长裤子。

遇到孩子的反抗时，母亲要为孩子考虑一下，现在孩子想要做的事情在什么场合下能够让他平和地做好呢？还有，孩子的这一主张是否符合孩子的生理要求呢？

机动车把家门前的马路变成了危险的地方。以前，孩子只要从家门跨出一步就可以自由地玩耍，还可以采路边的蒲公英，也能捕蝴蝶、蜻蜓，下雨天可以用树叶做成船放到水中漂游。因为马路就是玩的场所,所以,任何时候都能找到差不多年龄的小朋友。我给它起名为自由空间。不仅仅能够自由玩耍,而且还可以从父母的管理方面有自由,就是被母亲申斥,只要跑到马路上,就可以不听母亲的那些说教,傍晚回到家里时,父母已忘记了生气的事,也就恢复了和平的母子关系。过去能够施行严格的教育就是因为有这种叫做自由空间的弹性。

388. 龋齿及其预防

龋齿是细菌把沾在牙齿表面的糖分发酵,制成酸,酸又溶解了牙齿的釉质而产生的。在糖类中,细菌最喜欢白糖,而孩子最喜欢吃的也是白糖。口香糖、牛奶糖、糖果、果汁、碳酸饮料等都是富含白糖的食品。现在的孩子比以前龋齿增多的原因,是零食的摄入量增多了。关在室内的孩子,整日守着电视看,每看到一种电视广告食品,孩子总是要求母亲给买。

除了细菌和白糖,龋齿与遗传性牙质的关系也十分密切。在有很多孩子的家庭里,给孩子吃同样的食品,使用牙刷刷牙的孩子长了很多的龋齿,而有的孩子根本不曾用过牙刷刷牙,却完全不长龋齿。还有的人到了 80 岁,他家族活着的兄弟姐妹也都牙齿健全。但是,在牙质好与坏还不能事先查明的今天,对于龋齿的预防,只能是清洁口腔及用牙刷清除留在牙齿上的白糖及细菌巢穴形成的齿垢。所以早点让孩子学会漱口及刷牙,使之成为习惯,是最好不过的了。其次是勤于牙齿的检查。成人每 6 个月检查 1 次也许就可以了,而幼儿每 3 ~ 4 个月不检查 1 次就要误事。早些发现龋齿,早些堵上洞穴,是龋齿不得扩展的最好方法。

有的医生会认为给成人镶牙好像是正业,而给孩子治牙时,就要耗费时间,治疗时即要不让孩子感到疼痛,又要把孩子哄好,他才能接受治疗。真希望能有只看孩子牙的小儿牙科治孩子的龋齿。

刚刚长出牙齿的表面釉质,与氟结合可生成耐酸性很强的物质。据此,人们进行了把氟素粘在孩子牙上的工作。如在自来水中放入 1ppm ($1ppm = 1 \times 10^{-6}$)的氟化物,或把氟化物直接涂在新长出的牙上。

对能够漱口的儿童,有的学校采取给孩子含氟素的水让孩子漱口的方法(见389 牙齿与氟)。龋齿的预防与零食(小食品)的关系在“381 孩子的零食”中也有论述。

389. 牙齿与氟

氟这种元素在地壳含有的元素中,含量在第17位。最早注意到氟与牙齿关系的,是在地下水中含氟特别多的地方,斑状齿特别多发事件弄清楚以后。斑状牙齿多发之处,相反地龋齿却很少见,于是开始了既不发生氟斑牙,又可减少龋齿的氟浓度的研究。结果证明1ppm左右最合适。

据美国的统计,连续15年向自来水里投放氟的结果,虽然龋齿率减少了半数以上,但是过分地摄取氟素,则引起骨骼及甲状腺方面的问题发生,或有停止成长的危险。这些危险是不能完全避免的,因此在日本,已停止了向自来水里投放氟。

现在,为了预防龋齿,牙科医生推荐在长出的牙面上涂氟素的方法。一旦涂上氟素,氟素就渗入牙表面的釉质中,形成对酸有抵抗作用的荧光磷灰这种物质。这样即使细菌的酶把粘在牙上的糖转变成酸,也不一定就能将牙质表面的釉质膜溶解了。2 ~ 3 岁的孩子,乳牙长齐,而一旦长齐就涂上氟素的话,必须每隔 3 个月去看 1 次牙科医生。其后,长出恒牙的顺序是:5 ~ 6 岁长出第 1 磨牙、下中切牙,6 ~ 7 岁长出上中切牙,8 ~ 10 岁长出侧切牙、下尖牙,11 ~ 12 岁长出第 2 磨牙、上尖牙。

最近在各地实行孩子一旦能漱口了,就用氟化钠液清洗口腔的方法。幼儿每日 1 次,小学生每周 1 次。应该到几岁还没有定论,在美国是到 16 岁。每日 1 次时用稀溶液,浓度是 0.02% ~0.05% ,每周 1 次时用稍浓的溶液,浓度是 0.1% ~ 0.2% 。含在口中的时间为 1 分钟,幼儿为 30 秒。

为了让孩子在自己家里预防龋齿,牙膏厂商在很多牙膏里加入了氟。但在地下水中含量多的地方,反而是不含氟的牙膏安全。

也有把氟化物制成片剂口服的方法,但是在未清楚当地自来水中氟含量以前,是不安全的。自来水中氟含量在 0.7ppm 以上,就不能再口服含氟的片剂。

自己住着的地方,其自来水中或地下水中氟的含量,只要去询问做水质检查的保健所就会弄清楚。自来水局也应该知道。

环　境

390. 防止事故

在教育孩子自己的事情自己做的同时,也会使孩子产生冒险的想法。孩子想独自跑到自由的世界里去,就自己打开家门冲到街上。出了门就是车辆来往的马路的家庭,临街的门就是通往地狱之门。骑三轮车是孩子的乐趣,也可以锻炼孩子体魄,但如果三轮车只能在车流拥挤的马路上骑,而没有其他场所的话,那就不该买三轮车。

郊外及农村,曾发生孩子掉到蓄水池溺水而死的事故。如果在家附近有蓄水池而没有栏杆,就必须请主人加上栏杆。

离电车轨道近的家庭,必须教育孩子不要接

近轨道。如果线路旁有栅栏,也要经常查看栅栏是否有破损

在小河、小溪附近住着的家庭,更是要格外注意。和小朋友们一起去玩,溺水而死的情况很多。如果父母不跟着一起去的话,一定要严令孩子不要去河溪附近。

在这个年龄,很多孩子迷路。迷路的孩子,是喜欢冒险的孩子。母亲必须想到,迷过1次路的孩子,可能还会多次迷路,而喜欢冒险的孩子却不在乎,1个人照样出去。对这样的孩子,始终要给孩子身上带上个迷路时用的标记。

虽然孩子在家时能说出父亲的名字和住址,但迷了路,被众多的大人围观,平时能说出来的事也说不出来了。因此有必要给孩子挂上标记,写上家庭住址、父母姓名,以便一旦迷了路能及时跟家里人联系上。

将硬币卡到嗓子里这种事,也是这个年龄的孩子多发的事故。还常常发生把手指伸进瓶口或玩具枪的枪口里拔不出来的事儿。

从超市的购物推车上掉下来把头撞伤的情况,在美国每年都有2万件以上。孩子手指灵巧

起来了,或打打火机或拧开取暖炉的开关,都有可能发生危险。因此,平时就要严厉告诫孩子禁止触摸。是否能够预防事故的发生,在于孩子是否能听父母的命令。尊重孩子的创意和禁止参与生活中危险的事,在某些情况下是相矛盾的。平时如果禁止的命令下得太多了,孩子就会不以为然,而不执行。每次看到孩子就批评他,孩子为了发挥创意,也只有反抗母亲。最好是不去批评他,把孩子放在一个能够做喜欢事情的地方。

391. 给孩子一块玩耍的场地

这个年龄的孩子喜欢靠发条(弹簧)运动或靠电池驱动的玩具。但是母亲很快就发现,这些玩具只能给孩子带来一时的兴趣,对只能1个人玩的玩具,孩子马上就腻了。母亲在玩具店中买回来的玩具,大都是在房间里玩的,但这个年龄的孩子对关在房间里玩玩具,最多只能玩上15~20分钟。

孩子喜欢在户外玩。想骑三轮车玩也是这个年龄。三轮车也是刚一开始只能让母亲帮忙骑或是自己推着车子走。到了3岁,才可以坐在上边自己蹬着踏板骑。

玩沙子和水也是这个年龄孩子的高兴事。但就是有多少铁铲和铁桶、筛子,孩子也不能在沙地独自玩得时间太长。玩水也一样。可是,如果偶尔有同龄的孩子来到沙地一起玩的话,孩子们一起可以玩上1个小时左右。如果周围大点的孩子带着一起玩水的话,甚至可以玩得忘掉回家午睡。

对这个年龄的孩子来讲,小伙伴比玩具更重要,这一点,母亲应该非常清楚。给孩子创造一个玩耍的场所这件事,是说给他一个与小伙伴在一起玩的机会。正是因为有了小伙伴,玩才会更加快乐。只要有伙伴,就是石板地也能变成玩具。

以前,到了3岁的孩子能自己找到小伙伴。因为街上就是玩的场所,只要走出家门,外边总会有孩子在玩。如果拿着玩具出来的话,肯定能加入到其中的某个小组里。然而,现在街上被机动车独占了,2~3岁的孩子能自己行走的地方没有了,走出家门已找不到合适于自己的小朋友。

玩具已不是加入伙伴玩的队伍的入场券,而只是孩子在家里玩的私有财产。虽然母亲费尽苦心把邻居家孩子找来家里,孩子也不会把自己的玩具借给他,两手紧抱着玩具盒。就这样不给小朋友拿点什么玩儿的话,小朋友就会觉得没意思而走掉。

如果去儿童公园,刚开始时孩子会特别爱玩打秋千、滑滑梯,但母亲坐在旁边看、孩子自己打的秋千、滑梯一旦成了每天的日程,对孩子来说就如同是强制劳动一样,再说去公园,孩子也不愿去了。也可以在家里听广播里放童谣,让孩子跟着母亲一起合唱,但如果仅仅是跟母亲两个人唱的话,也持续不了几天。倒不如电视广告里的歌曲能记得住。

一般来说,孩子在家里玩积木、火车、拼图、绘画等都是不得已的。喜欢画画的孩子,会用蜡笔、多功能笔使劲地乱画。但这时还不能画人头像。

这个时期母亲的问题,不是给孩子买什么样的玩具,而是怎么做才能给孩子找到玩的小伙伴。

392. 什么样的画册好?

这个年龄的孩子,如果给他买画册,尽量要那些画着孩子在现实中见到过的东西、知道的事情为好。喜欢车的孩子就给他买车的画册;喜欢动物的孩子,就给他买动物的画册。孩子通过画册想起自己心中的汽车及动物。通过在心中描绘出现在并不在眼前的物体这种训练,孩子可以学会想像。

孩子已经知道的汽车、动物等,抽象一些也不要紧,倒是那些太照片化了的画,不利于孩子的想像。

我们不赞成通过画册让孩子掌握不知道的东西的这种做法。这是因为想给孩子留有自己的眼睛第1次见到实物时的那种感动。电视让孩子了解了小东西、小事物,但相反也养育了对现实没有了感动的人。如果是孩子很亲近的东西的画,一个一个独立地脱离背景画不出来也不要紧。孩子不是孤立地看到汽车及猴子的,桥下跑着的汽车,岩石上坐着的猴子,对孩子才是现实的。

只要是为了看画册,最好尽量让孩子自己选。喜欢汽车的孩子尽选些汽车的画册,母亲说汽车的画册已有那么多了,不买也行了吧,可那是大人们的想法。孩子真正喜欢的东西,已有多少也还是想要。就是同样的汽车,哪怕是稍有不同之处,孩子都会感到像是一部不同的车子。

母亲说孩子不好好保护画册,就买些纸张结实的书,而忽视书的内容和孩子的好恶,这是没有意义的。孩子没有珍视书的理由之一,是没有给孩子买来孩子真正喜欢的书。

给这个年龄孩子看的书,没有故事也不要紧。但是如果是画着孩子真正喜欢的东西,孩子会随着简单的情景顺下去。并不是没有故事就不行。所说的有故事,是说有文字写在上边。但文字呢,母亲事先要好好读读,如果认为不是很漂亮的语言,最好不要给孩子买。如果是语言非常生动,为了让孩子了解大声朗读故事是多么有趣,母亲应该念给孩子听。有画没有文字的书,母亲可以即兴地用准确动听的语言朗读给孩子听。

393. 兄弟姐妹

只有1个孩子的家庭,下面又生了1个孩子的话,上边的孩子就会变得动则生气,有点小事就哭闹。应该理解有这样表现方法的孩子。

母亲想把要生小宝宝的事儿告诉孩子，当说“又有一个小宝宝到咱们家来了”，“母亲要是不在家，也不能老是问母亲哪儿去了”的时候，立刻，已经能说“要小便”的孩子（男孩多于女孩）就变得不再能说“要小便”了。这是因为紧张，孩子没有闲暇感觉膀胱的充盈，尿的次数增多了。

等小宝宝终于出生了，看到母亲抱宝宝喂奶，在宝宝的车里哄宝宝睡觉，有的孩子就会把身子贴在母亲身上或打小宝宝；小便的次数也增多，没等带他去卫生间，就已经尿了裤子。晚上已经不尿床的孩子又尿起了床，孩子自己也要求再垫上尿布。不少孩子跑到宝宝的床上睡觉，像宝宝那样“啊啊"地说：“要喝奶。”

特别敏感的孩子，这种现象会持续相当长的一段时间。对小宝宝动粗一般过 4 ~ 5 个月就会好转，而尿频有的要持续半年以上。

对下边生的宝宝，有的孩子从刚一开始就没有一点嫉妒心，也有的孩子在最初 1 个月不让母亲给宝宝喂母乳，后渐渐地就习惯了，而变得宽容起来了。但还有相当一部分孩子过了半年，嫉妒心也一点不减。这不是教育方法得当与否的问题,而在于孩子天生的性格。

对总是不能宽容宝宝或又尿起裤子的孩子,母亲不能着急。新出现的“行动异常”肯定会自然地好起来。母亲也跟着一起着急,斥责孩子,会拖延孩子自愈的时间。应该像生小宝宝之前一样抚爱孩子,表达母爱。

对平素就尿多、脾气大的孩子,母亲在喂小宝宝奶时要尽量避开孩子,等到孩子懂得了小宝宝也是家族中的一员时,再在孩子面前给小宝宝喂奶;再新买1台三轮车给孩子,或在院子里支个滑梯,尽量让孩子在户外玩,和邻家的孩子在一起玩。

对遗尿的孩子,要在孩子喊小便的时候给予表扬,没告诉母亲就尿裤子的时候也不要批评,这才是指导小便的一般规则。

从下边小宝宝出生那天起开始自慰的孩子很多(见442 自慰)。这是因为母亲把精力都投入到下边的孩子身上,而没有注意到这竟使上边的孩子陷入了失宠状态。母亲必须要腾出点时间与上边的孩子一起玩。也有不少孩子口吃(见402 口吃)。

治疗上边孩子嫉妒心理,需要父亲的合作。

与以前相比,父亲给上面的孩子创造更多的机会与他一起玩,以减少孩子对母亲的依赖。

394. 春夏秋冬

在新年期间必须注意的事情是吃煮的年糕。不能将大人吃的大块年糕不切就放在孩子碗里。孩子用筷子夹不下来小块儿,就都放到了嘴里,这很危险,会堵住孩子的嗓子。要切成小手指肚大小的块,再给孩子吃。

因冬季而延迟的排便训练,到了 4 月份可以开始了。春、夏季衣服少时,应该让孩子自己动手脱衣服。饭前洗手,如果不在 10 月份前开始的话,就难于实施。夏天溺水事故比较多,住在河川、水池、海边的家庭要特别注意。

开自己的车夏天去海水浴、冬天去滑雪已成为时尚。但那是成年人的时尚,不是孩子所选择的。父母热衷于玩,把孩子一人放在一边是不行的。孩子总是得要跟着父亲或是母亲。

冬天里的暖气也要十分注意,可能会发生烫伤、一氧化碳中毒、火灾等始料不及的事故。只要多加注意是可以防止的。不要让孩子摆弄取暖炉的开关。

天一变冷,一直都能做到夜里不小便的孩子,往往又都失败。对不能告知母亲要小便的孩子,在夜里可以再给他垫上尿布。

与季节相关的疾病,有初夏的“口腔炎”(见250　初夏发热的疾病),秋天的哮喘(见370　“小儿哮喘”),深秋的“秋季腹泻”(见280　秋季腹泻)。还有很多孩子,也不是什么疾病,就是在夏季里不能吃饭。

有的夏、秋季节经常在户外玩耍的孩子,到了冬季被关在家里,开始吮吸手指。另外,还有自慰(见442　自慰)。一旦发现孩子自慰,就必须给孩子准备好在户外玩的场所或能让孩子做他热衷玩的游戏。

异常情况

395. 不吃饭的孩子

2~3岁的孩子,大多数是在1年时间里好不容易才增加 2 千克的体重。在任何母亲的眼睛里，孩子都像是“食欲不振”似的。自己能拿勺子吃饭的孩子，吃一半就剩下了。于是母亲喂饭给孩子吃，可孩子途中玩起来不吃了。

一到了夏季，几乎所有的孩子都不爱吃饭。在 6～9 月期间，孩子的体重就停止了增加，也有在这期间体重减轻的。越是从前饭量小的孩子对热越敏感，越变得不吃饭。孩子一不吃饭，母亲立刻就想是不是得了什么病。母亲是最了解孩子情绪的人。她必须自信在这个世界上，自己最能懂得孩子的情绪是否与往日不同。孩子虽然不吃饭，但孩子的情绪和往日没有不同的话，就没有必要担心。在这个年龄里，没有仅仅食欲不好的疾病。

维生素 B_1 不足引起食欲不振，这种事情也很少发生在小饭量的孩子中，维生素 B_1 不足引起的脚气病，多在只吃很多精白米饭的人群发生。虽然孩子不吃饭，但副食及水果都吃的孩子中，没有人得脚气病。

对不吃饭而喝牛奶的孩子，可以让他喝奶。夏季里凉着喝比较好喝。这个年龄的孩子，就靠这点东西来维持身体的需要,这是这个年龄的孩子的特点。倒是吃了1碗又要1碗的孩子让人担心他会发胖。给食量小的孩子注射提高食欲的药物,我们认为是违反生理的做法。就是听到别的母亲说他家孩子食欲很好,也不要动摇。告诉别人自己家孩子食量的人,是没有意识到自己的孩子是生来就饭量大的母亲。

396. 孩子的偏食

关于孩子对食物的好恶,当母亲的称它为偏食,而在营养学上所说的偏食往往是另一回事。营养学上的偏食,是说孩子摄取不到维生素C、维生素B_1、维生素A及含有必须氨基酸的动物蛋白,而母亲所说的偏食仅仅是不吃某些副食而已。营养学上的偏食对身体不好,而孩子的饮食偏嗜是个性,损害健康的那种偏食,不是这个年龄发生的。母亲所说的"我们家孩子偏食,真是没办法",是不吃葱、西红柿、黄瓜、茄子、萝卜、胡萝卜或是不吃鸡肉这类事儿。总之母亲所说的偏食,就是孩子不能别无选择地什么都吃。一般人对食物都是有好恶的，不能只看孩子的吃法，应该首先看看孩子父亲的吃法。盛着煮倭瓜、地瓜的盘子和盛着青椒、紫菜、海胆的盘子一起摆在桌子上时，不管什么都吃得一干二净的父亲恐怕不会有吧。能够允许父亲有好恶而孩子就不能有好恶，这是无视孩子的人权。虽然厌恶葱、黄瓜、茄子，但只要吃橘子、苹果等就能摄取到身体的维生素 C、维生素 B_1 的需要量。虽然不吃鸡肉，只要吃鱼，动物蛋白就不会缺乏。

把对食物的好恶看成道德有问题，是战前的军队所采取的教育方式，因为在军营中，只计算人体所需的能量，而无视口味如何就让士兵吃，士兵全体都不吃就不好办。不喜欢吃就剩下，热量就摄取不足。女孩子挑食，出嫁后也会难办。因此，当时无论教科书、还是妇女杂志上，说起孩子的营养，就会举出“偏食的纠正”。为此就是现在，还留有主张“纠正偏食”的偏见。如果是身边有把纠正偏食看成是义务的人，那孩子可就麻烦了。讨厌胡萝卜或不吃青椒，是与那个孩子生理相关联的“爱好”。只要不给别人添麻烦，保留自己的“爱好”是个人的权利。讨厌胡萝卜的孩子，如果不吃掉它,就不让站起来离开饭桌,这种教育是对个人人权的侵犯。偏食极其不好的这种思想,必须从老一代人的头脑中清除出去。认为不吃胡萝卜、茄子就妨碍孩子的成长,是不了解营养学的缘故。

孩子的偏食,从老师方面命令或监督的话,某种程度可以改掉。但是,那不是厌恶的东西变喜欢了,而只是没办法,强忍着吃自己讨厌的东西。从幼儿时期不爱吃蔬菜的孩子,到了小学,即使是午餐忍着吃了,也未必就是喜欢了,结婚后吃爱人做的饭菜时还是会把自己不喜欢的蔬菜剩下来。

只将自己喜爱的事情带到自己的生活中,愉快地活着,就是人生最好的生存方式。下各种工夫把胡萝卜变着样做让孩子吃也是可以的。但是,如果孩子很不情愿地吃,就可以给孩子吃他喜欢的橘子,把饮食搞得津津有味,这样还可以减少母子间不必要的摩擦。违背孩子生理、无效地强制孩子吃不爱吃的东西,为什么还会常常被称为“教育”呢?

397. 出现高热时

2 ~3 岁的孩子突然高热,最多见的是感冒或“睡觉着凉”了。无论是感冒,还是“着凉”,不过是医生根据症状想像是由病毒引起的,然后所起的病名而已。说是想像可能有些奇怪,但对那些突然发热领到医院就诊的孩子,并没有逐一做嗓子检查,证明是病毒感染。医生看了很多此类病人,因此,明白感冒或“着凉”一旦流行起来,症状是有一定规律的。如果和这些规律相一致,就可以估计出是现在流行的感冒。

患了感冒也诊断不出是感冒、对什么热都得注射抗生素的人,一旦发了高热的话,比较危险。万幸的是现在急性肺炎、猩红热都大大减少了。战前这种病非常多,养育六七个孩子的母亲,只靠症状来区分疾病,看到呼吸这么急促、又有鼻翼扇动的情况就判断为肺炎,或是看看全身胸部及背部有细碎的红疹,就准确判定是猩红热。

初夏时出现高热的话,要让孩子张大嘴仔细检查嗓子。上颚最深处有水肿并见周围发红,就可诊断为“口腔炎”(见250　初夏发热的疾病)。

如果是中耳炎,到了3岁左右,孩子就会告诉母亲耳朵痛。肺炎的话,呼吸特别急促,每次呼吸,胸部肋间肌肉就随之凹陷。

有的孩子,发热的同时发生抽搐,大都是“热性抽搐”,脑膜炎在这个时候已不常见了。

如果注射了预防疫苗,就是高热,也用不着害怕。注射了BCG,就不用担心患了结核;服了脊髓灰质活疫苗,就不用担心小儿麻痹;进行了麻疹、白喉的预防注射,就不用担心麻疹、白喉了。但是让孩子张嘴,看到扁桃体上方出现白膜,上颚后部有出血斑的话,最好是早些治疗。如是溶血性链球菌引起的,抗生素特别有效。

高热的处置,详见“343　突然出现高热时”。到了这个年龄,可以说没有幼儿急疹。

麻疹的初起,有时有高热。麻疹不是刚一开始就发痒。最初看病时,就是医生也难以与感冒区别。兄弟姐妹得了麻疹,或幼儿园里麻疹流行,或左邻右舍有谁家孩子患了麻疹,就可以考虑是麻疹。麻疹感染后第12~13日开始发热。

腮腺炎也发热,一般发热的同时耳朵下方会

肿胀起来。水痘也同样,比发热更引人注意的是出现伴有水疱的疹子。最初只发热,之后才知道是水痘。如果在刚一开始就看看幼儿的全身,应该发现在躯干上有一二个疹子。水痘的潜伏期是2 周左右。

腮腺炎的潜伏期是 2 ~ 3 周左右。附近有腮腺炎流行的话,可以把日期倒着算一下,孩子在那个时期是否有过和这些人的接触,可以帮助回忆起来。如果那个时期和谁都不曾接触过的话,就不是腮腺炎。

398. 孩子的呕吐

这个年龄的孩子如果呕吐,首先要查明是否有发热。

直到傍晚都非常精神的孩子,入睡后一会儿将晚饭吃的东西呕吐出来时,如果体温超过了38℃了,可以考虑是高热(见 397　出现高热时)。

没发热而把吃的东西呕吐出来了,就要看孩子的精神怎么样,如果呕吐后又若无其事地玩,就不用担心。这或许是食物随着咳嗽一起呕吐出来,或许是呕吐出了多吃的那部分食物,这样孩子就舒服了。

把吃的东西呕吐出来却没有发热,只是浑身乏力,呵欠连连,要考虑可能是“自体中毒症”(见369　自体中毒症)。如果在这之前拼命玩了1天的话,一般就可以诊断。

从深秋到冬季,如果突然把吃下去的东西呕吐出来,而在呕吐后稍有腹痛,就有可能是患了“秋季腹泻”(见280　秋季腹泻)。超过2岁的孩子,腹泻不太多见,大多只有呕吐持续1天到1天半。

没发热而突然腹痛得很严重,过一会儿又不痛了,再一会儿又叫腹痛,这种情况可以考虑是肠套叠(见181　肠套叠)。但是,这个病2~3岁的孩子较少见。

399. 腹泻

以前一说起2~3岁的孩子腹泻,一般是指痢疾杆菌或病原性大肠菌所致的疾病,而近年来,这种由细菌引起的腹泻大大减少了。近年来幼儿腹泻的原因，多因病毒引起。所说的“消化不良”或“着凉”引起的腹泻，如果认真做一下检查，肯定能查出病毒。病毒引起的腹泻，除“秋季腹泻”外(见280　秋季腹泻)，都不出现严重症状。最多1～2天里大便稀软，也不发热就好了。

让孩子禁止吃米饭1天，只吃一些粥、咸菜，把暖炉放在孩子腹部，一般很快就好起来。这种在家庭能治好的腹泻，大部分都由病毒引起。健康的孩子只是持续血便而无其他症状的话，可以考虑直肠息肉(见597　直肠息肉)。

陪人吃火锅吃多了，第2天发生腹泻的话，原因非常清楚，且便里留有残渣，因此母亲并不担心。对幼儿的腹泻，不必给家庭常备药。但是，夏季里当母亲腹泻，接着孩子也腹泻多次，而附近也正流行着痢疾时，必须去医院请医生看。特别是便里有脓血时更应迅速去医院诊治，不能采用家庭疗法。

400. 夜里流鼻血

早晨起床时，发现床单上有血，才知道是孩子夜里流了鼻血。好像并没有什么痛苦,孩子自己也不知道鼻子出血了,出血一侧的鼻孔里还粘着血痂(一侧或两侧均可出现)。这种夜里流鼻血的孩子多是男孩子。鼻子入口处的鼻中隔,有着发达的血管网,因某种原因破了就会出血。一旦鼻子出血就会反复发生,去耳鼻喉科请医生给孩子洗也没有效(通常孩子使劲抵抗,继续不下去),但不知什么时候,鼻血自愈了,因此用不着太在意。

打开家庭用的医学书翻到鼻血一项,记载有鼻白喉和白血病等,但当是白喉时,孩子早晨起来不能那样若无其事的;近年来,因为白喉疫苗的预防注射,白喉病几乎已经见不到了。白血病不仅仅出现鼻血,还会伴有贫血、皮下出血、牙龈出血等症状。

偶尔孩子在夜里感到鼻子流血而叫醒母亲时,不必惊慌失措地让孩子感到不安。用像孩子小手指那样粗细的药棉棒塞住鼻孔的深处,把孩子头高于心脏位置放在枕头上睡下就不容易再出了。

无论白天、晚上总是一侧鼻子出淡淡的血丝,可以考虑是有异物堵在鼻子里,要请耳鼻喉科医生检查。吃了巧克力或油炸花生米这些零食后,有时也流鼻血。对流鼻血的孩子,要给他新鲜的水果吃。

早晨起来发现鼻血的话,要脱去睡衣查看一下孩子的全身,皮下如有紫色似被殴打后留下的斑痕(皮下出血),就不要忽视,必须去医院诊查。可能是一种叫紫癜的病,不能掉以轻心(见 570 紫癜)。

流鼻血的原因并非只有一种,因此,其发作会到什么时间,很难预测。由病毒感染所致鼻血时,一二次就好了,空气干燥引起的鼻血可能会持续 1 个月左右。

401. 认生

8 ~ 9 个月的时候就开始认生的孩子,母亲以为长大了就可以好起来,可过了 2 岁之后,认生却越来越严重,这样的孩子还真不少见。除了父母,谁都不让抱。去儿童公园就是到了有同龄小朋友玩的地方,也不想参与进去。只要是不认识的人到家里来,就害怕得要哭。这样的孩子越来越多了。在家里每天只跟母亲在一起生活是一个原因,而且本来他就是一个敏感的孩子,稍有什么事就哭。母亲不必认为是自己的指导方法不好。就是这样的孩子也会不久就能加入到其他孩子中间去玩。因为这是孩子的性格,不是急着批评、锻炼就能好转的事。

敏感的孩子,在幼儿期往往不容易抚养,但长大了,却会具有别的孩子所不具备的长处。责备孩子认生是不可取的,因为害怕是为了要保护自己,因此要尽量让孩子跟小朋友在一起玩,让孩子感觉到小朋友并不可怕。因为这种孩子很多,所以母亲不要认为只有自己才有这么认生的孩子。

402. 口吃

这个年龄出现口吃的孩子是很多的,特别是男孩居多。刚开始孩子并没在意,而母亲则吃惊不小,慌忙给孩子纠正或批评孩子。这样一来孩子也开始紧张起来。如果是已经掌握了很多话的孩子,试着避开难说的音符,还可以用其他语言来表达。母亲矫正得太严厉,孩子会完全张不开嘴。另外,孩子想说的话说不出来,所以一着急就扔东西、跺脚。

口吃的原因,有的也很清楚。如本来是左撇子,硬想让孩子改成右撇子;让孩子换拿勺子的左手为右手,或把左手拿着的粉笔抢过来;严厉批评了孩子的尿床以后;恩爱的夫妻突然不和打起架来;在朋友或姐妹里有个非常能说的人,本人想说点什么时,被他们抢先说了;下边又多了个宝宝等等;这些情况都可以导致口吃的发生。但大多数都是不管怎么也寻找不出引起孩子"情绪障碍"的原因。

这个年龄孩子出现的口吃,即使不做矫正,有的快点有的慢点,早晚是能完全治好的。最重要的是父母的乐观态度。孩子口吃那可了不得,母亲紧张得不得了,这种心情传染给孩子就难治了。所以父母对孩子的口吃,必须像是没事儿一样对待。孩子说话时,不管是口吃不口吃,最忌讳的是战战兢兢地看孩子说话的嘴巴。孩子不论是口吃还是流利,都要以孩子没口吃之前的态度对待孩子。要让孩子感到母子的交流还保持着,让孩子感到安心。让孩子重新说一遍,孩子会因此感到犹豫而口吃。

领孩子去医生那儿或儿童咨询所,在众多人中让孩子实际表演口吃,对孩子来说真是莫大的耻辱;这样,孩子还没等发音就已经忐忑不安了,当然要口吃了。本来3个月就能治好,这样用半年的时间也治不好了。

不要让孩子吃特殊的药物,领3岁的孩子到“口吃矫正学校”去,只会使孩子强烈地意识到自己是口吃。

403.“肩脱位”(桡骨头半脱位)

常有这种事情发生,即在拉着孩子的手散步时,突然从旁边开来了汽车,母亲被吓得慌忙把孩子拉向自己,孩子会“痛、痛、痛”地一个劲地叫,被母亲拽过的胳膊搭拉着;在床上翻来滚去的孩子不愿起来,母亲拉起一只胳膊叫孩子“快起来”时,也会发生这种情况。孩子的胳膊完全不能动,稍一碰就痛。这叫桡骨头半脱位,是桡骨头从肘关节韧带处脱离而发生的。

带孩子到外科就诊，很容易被医生当场复位。易发这种病的孩子，以后也会多次发生，到了 5 岁时就会好了。

因为这种事情经常发生，又总是能轻易治好，最后母亲也就记住了它的复位方法。手法关键是伸肘旋臂。一手托住患儿肘部，拇指压在桡骨头部位（与肘关节尖部平齐的另一个突起处），将肘关节屈曲 90°，另一只手握住患儿腕部，慢慢伸肘，同时前臂做旋后旋前活动即可复位。让孩子换衬衣就能治好的说法，是因为在换衣服的过程中恰巧进行了这些操作。

桡骨头半脱位是接骨师最常见到的病，它维系着接骨师的声誉。去医院外科就诊，恐怕每次都得让拍片子，不如直接去接骨师那儿给孩子治疗更方便、安全。

404. 自己用头撞地板

有这种孩子，母亲如果不答应他的要求，就趴在地板上哐哐地撞头。母亲以为是孩子撒娇打算置之不理，但他一撞头却不能不管了。母亲过去抱起孩子,孩子于是会哇哇地大哭,直到母亲满足了他的要求。母亲想孩子的要求也太过分了,就把孩子放回地上,于是孩子又把头往地上撞。母亲想撞痛了就会停下来的,可不但不停,还撞得越来越重。母亲担心这样撞下去,不是会把脑子撞坏了吗?没办法只得屈服于孩子的要求。

发明这种手段的是一些倔强的孩子,早一点的1岁半时就开始了。其中,仰卧躺倒地上用后脑勺撞地的也有。与癫痫不同,他不像棒子似直直地躺下去,而是先屁股着地,横过来倒下后再转为仰脸朝天。

作为纠正这种毛病的方法来说,刚一开始的处置很重要。如果是知道这是孩子常用的招法,就要在第1次这样做时,迅速抱起孩子,将他带到户外或是到其他场所玩点别的,或是给孩子不是刚才要求的喜悦,将孩子的注意力从刚才的要求引开,让孩子忘记哐哐撞头这件事。

不能充分在户外玩的结果,就让孩子想出这种“反抗”的招术,因此要尽量让孩子到户外去运动,让孩子的能量得以发散。

如果孩子用这种方法常常获得成功而成为他

惯用手段的话,就不好办了。要在房间的地板上铺上东西,使孩子的撞头不起作用。还可以给孩子戴上毛织的睡帽。撞头虽不会把大脑撞坏,但也不该让孩子持续时间太长。

与此非常相似,已经能够告诉母亲说要小便的孩子,当他的某种要求没被母亲采纳时,孩子就一边哭一边原地不动把尿尿在地板上。这件事的处理也是一样,第1次发生后,最重要的或是不打不骂默默地领孩子去卫生间,或是迅速把内裤给孩子脱掉,不要理睬他。

烫伤 参阅"266 婴儿的烫伤"。

吞食了异物 参阅"284 吞食了异物时"。

发热抽搐 参阅"348 抽搐"。

孩子的痛哭 参阅"349 屏气哭死过去"。

从高处坠落 参阅"366 防止事故"。

集体保育

405. 培养生气勃勃的孩子

保育工作的目标是建立快乐集体,在这里孩

子们兴高采烈地玩耍,对任何事情都有积极参与、自己动手的愿望。

孩子满2周岁,就变得越来越有主意了。“这事不用别人帮助,自己能做”这种自立倾向已经出现,这时一定要让孩子感受到自立的乐趣。让孩子明白,自己爬上秋千荡秋千,比保育员把他抱上秋千再玩更有意思。

能够随心所欲地做力所能及的事,这种快乐会给孩子增添活力。但是集体生活归根结底是不允许个人自由主义泛滥的。集体生活要有秩序,个人则要遵守纪律。2岁的孩子在享受自由的快乐时,会存在与纪律协调的问题。为了达到孩子的自由活动与集体纪律相互协调,就应该侧重调动孩子的主动性。不要把纪律当作束缚手脚的网,硬罩在孩子身上。既要引导孩子服从集体纪律,又要防止孩子产生抵触心理,最好利用这个年龄的显著特点——模仿,让孩子有意识去想“这事自己也能做吧”。模仿是最简单的自我能力测验。为此应准备孩子能够独自活动的环境,2~3岁孩子保育工作的出发点是创建良好的保育环境。如果没有良好的保育设施,根本就不能培养孩子的自理能力。

2 岁的孩子正玩玩具时，比他大点的孩子如果拿走他的玩具，那么这孩子就只好中断了独立活动。这个年龄的孩子总是想要别人的东西，例如一位 2 岁的儿童，当妈妈又生了 1 个弟弟时，他会要求母亲像对待弟弟一样，给自己奶瓶，并由妈妈来给自己换尿布。这种对平等的追求是人的本性，是不能完全克服的。因此，保育园应当有足够多的玩具，年龄相同的孩子组成一组，每个孩子人手一件玩具。在数量不足的情况下（如推三轮车、荡秋千、洗手时），保育员可以让孩子们排队，说“按顺序来，按顺序来”，让孩子遵守纪律等待轮到自己。同时应该考虑一下，在排队等待过程中，把孩子的活跃气氛控制在什么程度为好。如果保育的时间一大部分都消耗在排队等待的话，会出现厌烦排队的孩子，而且抑制孩子的创造性。

如果 1 名保育园要照看数量较多的异龄儿童，那么就很难单独把2～3岁的儿童组成 1 个小组；儿童也就难以进行自立活动。他们只好跟在大哥哥、大姐姐的后面进行模仿学习。应该准备发挥儿童创造性的冒险环境。所以，混合保育，应安排2名保育员,把2~3岁的孩子5人或6人随时组成“创造小组”。

混合保育时,小孩子容易疲劳,为了消除疲劳,可让他们在午睡室安静睡眠。另外,2~3岁的孩子多数可坐在桌前画画、捏橡皮泥、看画册等,桌子和椅子的高度如果不适合孩子的身高,他会感到疲劳。

孩子不应只局限在保育园内,相同年龄的孩子手拉手,一起在园外散步,孩子也会体验到一种解放感。

为了培养生气勃勃的孩子,必须给孩子提供一个能按自己意愿同小朋友玩耍的自由天地。所以集体保育今后应着重考虑的问题是如何为孩子创造一个不受大人束缚、管理的安全空间。

406. 让孩子学会自理

满2岁以后,孩子自己动手的欲望更加强烈。可是如果他产生厌倦情绪,就不愿继续去做了。愚蠢的方法是命令孩子做他不喜欢的事。孩子养成良好的吃饭、排便、脱衣等基本生活习惯,对保育员来说是求之不得的。但切莫忘记培养孩子的主动性是保育工作的着眼点。

集体生活,在某种意义上是指一种和大家保持一致的从众行为,就像向右看齐一样,尽管内心讨厌还是做了。这种在园内基本生活全都自理的“好孩子”,一回到家,反而有一种解放的感觉,自己什么都不干了,全让母亲代劳。自己的事情自己做,是人格独立的标志,为让孩子达到这一目标,园内的训练必须让孩子感到自由,惟有自愿去做才能实现自理。

为了使孩子养成自己用勺和碗吃饭的习惯,就要给他们喜欢吃的食物。如果是他主动想吃的东西,孩子就愿意自己拿勺。如果是他迫切期待的食物,吃饭是件愉快的事,就容易养成饭前洗手的习惯。

吃饭因人而异,快慢不同,不要追求速度。进餐时间,一般要占 30 分钟。饭前要说:“我开始吃了”,希望那是一种欢快的声音。对于那些进餐太快的孩子可以给他讲有趣的故事,使他适当放慢速度。进餐较慢的孩子,落在后面,在大家注视之下也很难受。对于这样的孩子,即使费时间也得尽量让他练习用筷子吃,洒了饭菜也是不得已的,唠唠叨叨地责怪,吃饭就没乐趣了。餐厅和游戏室分别设立时,孩子进餐完毕要说“我吃好了”,并把筷子放回指定地点,然后再让他去游戏室。

孩子接近3岁,进餐时可以安排孩子轮留值班,值班的孩子发餐具。保育员根据每个孩子的饭量给他盛上相当的食物。同时还要记住孩子的喜好,不要给他太多他讨厌的食物。

衣服的穿脱,也尽量引导孩子自己去做。2岁的孩子,可帮他解一部分扣子,不管怎么样能脱下来就行。3岁时,除了最上面的扣子,都应该让他自己解开。衣服穿与脱的训练,如果设定一个愉快的目标,也能很快学会。例如夏天为了洗澡,或者为了去园外锻炼,要换衣服了,孩子们就愿意自己动手。再如不喜欢午睡的孩子,是不肯轻易动手脱衣服的。混合保育时,如果把大孩子做为看齐的目标,小孩子因为自己穿脱衣服速度跟不上,他就会放弃自己动手。另外不要让大孩子帮助小孩子穿脱成为惯例,那会造成大孩子的心理负担。

一般的保育园,2~3岁之间的孩子会独自去卫生间。排便次数有着差异,次数多的孩子,学会独立上卫生间相对较晚。

到了 2 岁还不会明确说出“尿尿”的孩子很多。他们经常尿湿裤子,那么首先要教他学习说“尿尿”。在家里母亲抚育孩子时怎样教孩子尿尿呢,请阅读“363　排便训练”。

学会说尿尿至少需要几天时间的训练。母亲不仅要在外面工作,还要在家里训练孩子学习说“尿尿”,实在勉为其难,因此,最好能在保育园进行。然而,如果保育园 1 个班只配 1 名保育员,此项训练也难以开展。总而言之,至少要有 1 名保育员专门陪同孩子进行。

以前就已经会说“尿尿”,并且在家里会坐便盆的孩子,2 ~ 3 岁这段期间,就应该让他学会去卫生间。如果是混合保育,这就比较容易做到。一般的保育园都有定点排便时间,一般是午前 10 点自由活动结束,集体活动开始之前;11 点半吃饭之前;下午 1 点午睡之前;下午 3 点午睡结束之后。这样的排便时间安排,一是时间容易区分,二是可以让孩子放松一下。

男孩子可在房间内脱掉短裤,然后去卫生间

排队,按顺序尿完洗手回到房间,自己再把短裤穿上。保育员要告诉男孩子站着尿尿,以前一直坐便盆的孩子,保育员可扶着他的腰,以缓解他的不安。

对于女孩子排便的训练,保育员应重点训练她们在排便后练习取手纸擦拭会阴部。最初自己不会擦时,保育员可帮她擦,同时告诉她要从前向后擦。如厕后,保育员还要教给孩子按水龙头冲水;2 岁的孩子,力量不够,按不动,所以保育员要和他(她)一起按。最初自己洗手,可能洗得不太干净,但尽量不要帮他(她),让孩子自己慢慢学会。

排尿时间间隔较短的孩子,往往还没有学会对保育员说"尿尿",所以常尿湿裤子。注意不要在其他孩子面前训斥这样的孩子,更不能进行体罚。如果排便好的孩子给画 O,排尿不好画 ×,这样给画 × 的孩子带来的屈辱感和体罚是一样的,甚至可能因此使孩子的小便次数更多。

大便的排泄,或者在园内进行,或者在家进行,因人而异,不能强求一致。要求每个孩子在保育园内每天都大便 1 次,无视排便的个体差异,也会给孩子带来痛苦。

为了如厕训练顺利进行,卫生间最好明亮清洁,不要使孩子感到恐怖。瓷砖地面上要铺上木板。如果不铺,穿着脱鞋,性急的孩子就会跌倒。进出卫生间的通道最好不修台阶,要修成和缓斜坡。孩子到了 2 岁半,要让他练习把自己的东西放入固定的柜子里。3 岁之前,多数孩子还不会擦鼻涕,经常流鼻涕的孩子有必要帮他擦。

407. 发挥孩子的创造性

这个年龄段的孩子自立的愿望非常强烈。鼓励孩子自立最好的办法是让他体验创造的喜悦,所以这个年龄段的保育应以自由游戏为主。但是单纯自由的游戏,会让孩子的游戏永远停留在低水平阶段。为了进一步开发孩子的智力,使孩子的手指更加灵巧,让他们在游戏时既能精力集中,又能持续一段时间,就有必要给予指导,这多少要采取点“上课”的形式。但是 20 人以上的 2 ~ 3 岁孩子由 1 名保育员照管,既要进行自由游戏与设定保育,又要协调创造与指导的关系,这是非常困难的。

指导孩子游戏方法的"课"上,不能以20人为对象,因为每个孩子都需要与保育员直接交流,一般人数限定为7~8人,可从正在进行自由游戏的几个小组中,选7~8人组成"上课组"。可见20个孩子至少要配置2名保育员,才能保证给予指导。

"上课"每天1次或两次,时间为7~8分钟到15分钟左右,每7~8人一组进行。"上课"最好在专门的小房间进行,这样能够集中精力。其他的孩子由另1名保育员看管,上课的方式,可以是回答保育员的提问或把自己的想法告诉保育员或小朋友:听童话、看画册、理解书上写的内容、听音乐、唱歌、观察动植物、橡皮泥手工制作、剪纸(日本式的手剪刀很安全)等等。这种"上课"也要从"指导目的"和"指导要点"入手,先给孩子提供教材。

自从掌握了工具,人类文化才得以形成和发展。与之相同,玩具使孩子们的游戏水平有了提高,孩子的创造性得到成人的指导才不至于被埋没,保育员创造性的工作是发现孩子的潜力并进行指导。

在日本保育园的混合保育之中，有的保育员成功地将2~3岁的孩子分成小组上课；充分适应集体生活的孩子，即使没有保育员在场也能独立地、自由自在地玩耍一定的时间。

2~3岁孩子的自由游戏，多是用玩具再现日常生活。推着小汽车，孩子眼前模仿出现奔驰着的汽车；让布娃娃睡觉是表现被母亲哄睡觉的自己，把积木摆成斜形是孩子制作滑梯。

为了让自由游戏充满乐趣，必须备有足够的玩具（娃娃、绒毛动物、手推车、小垫子、背带、买东西的小筐、积木等）。玩具时常也要更新一下，玩具的新鲜感，更上一层楼能刺激孩子的创造性。

为了让适量人数的孩子们同时玩耍，可以适当地利用一下保育室的空间，如设制"妈妈家"、"结构游戏角"等。

不仅要有个人独立玩耍的小玩具，还要备有需要大家彼此合作玩耍的大纸箱、大积木等。为了便于进行"模仿游戏"，还要准备些小型的家庭用品和家具。

自由游戏最受欢迎的是玩沙和玩水。玩沙需

要备有能容纳小组全体成员的沙场,足够多的沙子、铁铲、筛子、小桶以及翻斗车等。在水池中玩水是最有趣的,一般夏季午前进行,对于 2 ~ 3 岁孩子来说,水深 20 ~ 30 厘米比较安全。3 个孩子需要 1 名保育员看管。水温 25℃ 时可在里面玩 5 分钟,28℃ 以上时可玩 10 分钟。开始时,在水里玩 1 次就让他们上来,适应后可玩 2 ~ 3 次,每次中间休息 5 分钟。如厕后,让孩子们穿上泳装做准备体操。进水池前后,都要淋浴把身体冲洗干净。玩水后,午后的睡眠很香,可以消除疲劳。只要玩水能起保育的作用就算达到了预期的目的。

408. 让孩子学会说话

语言是交流的工具。为了让孩子听懂、会说,保育员和孩子在情感上必须是心心相印、紧密相联的。孩子侧耳倾听,惟恐听漏保育员的任何一句话。这是孩子被保育员人格魅力吸引的表现,孩子按捺不住表达的欲望,他想把自己的感受告诉保育员,希望得到保育员的承认和引起共鸣。孩子不仅同保育员说话,也想向小伙伴倾诉,每次孩子获得新的更加强烈的感受,他总是表达出来,希望大家一起分享自己的快乐。

另外,还要营造对话场面。那种保育员和孩子保持距离的保育园,那种每日重复呆板生活的保育园,孩子们说话相对也较晚。

2~3岁的孩子,面对熟悉的大人总是反复地问"这是什么","为什么会是这样",他们有强烈的求知欲。保育员应该以这种好奇心为契机,让孩子掌握语言。2~3岁的孩子的好奇心面向现实世界的一切。所以要尽可能地把孩子带到园外,身临其境地教给他们语言。遗憾的是由于现在的交通问题,城市保育园的孩子在外面散步很危险,所以很难出去。用幻灯或电视也是个办法,但要考虑到这种办法或多或少缺乏置身于现实世界的那种新鲜感。

童话、动画片、画册等也可给孩子以感动、并能够教给孩子语言。在教授语言时保育员不仅要让孩子听,还要不断地给孩子创造说话机会,与他交流和对话。因此如果20人一班"集体教学",对话就很难进行。最多5人或6人组成小组,这样每个孩子都能看清保育员说话的口型和表情,保育员也面对面地听他们讲话,并且不时地纠正他们的发音。

语言是表达感情的工具,所以不仅要教他们说话,而且还要教他们如何表达自己的感受。孩子接近3岁了就可以开始模仿游戏。为了玩好"模仿游戏",孩子会努力表达自己的想法,游戏开始后,又可刺激孩子说话。保育员应参加到"模仿游戏"中来,这样可使孩子的会话内容更加丰富多彩。所以快到3岁时,孩子的会话能力显著提高。

409. 组成快乐的集体

这个年龄段的孩子,已经具有明显的交友意识了。接近3岁时,已经能够互相帮助,并且为了达到某种目标可以团结一致,共同努力。吃饭时也出现了可以值班的孩子。这时为了维持保育园的秩序,可以提出几条注意事项作为纪律让孩子们遵守,如:"不能在走廊乱跑","不能往架子上爬","不能进配乳室"等。但这样的禁止规定多是从保育园的经营者工作方便的角度出发而制定的，是无视孩子天性（想去跑，想登高，什么都想看）的规定。只要园内的设备良好，就应破除各种清规戒律，积极鼓励孩子自己协商制定活动的规则。

为此，首先要培养孩子的交友意识。交友意识增强，每日的园内生活都很快乐，孩子们从快乐的角度出发，也乐于与伙伴们携起手来。再稍微大一点，在这种密切的友好关系基础上就会产生出由伙伴们自己约定的规则。2～3岁的孩子，还不能自觉地进行集体活动。

两名保育员如果照管20名2～3岁的孩子，让他们意识到大家是一个友爱的集体并不困难。让20名孩子集中起来做集体游戏，需要一个过程。开始玩时，可以根据每个孩子所具有的创造能力编成若干灵活机动的小组，通过不断地变换小组成员，孩子们很快相互熟悉起来。这样反复几次，集中起来开展集体游戏，短时间内就能成为现实。

20个孩子配置两名保育员是比较妥当的，1名保育员带领五六名孩子组成的小组，组织他们精力集中地制作手工或玩游戏。这期间，另1名保育员就领着其他孩子自由游戏。而且冬天时2~3岁的孩子还不可能独自去卫生间,也需要保育员照管。此外,为了让孩子们意识到自己是集体的一员,应该尽可能地把园外散步纳入日程安排之中。离开了保育园,置身外部世界,这时孩子的伙伴意识会更加强烈。

由于交通安全问题,有很多保育园不能进行园外散步。虽然就保育工作来说,园外散步是必要的,但满足不了这种要求的"愧疚意识",也要消除。

一过2岁,以前一到保育园就高高兴兴地对母亲说"拜拜"的孩子有时不愿意同妈妈告别。看到这种情况,保育员要拿出超过以往的热情态度去欢迎他,也可以让先到的小朋友组成一个欢迎小组。孩子总是与母亲哭着告别,就会拒绝上保育园,也会影响其他孩子的情绪。

410. 培育健壮的孩子

2~3岁的孩子每日应该进行步行锻炼。最初可走150~200米,到3岁的时候,就可以步行

250~300米了。可以提醒母亲,早上送孩子入园,早点出门,领着孩子步行到保育园,途中避免让孩子过多出汗,衣服可随气温进行增减。如果能在园外散步,到达目的地以后,让孩子在干燥的地方坐下来充分休息,然后再领回来。

衣服穿薄穿厚,什么程度合适,要仔细询问一下母亲。这要根据个人的情况决定,而不是规定冬天几岁的孩子穿几件。园内的暖气热度、活动的方法不同,穿的多少也应不一样。保育员应根据每个孩子的出汗程度进行增减。穿薄衣服,大小便方便,但也不要图保育园省事,来强制孩子一律穿薄衣服或者赤身裸体。

气温不太低时,尽量让孩子到屋外玩耍。每天最好要有5个小时在室外度过。可以充分利用沙场、秋千、攀登架、三轮车等来进行户外游戏(见357 防止事故)。

此外每周至少上3次体操课,每次15~18分钟。2~3岁的孩子已经能够完成集体的共同活动了,这时可以组成10~12人的小组,让他们集体游戏。

步行和攀登运动 让孩子在宽20厘米,长2

~2.5米,一侧高30~35厘米的斜面上行走。快到3岁时,宽可缩为15厘米。

在地板或地面上用粉笔画一条宽30米的笔直的小道,让孩子两手伸平行走。快到3岁时,可画成弯曲盘旋的小路让他们行走。

让孩子上下20厘米以后逐渐加高为25厘米的台阶。

让孩子跨越高于地板或地面20~30厘米的横杆或绳子(以后逐步提高到30~35厘米)。

可在庭院里堆出一个小土堆,让孩子跑上跑下。

可让孩子在梯子或肋木上爬上爬下,熟练后,再玩攀登架。

到了3岁,学会站着上秋千。

到了2岁半,可让孩子练习用脚尖和用脚后跟行走,为使姿势好看,还可将两手交叉放在背后挺着胸走路。

投球运动　在距离孩子80~120厘米,与孩子眼睛等高处,放一个直径40厘米的小筐,让孩子往里投放小球。

在距离孩子80~120厘米,与孩子眼睛等高处，挂一个网，让孩子向网里投球。

快到 3 岁的孩子，可让他们在地板上滚排球，让球在距离孩子 2～3 米远处、间隔为 40 厘米的椅子中间滚过。

全身运动　让孩子排坐在椅子上传球，或让孩子并排骑在平衡木上，从头顶上将球传给后面的孩子。

让两个孩子抬着 1 个体操圈，时而站立，时而坐下。

让孩子做俯卧撑运动。

让孩子仰卧，做脚蹬自行车踏板运动。

像虫子打滚一样，在房间内翻跟头。

四肢在地上，沿着粉笔画的线爬行。

411. 迎来新入园的孩子

接收 2～3 岁新入园的孩子，比接收 1 岁半的孩子更困难。这些 2～3 岁之前在家里抚育的孩子有其自立的一方面，但其依赖性也是严重的。因此比起接收 1 岁半的孩子，需要花费更多的时间让他慢慢地适应保育园的生活。开始的 2～3

天,可以上午留在保育园,让母亲也陪同呆在同一间屋里,重要的是让他看到母亲和保育员的关系非常亲密。组织集体活动时先入园的孩子轻而易举完成的事,也不要强求初来乍到的孩子做到,等以后保育员尽量帮他跟上去。最好有 1 个先入园的孩子,主动与他交朋友。不管哪个保育园都会有这样的孩子。发现他们关系较好,吃饭午睡时就可以让他们挨着。2 ~ 3 天后适应保育园生活了,就可以和大家一起进餐。到了第 5 天或第 6 天可让母亲回去,午饭后再接他。再适应一段时间到第 7 天或第 10 天,让他和大家一样午睡,午睡结束后,再让母亲来接他。

这样过十天半个月,新入园的孩子就同其他孩子一样适应园内生活了。当然孩子不同,完全适应园内生活所需的时间也不一样。如果母亲趁孩子不注意就回去了,好不容易适应园内生活的新入园的孩子,有一种被保育员欺骗的感觉。说好两点来接的母亲,一定要准时来,否则孩子同样会认为保育员欺骗了他,就又不愿意上保育园了。

让新入园的孩子尽快适应园内生活,这不仅对他本人,而且对所有孩子都有好处。新入园的孩子总是哭闹，既不参加集体游戏，也不吃饭，保育员就必须经常同他在一起，这样一来，就没法进行其他孩子的保育。如果保育员同其他孩子快乐地玩耍，那么新入园的孩子又会有一种被抛弃的感觉。

要想真正顺利地接收新入园的孩子，那么接收他的最好是与之年龄相仿的孩子组成的集体。如果宽大的房间内，混合保育着 20 名以上的孩子，那么初来乍到的孩子就会晕头转向，不知所措。在 1 个相对小些的房间里，保育员和孩子们团结友爱地生活在一起。新入园的孩子看到这样的场面，他就会感到是在亲戚家玩耍，很快就能融入这个集体。

对于新入园的孩子，不仅负责他的保育员要对他亲切关照，其他保育员也应对他热情有加，保育园应该让新入园的孩子感觉这里所有的人，都非常和蔼可亲。但是，开始时最好有 1 名保育员与新入园的孩子建立友爱关系，如果两名保育员负责 20 名孩子，那么至少要有 1 人接近新入园的孩子。可以抱抱他，或拉着他的手同他说话，以便尽快同他建立友好关系。

3 岁到4 岁

这个年龄的孩子

412. 从3 岁到4 岁

这个年龄的孩子最棘手的是，孩子的自立是通过任性表现出来的。任性也无异于是一种自立，但却是一种不完善的自立。孩子有一种如果是自己主张的，母亲肯定会让步的依赖思想。把不完善的自立转变为进一步完善的自立，是教育的第一步。要把孩子的自立与协作结合起来。为了使孩子积极地遵守协作生活所需的“原则”，协作生活对孩子来说必须是愉快的。

对于孩子的原始愿望，母亲的道理是很难说

通的。3～4 岁孩子的母亲，必须有“苦战恶斗”的思想准备。为不让孩子觉得“母亲是个好说话的人”，母亲必须在某些时候把要来依靠母亲的孩子推开。因为担心推开孩子会使母子的协作不顺利，因此很多母亲不能使孩子完全地自立起来。

在母子之间相当难以遵守的协作生活的“原则”，孩子如果在家庭以外有愉快的协作生活的话，他会意外地变得能够遵守起来。

在家庭以外常常能有安全的玩耍处，或是邻居家的院子宽敞，有 3～4 个小朋友能在一起玩的话，在那里能够实现快乐的协作生活，在那儿体验到自己如果说了任性的话，就不能和大家一起愉快地玩下去，于是以前不能借娃娃给别人的孩子，会因此也能借给他人玩了。但是，这样自然形成的孩子们的协作生活，还不能完全让孩子们自立。许多孩子被小朋友稍稍说重了一些，就回到家里哭，于是好长一段时间，不再跟小朋友玩。

很多母亲之所以把 3 岁的孩子送到托儿所，就是想通过让孩子与母亲分离一定的时间，使孩子脱离对母亲的依赖，提高孩子的自立能力。

之所以去了托儿所之后孩子都变得“聪明”

了,是因为对母亲的依赖减少了,自立能力增强了,体验到了协作生活的乐趣,孩子自己也就积极地珍视这种快乐了。要求入托儿所的人增多的原因,就是众多的母亲承认了孩子的“教育”只在家庭里进行是不够的。

满3岁孩子的一大特征,就是这个时期想像力迅速提高。但是孩子的想像世界和现实世界是交织在一起的。在现实世界里,每天有新的事物发生,因此日常生活也像探险似的有趣。绘画与语言进一步将这个现实的乐趣涂上了色彩。从这种意义上讲,孩子的想像力就像现实的“扩大器”。大人们为了“扩大”孩子的人生乐趣,必须刺激孩子的想像力。刺激方法就是给孩子买画册,跟孩子聊天,让孩子听音乐,让孩子画画,让孩子作黏土工艺加工,让孩子摆积木,让孩子在沙地上玩。如果只靠母亲不能给予孩子这么多的话,就把孩子送到幼儿园,让老师教给他。

扼杀孩子想像力的是电视。画面及声音的洪水,不能给孩子以想像的空间。让孩子整日守着电视看,就会培养出什么都不思考的人。

孩子的想像力,将现实涂上色彩,但并不是任何时候都能涂上快乐的色彩的。超过了3岁的孩子,害怕黑暗,夜里不能一个人上卫生间,就是想像有什么可怕的东西藏在黑暗之中的原因。害怕狗,是因为想像会被狗咬着。为了向害怕的孩子证实现实并不可怕,硬是把孩子领到黑暗处,或是让狗咬住孩子的手,这种做法都不好。要让孩子不经意地远离黑暗和狗,在不可怕的世界里去冒险来增加胆量。星期天去公园,由父亲在旁边守着,可以大幅度地荡秋千。保持身体平衡的能力提高以后,有的孩子就可以单脚站立5秒钟,甚至用单脚跳跃了。

在3~4岁的孩子中,很多孩子已经完全不睡午觉了。也有的孩子1周只睡1次,还有的孩子午后只睡1个小时。不管是哪一种类型,都采取了与孩子性格相适应的睡眠法。上幼儿园的孩子,每天午睡1个小时左右,白天就会过得愉快,特别是夏季,应该让孩子午睡。晚上睡觉也一样,大部分上幼儿园的孩子都从晚上8~9点开始入睡,早上7点左右起床。当然,就是上幼儿园,也有晚上10点睡觉,早上8点勉勉强强起来的孩子。想再让孩子早点睡、早点起床的话,就晚上9

点入睡,早晨可以吃过早饭再去幼儿园。不去幼儿园的孩子,早晨多睡一会儿也无妨,但每天必须在规定的时间内规律地起居,说 9 点起床就要 9 点起床。

让孩子生活有规律,不是说对道德有好处,而是一旦孩子出现什么异常,母亲立刻就能知道。

在饮食方面,与以往一样表现孩子的个性。能吃的孩子吃三顿,每顿吃 1 碗到 2 碗,而饭量小的孩子好容易一顿吃下半碗。

3 ~4 岁的孩子的体重,1 年中也只能增加 1.5 ~2.0 千克,因此孩子不那么能吃饭也是正常的。对副食的好恶也越来越明显了,显示出"偏食"的倾向。对鱼、蛋、肉都不喜欢的孩子,要让他喝牛奶来补充营养成分。

晚上 8 点就睡下的孩子,加餐每天两次就行了。但如果是早晨 8 点起床、晚上 10 点才睡的"小活动家",每天只吃两次加餐就不够了。

排便问题,无论是大便、小便一般都能告诉母亲了。但是,贪玩的孩子中,有时尿了裤子也不知道。寒冷季节里,下身穿得多,自己还是不能小便。到了 4 岁孩子就能自己大便,但便后母亲的

“检查”还是有必要的。大部分孩子在睡前小便 1 次，等到母亲睡前再让孩子尿 1 次的话，都能坚持到第 2 天早晨醒来。但在男孩子里，就是深夜母亲再叫醒孩子小便 1 次，还是尿了床的现象较多。在这个年龄，斥责孩子尿床，反而会导致尿床次数的增加。

生活习惯方面，在 4 岁之前，早晨起来多数孩子都能 1 个人穿衣服了。能一边看着扣子一边系，但最上边的扣子还系不上。系带子也还比较困难。早晨洗脸当然要他自己做。也可以使用牙刷。女孩子能对付着使用梳子（见 418　让孩子自己的事情自己做）。吃饭时，可以端起碗，拿筷子，但用筷子夹东西还是很笨拙的。自己也能饭前洗手了。

喝果汁或汽水之后，为了冲刷掉沾在牙上的糖，要给孩子喝些茶水及凉开水，养成吃零食后自己刷牙的习惯。洗澡也要渐渐引导孩子自己洗。但此时孩子还不能擤鼻子。

孩子的锻炼，在这个时期育儿中非常重要。用按育儿食谱做饭的时间，领孩子去外边锻炼为好。

家庭中能进行的锻炼,随着需要玩大型玩具而变得困难起来,这事如果上幼儿园的话就能解决了。如果没把孩子送到幼儿园,母亲可以领孩子到儿童公园之类的地方,让孩子荡秋千、滑滑梯。每天里如果不能保证走1个小时,孩子到了晚上就不能早睡。节假日和父亲去郊游也很有必要,现在的父亲,不管到哪去都是坐车或骑自行车,所以把走路都忘得一干二净了,这使孩子也养成了嫌走路麻烦的习惯。

3~4岁孩子所患疾病最多的是传染病。因为是从小伙伴那儿传染过来的,所以上幼儿园的母亲要想到可能会被染上水痘、风疹、腮腺炎。还没有接种麻疹疫苗的孩子,要在上幼儿园前接种。

突然高热,大部分可能是病毒(见435 突然高热)引起的,因为有时孩子抽搐最多的原因是感冒(见348 抽搐)。

常有孩子夜里睡觉鼻子出血,到了早晨才发现的情况。幼儿的鼻血,往往难以查明原因,而原因不明的鼻血反而不必担心(见400 夜里流鼻血)。

在这个年龄中,常常被狗咬伤。烫伤也常发

生(见 266　婴儿的烫伤),自体中毒(见 444　自体中毒症)或“哮喘性支气管炎”(见 445　“哮喘”)也是发病率很高的疾病。

但是最使母亲烦恼的是腹痛。早晨起来吃饭时孩子说“腹痛”,而按摩几下或去趟卫生间,20~30 分钟之内就好了。一旦好了,孩子就满不在乎地又跑又跳地玩起来。上幼儿园的孩子,正好在要出门的时候喊腹痛,母亲说那就不去了吧,可 1 小时后却跑到外边玩去了。简直就像是装病似的,其实痛是真的痛了,什么原因也搞不清楚。如果常在心情不好的时候发生腹痛,可以考虑其原因是精神性的(见 437　孩子的腹痛)。

在上幼儿园的孩子中,也许会被园里的健康保健所诊断为结核。但这多是把 BCG 结核菌素反应阳性错认为是自然感染了。

皮肤上常出现湿疹(见 524　湿疹)和疣(见 446　疣)。在幼儿园中传染的病还有蛲虫。蛔虫已经减少了,但在检查大便时偶尔也能发现。

喂养方法

413. 孩子的饮食

这个年龄的孩子,全年体重也只不过增长1.5~2.0千克。与此相反,身高却增长6厘米之多。在母亲看来,孩子简直一点都没胖。一般的母亲都非常在意孩子不能吃的问题,其实,如果孩子按母亲要求的那样吃饭,孩子就会吃过量。下面是这个年龄孩子的标准饮食。

7:30　起床

8:00　面包1块、牛奶200毫升、然后吃奶油20克左右

10:00　饼干、水果

12:00　米饭1碗、鱼(大体与成人同量)

14:30　小面包1个、牛奶200毫升

18:00　米饭1碗、鸡蛋1个或肉、蔬菜(成人的2/3)、水果

以上是从秋季到冬季的饮食,如果是在夏季,白天的饭量可以减成半碗。口渴时,可以再喝

200 毫升凉牛奶。

吃奶油的孩子在这个年龄组中比较多。作为能量,吃饭吃奶油都是一样的,小活动家类型的孩子因多吃饭会增加胃的负担而喜欢吃奶油。因为奶油能量高而重量小。孩子只要不腹泻就可以吃。

这时的幼儿,一般牛奶减到 400 毫升。除吃饭以外还喝 800 毫升左右牛奶的孩子,就会变得过胖了,牛奶量和其他饮食量要比较一下,最好根据季节来增减。

超过 3 岁,多数孩子能自己用筷子、自己端饭碗。如果是急性子的母亲,等不及孩子慢慢吃完饭就中途喂起孩子来,结果导致孩子总是不会用筷子。话虽是这样说,但如果吃饭时间太长,带孩子出去玩的时间就会减少,因为母亲想让孩子吃光碗里的所有米饭,如果 30 分钟还吃不完饭的话,最好把饭量减少,多增加副食。对不吃蔬菜的孩子,只要给水果吃,就不会缺乏维生素。

尽量让孩子养成饭前洗手的习惯,同时母亲也必须和孩子一起洗手。在寒冷的冬季,如不给孩子温水,孩子就会因水太凉而不洗手。

孩子到了4岁,就会漱口了,在饭后让孩子漱口无疑是好习惯。不过,这也必须父母以身作则,否则只让孩子做是做不到的。

414. 盒饭

孩子上了幼儿园,每周都要带几次盒饭。孩子是在幼儿园老师的指导下,学习盒饭的吃法的。

据说,如果规定孩子一定要让老师检查能否把盒饭全部吃干净,孩子带盒饭时就不爱带那些不喜欢吃的菜,而且带的饭量也减少;不挑食,但吃饭慢的孩子,讨厌总是最后1个吃完,因此就要求母亲给自己少带些。

如果母亲和老师不事先商量好,不要要求孩子快吃、剩下了也没关系,那孩子的饭量就会减少,容易养成从幼儿园回来,因为没吃饱还要吃饭、面包的习惯。确实如果老师指导得好,孩子以前不吃的蔬菜也可以吃些了,但并不是不喜欢的东西变喜欢吃了,只是孩子强忍着吃了他不喜欢吃的东西而已。

在这个年龄中,最好是能让孩子高高兴兴地

上幼儿园,把盒饭也要当成一种乐趣对待。不喜欢吃的蔬菜带一点也无妨,但不赞成投入太多的精力去纠正偏食。

为不能灵活使用筷子的孩子,把米饭做成饭团,把副食切成小块,这样就便于孩子食用。对无论如何也不吃蔬菜的孩子,可以给他把苹果、橘子去皮后放进饭盒中。

教孩子饭前说“我用餐了”,饭后说“我吃好了”。因吃饭所用的时间因孩子而异,所以,让孩子们同时结束吃饭是难以做到的。

415. 孩子的零食

母亲说孩子虽然不太吃饭,但却很能吃零食。然而,这是因为不吃饭,不足的热量用零食的糖分来补充。这样的话,那再多吃点米饭不就行了吗?这是大人的想法。这个年龄的孩子,不能吃那么多的饭。

有时午后把正在外边玩的孩子领回家,可当上到 3 楼时,孩子却上不动了。这是中午从饭里得到的能量都消耗掉了的原因。这时孩子想要甜食,就是因为糖最容易变成能量补充体力的缘故。要求吃果汁、糖果等零食也是符合生理规律的。

既然给孩子零食吃,就要作为乐趣给他。总是在给孩子零食前令孩子再多吃点饭、做一翻说教,孩子恐怕也会感到很无聊的。

每顿饭都吃一碗多饭,零食也喜欢吃夹馅面包、烤饼、拉面之类的孩子是大饭量的孩子。对这样的孩子,给他的零食如果都是他喜欢吃的东西,孩子就会胖起来。对能吃的孩子要限制零食,水果也因含糖分多要节制。

很多孩子和母亲去超市购物,发现了电视中看到的小食品袋子就拿起来不放。一旦食品袋子让孩子拿到手,孩子就认定它是自己的东西了,有多少都把它吃掉。不要养成这种习惯。为了预防龋齿,糖果之类的东西要尽量敬而远之。要与孩子约好吃零食后要刷牙。

吃了花生米或内含花生米的食品后 1~2 分钟,有的孩子嘴唇发麻,不一会儿就发生腹痛,这是过敏。1 次吃得过多,有时还能引起休克。只有不吃花生才是最好的解决办法。对第 1 次吃的小甜饼、外边饭店吃的涮肉的佐料也要注意。

416. 晚间哄孩子睡觉

“我困了，给我铺被睡觉”，孩子说话后母亲铺被，然后孩子钻进被子里入睡了。这种情况不是没有，可大部分孩子是不肯那么简单地睡下的，因为现实世界这么快乐，不愿让睡魔带入梦乡，因此孩子会抵抗的。

有的孩子喜欢吮吸手指的快感。还有的孩子使劲抱着长年使用的脱了毛的毛毯，依恋着那种触觉。另外也有的孩子吸奶瓶。从前的孩子，只要下边没有弟弟妹妹出生，一直都是喝着母乳的。

从对神祈祷，每天结束后感谢神，然后和父母道别，到另外的房间进入梦的天国的西洋式睡眠方式来看，现在这种颇具爱恋的日本式的睡眠方式，有些依恋过度了。如果也像那些国家那样，把孩子放在和父母不同的房间里睡，孩子不能痛痛快快地离开父母，那就相当棘手了。但是，孩子即使是深夜醒来，也总是因为有母亲在身边，精神上有安全感，因此，没有必要因依恋的睡眠方式而苦恼。吮吸手指、毛毯、奶瓶都是母亲的替代品。孩子是把依偎着母亲的这种感觉,作为他们惟一的、最后的办法同睡魔进行斗争的。

作为母亲,把孩子对自己身体上的依托转变成精神上的依托,是非常好的事情。为此,在孩子睡前在他身边给他唱歌、与他说话。孩子通过母亲的声音,在想像的世界里游玩,渐渐地进入梦乡。这大概是人生最幸福的时刻之一,作为母亲也会有同样的感觉。

最近,一边看电视一边入睡的孩子增多了。这是孩子过分依恋电视的结果,而困得实在不行了才入睡。整日开着电视的做法,使孩子与母亲疏远了。

417. 排便训练

过了3岁,孩子白天不管是大便小便都能告诉母亲了。能否自己小便,要看季节。在暖和的季节,孩子穿的衣服少,自己能脱下裤子去卫生间。如果是男孩子,可以站着小便。天气寒冷的话,因衣服穿得多,自己就脱不下来。为了尽量让孩子自己能脱下裤子,把孩子的裤子最好做成松紧带的，而不用系腰带式的。

大便后擦屁股，大多数孩子都做不好。一般是请母亲帮助脱裤子去卫生间，让母亲等在外边，然后请母亲帮助擦屁股。到了4岁，母亲应该鼓励孩子，让孩子自己做这些事情。如果是女孩子，要教孩子擦屁股时从前向后的顺序。母亲的检查工作是需要做一段时间的。

如果幼儿园的卫生间不干净，喜欢干净的孩子在幼儿园就不愿意去厕所，而在从幼儿园回家的路上憋不住尿，尿在裤子里也是不得已的事情。也有一些孩子在外边贪玩，在回家途中小便来不及了就尿湿了裤子。对这样的事，应该尊重孩子想要回家小便的意愿。如果因为孩子尿湿了裤子就批评他，会使孩子丧失急着回家的意识，他会觉得反正也是挨批，着急也没有办法。

孩子夜里还是尿床也是没有办法的事。尿不尿床，不是本人注意不注意的问题，这是由先天的身体构造所决定的。排尿间隔长的孩子不尿床，而排尿间隔短的孩子就尿床。到了冬天，孩子大都变得小便间隔短、尿的次数增多。另外，孩子一进入熟睡阶段，完全没有排便感觉的孩子也常尿床。

排尿间隔长的孩子,有的晚上8点半睡觉之前让他小便1次,直到次日早晨7点起床就不再小便,当然,这种孩子极少。一般都是睡前尿1次,等母亲睡觉前再叫醒孩子尿1次,这样就可以坚持到第2天早晨,女孩子这一类型的较多。男孩子尿多尿频,一般夜里哭醒起来尿1次,或是母亲叫醒孩子让他小便,这样就可以坚持到次日早晨起床。

尿的间隔时间短、次数多的孩子,膀胱还没等胀满就尿了出来,所以孩子自己根本就没有感到有尿意,8点半睡前尿了1次,可到9点刚过就尿了床,夜里也2~3次地把床尿湿。严谨的母亲为了不让孩子尿床,夜里起床3~4次,在孩子还没尿床之前就叫醒孩子小便,但还是要有1次没等母亲叫起来就先尿了床。尿频的孩子夜里尿床与否,简直就是尿意与母亲的竞争。夜里3次起床叫醒孩子小便的母亲,当被附近的邻居问道:“你家孩子不尿床吗?”她回答说:“我家孩子不尿床”。这样一来,只是在就寝前忘记叫孩子小便的母亲,就错误地认为自己的孩子是夜尿症。

在这个年龄，尿间隔短的孩子夜里尿床还属于生理现象。不该认为它是病态。作为母亲，可以在自己的健康能允许的范围内进行防御。即便不讨厌晾晒被子的劳动，但也讨厌残留的尿味的人，在孩子入睡之后给孩子垫上尿布。为了不损伤孩子的自尊心，也可以使用在内裤上缝上尿布的“尿布内裤”。与其在深夜里奋斗，不如在晚上 6 点之后，不让孩子摄取更多的水分，晚饭时也尽量减少汤食。不要给孩子吃安眠药，那样会让孩子意识到尿床是疾病，反而不好。

418. 让孩子自己的事情自己做

孩子终究是要离开母亲自立的。妨碍孩子自立的原因，与其说是孩子爱撒娇的心理，莫不如说在于孩子与母亲的一体感。母亲必须要具有母子是不同的两个人的这一观念。

对从孩子时起就以给洋娃娃穿衣服、脱衣服为乐事的女性来说，成为母亲后给孩子穿脱衣服无疑是件快乐的事。大多数母亲不感到给孩子穿、脱衣服是一种劳动，而是母爱的一种表现。她们认为让孩子自己穿、脱衣服,不如母亲帮助做既省时间又能打扮孩子,这样一来,就无意中推迟了让孩子自己的事情自己做的时间。但是,为了让孩子感觉到自己是拥有独立人格的人,母亲最好让3岁以上的孩子自己做他自己身边的事情。应该培养3~4岁的孩子早晨起来后自己脱睡衣,只要给他解开最上方的扣子,他自己就能把上衣脱下来。夏季,可让孩子自己穿衣服。如果让孩子穿扣子在后边的衣服,孩子自己扣不上,那孩子就会认为扣子是应该让别人帮着扣的。所以,尽量要让孩子穿扣子在前面的衣服。

洗脸也要让孩子自己洗,虽然还不能很好地刷牙,为了养成好的习惯,也要尽量让孩子自己做。龋齿的预防要每三四个月请牙科医生检查1次(见388　龋齿及其预防)。吃饭时,孩子可以对付着使筷子,饭前洗手和饭后漱口,如果是大人们也有这种习惯的家庭,孩子也能做得到。

让孩子去卫生间排便,在冬天里有些勉强,但夏季没问题,可以自己脱下裤子后大小便。洗澡时,把身体擦上香皂,凡小手能够得到的地方都可以自己洗了,剩下没有洗到的部位母亲或是父亲帮着洗一下就行了，头发还不能自己洗。

外出时，要让孩子自己穿鞋，穿拖鞋外出很危险，因此不要让孩子穿拖鞋出门。要养成孩子把书和玩具都放在固定地方的好习惯。如果有 1 个仅差 1 岁的弟弟或妹妹，要让他帮着弟弟妹妹穿脱衣服。

419. 锻炼身体

超过 3 岁孩子的锻炼，是越来越困难。用干布摩擦及深呼吸法已不能锻炼孩子。为了达到锻炼的目的，要让孩子在室外来回跑、跳。为此，不能在汽车翻斗车行驶的危险地带，而是要选择安全有保障的地方。只与母亲两人赛跑是不可能的事。如果没有能在一起玩的小伙伴，就是在外边也只能跑跑跳跳玩上 1～2 小时。

近年来，在家的周围没有了安全的场地，所以孩子只得被关在家里。被关在家里的幼儿，因为没有让过多的能量发散的地方，只好在家里从饭桌下跳下来，把椅子放倒当车开。那是自己想要锻炼的自然的欲望，可在母亲的眼里认为他是个不听话的孩子。

如果整天让孩子守着电视看,爱吃的孩子被电视里广告所诱惑,就要果汁、汽水、巧克力、油炸土豆片、拉面等,母亲如果是迁就孩子,一个劲地满足孩子,孩子就会成了胖子。应该让孩子在户外玩,这是母亲的义务。

领孩子到户外时,要尽量让孩子的皮肤裸露在外。就是风稍凉些,只要不是隆冬,最好不要给孩子穿长裤或穿紧身衣裤。孩子喜欢穿得少些。因为穿得多孩子热会出汗,那样孩子情绪就会坏起来。

一般的家庭大多没有院子,家庭对于孩子的锻炼过于狭窄。过了 3 岁的孩子,要尽量送他去幼儿园。这不仅仅是为了和母亲有一定时间的分离,更重要的是让孩子在集体中学会自立和协作精神,同时也为了孩子的身体锻炼。在幼儿园里有能安全玩耍的院子和玩具,有快乐的小伙伴。关于在幼儿园里怎样锻炼幼儿的问题请参阅“457 培育健壮的孩子”。

做父亲的也应该多关心孩子的运动问题,夏季要多领孩子去海边游泳,冬季要多带孩子去滑雪。

420. 在家里教孩子些什么好?

热心教育的母亲多了起来。为了让 3 ~ 4 岁的孩子认字、数数,母亲买来很多幼儿书。还有的母亲,让孩子去参加风琴班或绘画班的学习。

在考虑教孩子些什么之前,必须首先要考虑好为什么要教孩子。认为教会孩子识字、数数,孩子上学时就会学习更好,因此才进行教育,这种想法是错误的。孩子的天赋是已经定型的了。不会因为提早开始进行了教育,就能增添孩子所不具备的天赋。语文及算数的天分的发掘,最好请教专家。挖掘孩子潜在的天赋,是一生中无止境的事业,直到成年期前,必须给孩子创造各种机会,让孩子与各种教师及师傅相接触。以后还要靠自己力量不断继续挖掘。现在的日本教育,是考试第一主义,教师与学生间的交流也极少,所以教师就不能真正地、全力以赴地去挖掘孩子们的才能,造成学生一出校门,就缺乏自己挖掘自己才能的自觉性。大部分人都没有体验到自己开发自己才能的喜悦。认为教育是由外部灌输,这样会使孩子过于依赖教师。如果说母亲能够教给孩子点东西,那就是让孩子开发自己的能力,让他感受到创造的喜悦。

以小学1年级学生为目标,教孩子识字、数数的话,某种程度上孩子早一些掌握了1年级学生的“学习能力”。可是,这减少了多少孩子一生中所应该学习的东西呢?只是1年级时的优等生,对孩子的一生有什么意义呢?

母亲必须教给孩子的是快乐家庭的创造方法,让孩子懂得支撑家庭快乐的是家庭成员的每一个人,要生气勃勃,要懂得互相理解。

人能够生气勃勃,是在充满创造的喜悦之时。为了给孩子以创造的喜悦,就必须让孩子做适合于孩子天分的创造性活动。喜欢在外边跑来跑去的孩子,要给他一定的活动场所。喜欢画画的孩子要让他画画。这个年龄的孩子,带着兴趣开始画画的话,6个月之间就能迅速进步。刚开始只能画头和躯体的孩子,不久就能画手、再加上裙子和腿,然后会在主人公的旁边,加画上怒放的花朵和鲜艳热烈的太阳。这时颜色也不只是单一的了。为了促进孩子的进步,让孩子集中精力,不要画完一张就说完事,要多给他几张绘画用纸。喜欢看书的孩子,要给他书看。喜欢手工的孩子要让他摆积木、塑料玩具。喜欢音乐的孩子要给他听歌。孩子的能力在创造的欢乐之中。就是超过了其合适的年龄界限也不必担心,要把孩子的能力培养得持久和专心。

3 岁半的孩子如果喜欢识字,就应该教他认字。但是,当孩子的能力没有感受到创造的喜悦,而从外面强加给他就会是有害无益的。

懂事与“学习能力”没有关系。但不懂事,过集体生活就不能快乐,这是心与心的交流,而不能习惯人与人的交往,就不会懂得这点。因此,作为独立的人就必须和别人交往。必须有朋友,必须让孩子与朋友交往。为了不让孩子成为为一点小事就互相严加斥责、没完没了的人,父母必须不断地给孩子做出通情达理的表率。

通情达理与心态相关,因此不能总是使孩子焦虑不安。孩子整日被关在房间里,能量哪儿都发散不出去的话,就会烦躁不安。母亲与孩子一对一的在家里呆的时间一长,连母亲恐怕也要陷入同样的状态,焦躁不安对孩子就只是斥责。为了能让孩子1天内与母亲分开几个小时,希望能送孩子到托儿所或幼儿园。整天让孩子守着电视看,会把孩子搞得被动,剥夺孩子的创造性。

421. 关于体罚

所说的惩罚,是对做了坏事的人追究责任而言。从这个意义上讲,3岁的孩子能做什么坏事呢?当这样被反问时,我们不得不承认,追究责任是不可能的。为了不让孩子第2次做危险的事情,打骂孩子让孩子记住,是体罚的理由。可是给3岁孩子创造环境,是父母的责任。应该负责任的父母不负责任,而把体罚加在孩子身上,那么体罚对孩子就是一种灾难。

现在我们居住的环境,还没有完备到对孩子来说,消灭了一切危险的程度。孩子蹬上了禁止上去的窗子,撕破了父亲的重要书籍,这类事情不断发生。父母也是凡夫俗子,他们重要的东西被搞坏了,就会大发雷霆并常常对孩子加以体罚。大发雷霆进行体罚,就是再深思熟虑也不如原谅孩子为好。为了让孩子知道所做的事对父母是多么大的麻烦，当场体罚对 3 岁孩子是有效警告。如果仔细想一想，父母就应该明白孩子做"坏事"的原因是因父母的防备不足而致的。把自己的过错用体罚孩子来禁止，这未免太残酷了。

大发雷霆而打了孩子的父母，过后一想，不至于那样对待孩子吧，又对孩子好了起来。因此，孩子就忘了父母在体罚时的可怕面孔，过后向父亲道歉说"父亲你生气了吧"，而在孩子已经忘记这些不愉快的时候，父亲又为刚才的事情狠狠地批评了孩子，这种做法实在是太不可取了。

父母的大发雷霆虽然也是不得已而为之，但对孩子出于生理需要所做的事进行体罚，是绝对不可以的。比如说夜里尿了床的时候；白天在外边玩，来不及小便尿了裤子的时候；吃饭时对不吃饭的孩子强迫让他吃，而孩子打翻了饭碗的时候；傍晚怕尿床不让孩子喝水，而孩子偷着喝了水的时候等等。

422. 让孩子帮忙

让孩子帮忙做些事是有益的。比如母亲洗完衣服晾晒时,让孩子从篮子中把衣服递过来,周日父亲做木匠活,让孩子帮忙拿钉子等。通过劳动,孩子会认识到自己也是这个家庭中的一员,向自立迈近了一步。但是,父母必须让孩子了解“劳动”的目的,使“劳动”对孩子来说是乐趣,而不能把劳动作为惩罚让孩子做。因为孩子尿了床让孩子洗衣服等,这事绝对要禁止。应该在孩子幼小心灵中,打下劳动是快乐的事的印记。

让孩子帮忙做事时,最好让孩子和母亲做一样的“劳动”。和母亲在一起做事时,孩子的心情很重要。母亲什么都不做,只在一旁命令,这很不好。对孩子的“劳动”必须给予表扬。下边又有小弟弟或小妹妹出生时,上边的孩子能很好地帮母亲做事,是因为母亲夸奖他已是1个独立的人了。在家不帮忙做事,而在幼儿园里却积极地值日,这是因为孩子得到了老师的“你已是独立的人了”的夸奖。

孩子做了事，作为报酬给孩子钱，这种做法我不赞成。这样做就会养成孩子为了报酬才帮忙做事。还有，家庭不是资本家与薪水工人同住的地方。

423. 同小朋友玩不来

在家里养育的孩子，3 岁时还是不能很好地与邻居家的孩子在一起玩，孩子们一到一起就抢玩具。如果是没有出过家门的孩子，对初次来访的小朋友不知道借玩具给他玩，人家一旦拿了他的玩具，不管是哪个，马上就往回要。特意来家玩的小朋友，因为感到没趣，就要回家。而小朋友一走了，他又会哭闹而不愿意让走。

对没出过门的 3 岁的孩子，即使对方是上幼儿园的孩子，也不能很好地在一起玩。开始时母亲要参与进来，掌握好尺度。在做了几次这样的工作后，孩子到了 4 岁左右，就能和朋友们玩在一起了。母亲不但要请小朋友到自己家来玩，最好也要让孩子去小朋友家玩。如果两个孩子都是不出家门的孩子，就肯定会吵架。吵起架来，或是打或是扯,总有 1 个人要吃亏。吃亏一方的母亲就会说别人家孩子太粗暴,再不让孩子与其在一起玩了。这样一来,孩子就会在不知道与朋友玩耍的生活中长大。长期孤独的日子,多余的能量无处发泄,就顶撞母亲。

如果母亲从一开始就知道孩子们在一起玩可能会吵架,应该跟邻居的母亲商量好,互相都抱着宽容的态度,就可以渡过孩子们的吵架时代。因 3 岁孩子间的吵架,两家父母之间的关系也随之恶化,这就有失人格。

让孩子加入到附近的小学校上学的女孩子们中玩,这事也要谨慎考虑。因为孩子如果被作为她们"过家家"用的"宠物",就学不到平等的交往,因此也不能自立。

当孩子与邻居的同年龄孩子不能玩到一起时,首先,孩子的父母间要搞好关系,要知道星期天两个家庭一起郊游后,孩子们就会玩到一起了。

424. 送孩子进 3 年制的幼儿园好吗?

幼儿园实行 3 年制保育的地方日益增多。孩子是否应该去 3 年制保育的幼儿园也是 1 个重要问题。

以前,在马路上都能玩的时代,虽然孩子才三四岁,也可以到相当远的空地去,从聚在那里的孩子中选择适当的朋友一起玩。而现在,这些孩子不能去远处玩了,只能和对面楼的孩子或是邻居的孩子玩。有时会因年龄不同而不能玩到一起。独生子女如果没有朋友,只能跟母亲在一起玩。跟母亲在一起玩,孩子肯定不会觉得像跟朋友在一起玩那么有趣。具有相同力量,站在平等位置上,或者成为好朋友,或者在竞争中使其学会人与人的交往。

孩子是需要朋友的。幼儿园里有很多小朋友可以一起玩,也不用担心像在马路上那样有汽车。因为走出家门,自立能力也会有所增强。独生子女,家的附近又没有小伙伴一起玩,这样的孩子为了能让他快乐地玩耍,也为了让他成为独立的人,要送他到3年制保育的幼儿园去。

也有人反对把孩子送到3年制的幼儿园。他们认为把孩子送到幼儿园3年之久,在孩子还没到上学的时候就会腻烦了。反对进3年制幼儿园的人,多数是不了解现在幼儿园的人。如果认为幼儿园只是折折纸,唱唱“找啊找啊找朋友”,那么长达3年之久的幼儿园生活,孩子过腻烦了也不无道理。但是,现在幼儿园的3年制保育,做着恰好适合3~4岁孩子的保育工作。而且到了下1年,又有不同的保育内容。并不是3年里重复一样的保育内容。集体保育究竟有多大程度与家庭教育在教育上有所不同,这最好是看看集体保育的实际情况。

那么,是不是付出多大的代价,也一定要送孩子到3年制保育的幼儿园去呢?也不完全是。在家附近有安全玩耍的场所,又能和朋友在一起开心地玩,这样就不必要母亲每天过危险的马路去幼儿园接送孩子。

下边有个相差1岁左右的孩子,两人能和睦相处玩得很好时,如果把其中的1个孩子送去幼儿园,另1个就会感到孤独的,应该在下1年里一起送他们去幼儿园。

425. 什么样的画册好?

第1次给孩子的画册,会给孩子的人生有什么样的影响,有关这个问题没有调查统计过。3~4岁的孩子,虽然没有给过他什么很好的画册,或者根本就没给过他什么画册,但长大后却成了优秀的人,这样的事实并非传闻。为了成为优秀的人,在幼儿园时期应给他什么样的书好,这个“处方”我们还没有。恐怕没有可以适合每个孩子的“处方”吧。什么样的人将来能有出息,这也要根据判断的人不同而异。作为父母,必须用自己的尺度来衡量。

对满3岁的孩子是否应该给他一些画册看,我认为要给他们看。因为有些孩子把看画册、识字当成一种乐趣。至于给孩子什么样的画册看,这要根据父母的感觉来选择。有的画册只有画而没有文字,但是孩子喜欢听讲故事,一边听故事一边看画,可以丰富孩子的想像世界。

给孩子读画册中的故事,是父母的工作。从读画册人的角度看,附有感人的画面、生动的文字的画册特别有趣。如果父母能以追逐自己幼年时代的梦的这种心情给孩子读,那么,读的声音、语调就都会接近孩子的世界。这对孩子来说是最有魅力的读法。

如果母亲给孩子读画册时,感到发行这本书的是个不好的公司,发行一些低级趣味的周刊以赚钱,那么读的时候,尽管内容是关于孩子的,但也会有一种成了伪善者的帮凶的感觉,当然,声音语调也就不逼真了。父母为了能以一种至真至纯的感觉给孩子读故事,那就要选择那些制作好的书。为此,选择那些不是只考虑赚钱,而是确实为孩子着想的人创作的书。一般在街上的书店门前,都被那些只顾赚钱的出版社发行的刊物占领着,因此往往纯洁的孩子读物没被摆出来。而多数的父母不知道出版纯洁读物的消息。万幸的是,这种好的读物可以反复再版发行,在出版社什么时候都可以买到。

在孩子中,有的对书表现出特别的兴趣,而有的却根本不感兴趣。特别喜欢听讲故事的孩子,到了 3 岁的话,就能自己认字。这样的孩子来问字的时候,当然一定要教给他。但是,硬是教孩子认字,让孩子喜欢看书这是错误的。能记住字和爱听讲故事是两回事。不能说因为让孩子早些认识了字,孩子就能一生都在这方面保持优势。

也有的孩子讨厌画册上虚构的故事。有的孩子只看汽车照片集或动物图鉴。不能认为这样的孩子将来一定会成为自然科学家。只看图鉴的孩子,有的到了青年时代就表现出了他对文学的灵感。

孩子的天分不去挖掘是不知道的。就算是最开始给他画册,孩子不表现出兴趣来,也应该给他看各种画册。

有一种生活画册,是从成年人的角度写的,但孩子无论多小,都不喜欢在艺术作品中掺杂有说教的内容。尽给孩子这样的书看,孩子就会对书厌烦起来。对孩子来说,书必须是有趣的。

426. “为什么?”“因为什么呢?”

这个年龄的孩子从早到晚不断地问母亲“为

什么?""怎么回事?""为什么要下雨?""为什么糖是甜的?"等等问题。

对幼儿来说,这个现实的世界,所有事情都新鲜和令人惊奇。他们想通过语言表达这个发现,但不知怎样表达好,因此就求助于母亲。母亲必须鼓励孩子的这种探索的心理。这时对孩子绝对不能撒谎。这是因为母亲必须在孩子心里有"母亲不是撒谎的人"的这种可信赖感。

孩子未必什么都是出于求知欲而提出各种问题的。孩子遇到问题,就问母亲,在反复询问母亲的过程中,如果母亲任何问题都给予回答,那么自己就不用考虑了,孩子有的时候是以这种图轻松的心理提问题的。因此,母亲对孩子的所有提问,不应该都像百科全书一样机械地答复孩子,而最好是用一种让孩子自己也要考虑的回答方式来回答孩子。

母亲当被孩子问到自己也不懂的问题时怎么办?孩子未必一定要求完全是自然科学式的解答,母亲不妨像诗人一样回答孩子的提问。当连续二三个问题都回答不上来时,也最好不要随便说"不知道"、"忘了"。否则,这样对待孩子的话,当孩子被问到什么问题的时候,也会不加思考地就说“不知道”、“忘了”。当孩子明白这样回答就不被再追究下去了,那孩子就会不断地用这种方式回答。

对孩子提出的问题答不上来时,要和孩子说:“咱们查查字典好吗?”然后一起查百科辞典以寻求解决的办法。当然,如果应该是孩子自己考虑的问题却来问母亲,最好能反问孩子:“你是怎么想的呢?"不管是什么问题,都禁止对孩子的提问回答:“现在忙着呢,别问那么多问题。”

不能因孩子记忆力强,就想让孩子成为什么都知道的人。知识是生活必要的消耗品,只有那些不能生气勃勃生活的人,才积攒知识。

必须教给孩子的是如何生活,每天只是看电视的孩子,不太问“为什么”、“怎么回事”。就是有了疑问,也能立即在电视上找到答案。电视的作者总是创作那些对孩子不留有任何疑问的作品。孩子已经习惯了这些,知道答案一定会给的。

应该给孩子能发出“为什么?”“怎么回事?”等有疑问的、生机勃勃的每一天。

龋齿及其预防　参阅“388　龋齿及其预防”。

环 境

427. 玩具

这个年龄的孩子没有很多的玩具。男孩子一般是玩汽车、机器人、积木,女孩子则是“过家家”使用的娃娃之类的。就是给他们买了贵重的玩具也马上就弄坏了。因此,经济状况不太好而不买也是可以的。

孩子把玩具弄坏了,不能只归结到孩子的好奇心上。本来玩具就是为了和小伙伴一起玩的道具,就像没有练棒球的孩子,却给他买了球也毫无用处一样,与朋友一起玩可以玩很长时间的道具,如果只是1个人玩,马上就会玩腻了。玩具上的弹簧拧了几次和几十次感觉都是同样的,想做不同的事,只有把它拿下来,拆成零件。孩子把玩具弄坏,就是因为没有给孩子1个能和他一起玩的伙伴。因为弄坏了玩具,就不给孩子再买了,孩子又没有玩的伙伴,这样孩子怎么玩呀?虽说让孩子画画，让他玩黏土加工，但这如果也只是一个人做的话，也不会持续太长时间。孩子的创造力，没有同龄孩子的激励，就得不到开发。

在汽车的海洋中，家庭就像一座孤岛一样漂浮着，而被“软禁”在里面的幼儿，是多么可怜。只要看一下在托儿所或幼儿园与朋友快乐地玩耍的情景，谁都会明白，家庭已经是不能让孩子很好玩耍的地方。不管给孩子买什么有趣的玩具，它都不能代替快乐的小朋友。

为了让孩子高兴，买来一些高级漂亮的玩具，这对孩子来说不是件好事。家里有特意来玩的小朋友，却不能把那么贵重的玩具借给他玩。就是孩子想借，父母方面也会认为如果弄坏了怎么办？所以禁止说“别用这个玩了”。因此，来玩的小伙伴，会感到没趣就回家了。本来应该是和小伙伴玩的玩具，现在却成了赶走他们的东西。

一个人玩的话，就是多么稀奇的玩具也很快就厌烦了。正是看准了这一点，电视广告商才能够不断地、一个接一个卖出新的贵重玩具。

在能自由地跑来跑去的广场上与喜欢的朋友玩的时候，就是一根棒子、一块石头、一根铁棍，都能成为孩子们的好玩具。玩具越是简单,友情越是能在玩的过程中显示出其巨大的作用。

428. 可以让孩子看电视吗?

这个年龄的孩子,电视已成为其生活的一部分。以前,在可以打开门跑出去到马路上玩的时代,孩子可以通过自己的眼睛、耳朵,实实在在地与现实接触,能够开阔眼界。现在的孩子,因为外面马路上车来人往很危险,不能得到父母的允许到外边去玩,只能被“软禁”在家里。

对这样的孩子来说,电视就成了通往现实的窗口。把这个窗口关掉,由父母把这些相关的东西给孩子,这件事是需要下很大决心的。首先父母要决心不看电视,就是说把电视从家里赶出去,父母们如果有这种力量,那这个家庭可是很了不起的。

每天让孩子看 4 小时的电视,简直就是对家庭教育的放弃。电视尽是播放些孩子容易接受的成型的内容,孩子没有必要用脑子去想。长时间看电视,就会成为没有创造力、没有积极性的人。

电视商人把强卖用一种让人看上去并不像是强卖的、而是用演员们的夸大、奉承、逗笑、卖名等方式,把人们变得不知道正常人应该具备节制力和羞耻心。

除了看电视不知道其他乐趣的父母培养出来的孩子,会成为不知道家庭的快乐是要在家庭中创造的人。

好多的父母,都不是那么富有创造性的人。他们的快乐都依赖电视放送局来给予。这样一来,就不能不让孩子也跟着看电视,孩子掌握着电视频道的支配权。不取消电视,就不能不给孩子电视频道的支配权。孩子想改变电视频道,正是想要改变无趣的现状的积极表现。但是,如果想用1个遥控器就可以改变眼前的一切,孩子就成了不知忍耐的人。

电视是如何改变了文化的,我们应该更加认真地想一想。现在学校的教育主要不是放在心与心的交流方面,而是主要放在给孩子以情报上。作为情报的来源,可以说电视比学校强得多。现在的社会,从孩子到老人都被电视教育着,这种完全委托给广告的赞助厂家的任意行为是否好呢?

如果是父母不能从家中把电视赶走也没办法。父母们只能通过电视扩充孩子的见闻,给孩子与朋友以共同话题的这种想法来自己安慰自己,而孩子就在自己面前变得世俗起来,母亲也只好眼睁睁地看着。应该说这是人类对自由世界付出的最高代价。

在制作商品贩卖而构成的社会里,电视商不能为了孩子而限制放映时间。父母们与其要求改良儿童节目,不如作为自卫不让孩子看电视更好。电视这种虚像可以给孩子知识,但不能给孩子以智慧。智慧是孩子在现实的生活中才能学到的东西。

429. 防止事故

这个年龄的孩子最可怕的事故是交通事故。孩子在道路上追逐球类,被车撞了的情况较多。在有车来往的道路旁,要严禁玩球。

有的孩子玩腻了三轮车想要两轮的、能快速跑的两轮车,这在机动车通过的道路上骑是危险的。要禁止孩子自己组成三轮车小组远离家门去玩。无论是三轮车还是两轮车,只能在没有汽车通过的空地或儿童公园骑。

在农村,父母带着孩子去捞鱼,孩子掉进水里或摔到蓄水池里的情况常常发生。因此,不能在没有父母监督的情况下,把孩子放出去捞鱼或玩水。

给婴儿洗澡的儿童浴池(水深 20 厘米),3 岁的孩子向里探头而掉进去溺水而死的例子都是有的,它发生在母亲在另外一间房子里给小一点的婴儿喂奶的极短暂的空隙里。这么说并不是儿童浴池没有必要,而是说把它放在 3 岁孩子的面前是危险的。

说到这里,那岂不是要给 3 ~4 岁的孩子套上脖圈拴在家里才安全吗?现在的孩子就是这样,他们安全的娱乐场所被成人们夺走了。

就是在家里事故也不少,最令人头痛的是烫伤,烫伤原因有一半是因为开水。对热水壶、电水壶要特别注意。仅次于开水的,是电饭锅、电熨斗、烤面包炉、取暖炉等。

孩子到了能自由出入洗澡间时,在浴盆里烫伤的情况也增多。常常是孩子爬到了罩着塑料盖子的浴盆上方,由于过热,塑料盖子变软,支撑不住孩子的重量而掉到浴盆中烫伤。

有不少孩子在狭窄的房间里跑来跑去,或是从台阶上掉下来,或是碰到了家具而发生了外伤。

父亲晚上刚刚买回了热狗,就让孩子拿着吃,有的孩子会噎着嗓子而导致窒息。

母亲拉着孩子的手,在路上行走时发生的事故是肘关节的故障。突然遇上车,母亲吃了一惊,赶紧拉紧孩子的手躲车,就是这个力造成了"肩脱位"(见 403 "肩脱位")。一旦脱位 1 次,一般会反复发生。因此,在外出拉着孩子手行走时,注意不要拉得太紧。

在这个年龄也易发生异物塞进了鼻孔(见 450 鼻孔中进入了异物);嘴里含着东西哭,呛进嗓子里等这类事故。

在农村,孩子有因淘气捅了马蜂窝被蛰伤的事。在城市里因动物发生的事故有被别人家的狗咬伤的。被狗咬伤后,不能就那么把狗放掉,必须弄清楚是谁家的狗。这倒不是为索要赔偿,而是为了弄清这家的狗是否注射了狂犬病疫苗。

到了这个年龄,自己能做的事情多了起来,因此也就经常发生意想不到的事故。自己能打开盖儿喝酸奶时,瓶口的塑料盖儿一不小心吸了进去,卡在气管里窒息的例子也是有的。对塑料膜及气球必须要予以特别注意,否则是会有危险的。

430. 百白破三联疫苗的追加免疫

百日咳、白喉、破伤风的预防疫苗,多数是在孩子出生后 2 岁期间就都注射完了。所以到了 3~4 岁之间,必须要进行(1 次就可以)追加免疫。偶尔有的孩子恰好在规定注射的日子里感冒了,或者腹泻,可推迟注射日期。在注射后一旦孩子发热,首先,要认真观察注射部位,如果注射部位红肿,那就是不良反应导致的。一般在注射后几个小时内出现,可冷敷头部、给孩子充分地补充水分,到了第 2 天,注射部位的红肿就会消失,热也会随之消退。

431. 双胞胎与幼儿园

一卵双生的双胞胎相处比较和睦,总是能开

开心心地两个人一起玩。别人家的孩子如果是没有朋友玩就会很为难,但双胞胎的母亲总是得意地说:“我们家总像春天一样温暖”。但双胞胎孩子的母亲,要比其他母亲付出双倍的劳动。所以双胞胎的母亲炫耀一下两个孩子的优势,也未尝不可。

但是,母亲也不能放手不管。因为两个孩子心灵相通,因此不需要语言。并且在两个孩子之间产生了只有两个人用的简单语言,这会妨碍孩子普通话的进步。其他孩子就是加入他们中间来玩,也会因语言不通而吵架。这样就形成了双胞胎两个人的封闭的世界。这种封闭的程度也是相当强的,即使是双胞胎上面有哥哥姐姐,他们也不能接受而会吵架。

孩子满 3 岁的时候,是语言能力发展最迅速的时期。在这个时期,让他俩生活在他们封闭的世界里是错误的。双胞胎子女的母亲认为他们总是和睦相处,不用送幼儿园,其实最好还是送去。就是在幼儿园,如果 3 岁孩子分成两个组以上的话,最好要把他们两人分开。一卵双生的孩子,常常会引起人们的好奇,因此,或是被溺爱,或是被注意,给这些孩子带来很多麻烦。

把两个孩子放在 1 个组里时,不要让他们穿一样的衣服,要让周围的人和孩子本人都有他们是分别不同的两个人的意识。如果总是被别人把自己与另 1 个自己的兄弟混同在一起,孩子自己就会有自己没被认可的心情。这两个孩子的老师,要常常分别看待孩子,关心他们各自的成长。如果连老师都不能区别对待的话,那孩子们本人的努力就没有意义了。

另外,老师批评双胞胎两人中的 1 个人时,不要牵涉到另 1 个。他们兄弟(姐妹)间,谁好、谁坏,谁做的坏事,要由谁来承担责任。被批评的孩子也会想,组里的其他孩子不牵涉到自己的兄弟(姐妹),为什么只有我与他们不同呢?不要让孩子意识到因为自己是双胞胎就特殊。

432. 双职工家庭

父母都工作,就会发生与母亲在家时不同的问题。母亲对于不管她在家还是不在家都同样会发生的孩子的“异常行动”,常常自我判定是因为自己不在家的原因造成的,并因此而苦恼。

例如3~4岁的孩子,晚上睡觉的时候不是钻进被子里就能静静入睡的。他如果不干点什么就睡不着(见416 晚间哄孩子睡觉)。吮吸手指的孩子特别多,这对这个年龄的孩子,可以说是生理现象。说它是生理性的,是因为不管哪个孩子,随着年龄的增长,不知什么时候就可以自然好起来的。就是母亲终日都和孩子在一起生活的家庭,吮吸手指现象也是很多见的。可是,母亲因为在外面工作,就错误地认为孩子的吮吸手指是因为自己不在家造成的。如果孩子一旦出现自慰,母亲甚至要辞掉工作。

几乎没有人会劝说母亲不必这样过分在意孩子的"异常行动",当有医生和心理学家说"这可是疾病,必须治疗"、"这是因为缺少母爱,欲望得不到满足的表现"时,母亲就会怕得要命,简直认为自己是犯了罪。但是,并不是所有在外面工作的母亲都认为对不起孩子,而一边在心里向孩子道歉,一边把工作挣来的钱全部作了治疗费。认为在外面工作很自豪的母亲,即使孩子不停止吮吸手指、自慰,孩子还继续尿床,也并不太在意。

作为社会人而独立的母亲,要相信她可以给孩子的是只在家里的母亲所不能给予的东西。当然只是现在孩子还小,还不能理解,但不久就会迎来被理解的一天。

双职工对孩子并没有害处。对自己去工作没有自信,而用自己是不是最好在家里带孩子的这种疑惑的态度来抚养孩子,这很不好。即便是双职工的家庭,只要父母双方齐心协力,加之保育工作者的合作,孩子也会培养得很出色。

在父母白天出去工作的家庭里,最应该注意的是,父母和孩子一起创造 1 个享受家庭团聚的时间。团聚不仅是家庭全体成员一时的快乐,还向孩子教授家庭应该是什么样的?将来孩子与爱人共同生活时,怎样做好,只有家庭才能教给他这些。温柔、宽容对人生是多么重要,也只有现在的这个家庭才能教授给他们。

父母把工作带回到家里做,为了不让孩子打扰,就想尽快让孩子早点睡。这样做不好。哪怕是很短的时间,只要全家能一起来享受团聚的快乐,孩子也不会与父母疏远。要让孩子感觉到自己拥有来自父母发自心底的爱这种自信,这样才会使每天上幼儿园的孩子并不感到寂寞,也会激励孩子走向自立。

只是推开孩子,并不是培养坚强孩子的方法。把俩孩子都送到托儿所时,上边3岁的孩子看到母亲和小弟弟(或小妹妹)睡在一起,自己就想要跟父亲在一起睡,那就可以让孩子跟父亲睡。通过孩子和父亲安心地睡觉,培养孩子对父亲的信赖感。不该只是维护形式上的自立,来拒绝孩子的“求爱”。

有自己寝室的孩子,因为想跟父母在一起睡,就是感冒好了之后,也有时会装着咳嗽,这种咳嗽就是服了止咳药也治不好。这时就应该考虑一下让孩子在父母的房间睡。

433. 兄弟姐妹

孩子最少要有两个。小儿科医生之所以说的最好不是只要1个孩子,是因为每天都能见到有1个孩子的母亲和有两个以上孩子的母亲的不同。

1个孩子的母亲,一天到晚总是被“这种喂养方法行不行呢?"这种不安所困扰。断奶时也战战兢兢,把孩子送幼儿园也哆哆嗦嗦。总是什么事都是第 1 次经历的这种心情。然而,一旦成为两个孩子的母亲,母亲就会对育儿具有相当的自信。她了解育儿方法有各种各样,因此敢于大胆选择。母亲的情绪一旦稳定,也会反映给孩子,孩子就不会焦虑不安。

不仅从母亲的角度看,从孩子本身的角度看,比起 1 个孩子,也还是两个以上的孩子好。人与亲人在一起生活是生存的意义之一。对孩子来说,父母的爱,让一个人独占太可惜,希望有分享母爱的对象。不管是成长过程中,还是长大后,独生子女到什么时候都不可能拥有那些没有任何顾虑的询问、教授、非难、帮助、争斗的对手。

现在独生子女多了起来,可能是因为女性结婚年龄增大了,不能生育两个孩子或是没有养育两个孩子的体力。只要考虑一下将来,1 个孩子也有很多不便的地方。因为父母和孩子之间关系过于密切,如果是男孩子,结婚后母亲和儿媳妇的关系不好处;如果是女孩子,父亲对女儿的配偶也不能充分信任。

孩子最少要有两个。只养育1个孩子的生活,表面上看好像挺富裕,但其实是贫穷的。两个孩子的年龄差几岁好呢?要根据孩子的性格决定,但不要相差太大。年龄相差小的可以成为玩伴、说话的对象。现在生完1个孩子就不再想生第2个孩子的母亲在此要好好考虑一下。

从孩子们的性别上来看,一男一女是最好的。孩子们可以互相了解与自己不同性别的兄弟姐妹的不同的思考方法、生存方式,有利于在今后选择配偶时更加现实,放弃异想天开的幻想。

不管怎么说两个孩子好,可从生理条件上讲不能生两个孩子的母亲是有的。在这种家庭,母亲变得自卑起来。但还不能只考虑母亲的情况,从上边孩子的角度看,下边的弟弟妹妹是母爱的竞争对手。他变得稍有点事就哭闹、发脾气,如果还像从前那样给他爱抚、抱他,1年之中可以对下边的孩子宽容起来。

434. 春夏秋冬

天气转暖了,要指导孩子自己的事情自己来

做。以前自己没洗过脸、刷过牙的孩子，从 4 月份起让他自己做。因为要上幼儿园，孩子自己也紧张起来，这样就比较容易做得到。

冬天里因穿的衣服多，孩子自己不能很好地将衣服脱下来，所以喊“妈妈，小便”，让母亲领着去卫生间，这样的孩子在春天来临时，可以让他自己去了。饭前洗手也是一样，在夏季到来之前要让孩子自己洗。

夏季尽量让孩子裸着身体去玩水。如果有条件，希望父母能领孩子去游泳或是去海水浴。这个年龄的孩子，海水浴也能很好地玩了。只是下水前的准备工作一定要做。要在饭后 1 小时以后去玩水。水温是 25℃ 的话，第 1 次不要在水中停留 5 分钟以上，习惯了水温以后，可以泡 10 分钟左右。有湿疹的孩子要避开晚夏的游泳池。因为有“水疱”传染、化脓的可能（见 524　湿疹）。

秋天是锻炼身体最好的季节。上幼儿园的孩子，可以参加郊游、运动会等锻炼身体。没去幼儿园的孩子，也应该尽量带他去郊外。就是有“哮喘”咳嗽，只要孩子精神状态好，就不要把他总关在屋子里。

一到了冬天,男孩子中夜里已经不尿床的孩子,这时也多会失败。这不是疾病,所以不必吃药打针。

孩子已经能1个人去卫生间小便了,但冬天的夜里多数孩子也不去卫生间,而是把便器拿到屋子里。母亲早晨去倒便器时,发现尿已经呈白色混浊状,会担心孩子是不是得了肾脏的疾病。但是冬天里将尿便到凉便器里,尿酸沉淀形成白色混浊,这并不是疾病。只要给予与体温一样的热度,这种混浊就还会溶解成透明尿液。

过年吃的煮年糕,如切成与成年人吃的一样大小的话,还是有危险。应该切成1.5厘米左右大小的块后,再给孩子吃。

异常情况

435. 突然发热

这个年龄的孩子有时突然发热。一般来说一开始孩子都说“腹痛”。其中有的孩子打寒战,额头及鼻子都出汗,握着的手也湿漉漉的。随后,有的还抽搐。多半是夜里发热。去看医生时,医生说是“着凉了”、“感冒”、“扁桃体炎”。给孩子打针后第 2 天热就退了,孩子也精神了。母亲往往认为这是因为打针治疗了烧才退的。其实多半是疾病的自然发展过程,并不是不打针热就不能退。

1 年中有三四次这样的发热,在这个年龄段可以说是自然的。在某个季节里,有的人每个月都发热 1 次。每次都让母亲担心是不是自己的孩子身体什么地方出了毛病。然而,这些孩子长大成人后,随着年龄的增长,发热现象会越来越少,小学二三年级以后,几乎不再因为发热而请假,到了成年也都非常健康。这是因为以前只是在家里玩,没和小伙伴们接触过,而一旦上了幼儿园,交往的范围广了,被传染病毒的机会也增多了的缘故。很多母亲都说自从上了幼儿园,孩子的发热次数增多了,这是自然的。

引起感冒的病毒有几十种,虽说是一种病毒导致了发热,形成了免疫,但也得依次把其他几种病毒都感染过,形成更多的免疫才行。因此,不是 1 次感冒就对所有病毒全部都获得了免疫功能,就是多次患感冒也不足为奇。但是孩子的体质不同,还是有易感冒和不易感冒之分的。摘除扁桃体就不易感冒了的说法并不正确。也没有必要服用什么常备药来预防。平时要经常大量接触室外空气,不要穿太厚的衣服以锻炼皮肤的抵抗力。当然,就是锻炼皮肤也会感冒,但抵抗力却增强了。

易发抽搐的孩子最好要做头部冷敷。不会有因感冒发生抽搐而导致死亡的事。如果脑电波显示癫痫特征的孩子,最好能避免发生抽搐。要买一些退热药,一有要发热的迹象就让孩子吃退热药。

病毒引起感冒的症状,大同小异。母亲必须记住感冒的症状,不要被高热吓得不知所措。母亲要能仔细观察这次症状与前1次感冒症状是否相同。感冒会多次发作的,因此母亲应该非常清楚感冒的症状。如果感到这次与以往的感冒症状不同的话,就应该向医生说明情况。

436. 感冒的处置

感冒这种病几乎大部分都是由病毒引起的，过去感冒迁延恶化转成肺炎，是因为营养不良（维生素 A 不足）、气管黏膜较弱和没有杀伤细菌的药物。在感冒的病毒中，虽然没有可以致死的，但与肺炎菌混合感染时，就会发生肺炎，营养不良的孩子甚至会因此而死亡。一旦发生肺炎，呼吸异常急促，每次呼吸，胸部肋间肌会凹陷，这些不寻常症状被母亲看到，会立即明白这不是一般的疾病。

现在，孩子的营养状态好起来了，也有了杀伤细菌的有效药物，因此由病毒引起的感冒转成肺炎而致死的病例也相当少见了。因为对感冒没有特效药，所以如果平时是特别健康的孩子，即使是发热 39℃，只要让孩子枕冰枕，冬天给孩子脚上加上电脚炉，也就可以了。

有的孩子发热 38℃ 也不躺下来。没有躺下来休息，说明这种热仅仅是病毒引起的，这时也不能强迫孩子非躺下不可。对于好动的孩子来说，让他一动不动地躺着,是非常痛苦的事情。

孩子本来不想躺下,父母却强迫要让他躺在床上休息,孩子就会发脾气哭闹,这样所消耗的体力要比让他坐着玩多得多,所以不要强迫他睡觉。如果孩子哭闹着要看院子、马路,天气暖和时自不必说,就是寒冷的季节,只要把孩子包好,为转换一下孩子的情绪,可以带他到室外去。只是不要靠近其他孩子,以免传染别人。

如果是冬季里伴有呕吐、腹泻的病毒性疾病的话,要在这一天里给孩子流食,但如果是普通的感冒,流鼻涕、咳嗽症状都出现时,吃什么都可以。虽说是发热,也没有必要完全喝粥、吃咸菜。只要没有腹泻,仅仅发热,孩子爱吃的东西就都可以吃。一旦发热,就没有食欲,就是给孩子吃饭,他也不会吃,更不愿意吃油腻食物。因此,饭菜做得清淡一些为好。平时就喜欢吃鱼的孩子,可以给他吃鱼;喜欢吃烤饼的孩子,就做烤饼给他吃。感冒时的饮食,寒冷季节尽量给热的,如面条、菜粥等比较适宜;炎热的夏季,可给孩子吃他喜欢吃的冰激凌。

发热时大部分水分被蒸发而流失,因此要多

给孩子吃些水果,喝茶及果汁。

感冒时不要让孩子洗澡。因为一旦洗澡血液循环加快,不利于休息。痰多的孩子,确实会因为洗澡增加痰的分泌。但是患感冒已经 1 周以上时间了,就是多少有些鼻涕,早晨起来有些咳嗽,只要食欲旺盛,能精力十足地玩又没发热时,可以在睡前洗 1 次澡。如果洗澡以后睡眠特别好,那么以后每隔 1 天就可以洗 1 次。

孩子在发热前二三天,如果家里有谁患感冒了、或在感冒流行的时候领孩子去了百货商店,然后次日发热等这些情况,那发热无疑就是感冒引起的。这种情况,在开始发热时,如果是在寒冷的冬天,是否应该带孩子去医院呢?实际上,因为是病毒引起的感冒,所以就是从医生那儿开来药吃也未必能很快治好。与其在候诊室里等上两个小时,不如在家里暖暖和和地睡上一觉对感冒的好转更有益处。并且在医院的候诊室里还有患传染病的患者。

对一发热就抽搐的孩子,退热药是必要的;但如果只是发热,没有其他症状的感冒,使用了退热药反而看不到疾病的转归。

作为母亲,必须要清楚地记住不吃药也可以自然治愈的病情经过。下次发热的时候,想到这种情形与上次感冒一样,就可以冷静处置。每次发热都领着孩子去看医生,母亲就不知道自然治愈的过程,因此,每次孩子发热总是不知所措。

437. 孩子的腹痛

从幼儿园到上小学,最让母亲烦恼的事情常常是孩子的腹痛。它多半从近4岁起就开始。早晨吃饭时或刚刚吃完饭,孩子说“肚子痛”,问他是哪儿痛,孩子会指指肚脐的周围,但既没有发热,也没有腹泻。虽说是腹痛,好像也并不是那么严重,经过10~20分钟就好了,孩子像什么也没发生过似的精精神神地玩起来,母亲也就把这事忘了。可是到了第2天早晨,在相同的时间孩子又说“肚子痛”。带孩子去看了医生,又没发现任何异常。为了慎重起见进行了大便检查,也没有虫卵。于是医生就说恐怕是神经性腹痛。在这个年龄的孩子还没有“阑尾炎”。这种幼儿的腹痛确实很多。看看从婴儿到小学毕业的孩子,在幼儿期主诉有腹痛的大约有 1/3 以上。而不管是哪个孩子,到了成年都没有任何异常。

腹痛多发生在晨起,但也有的是在晚饭时。幼儿时还不那么严重,小学时有的孩子痛得流出眼泪。

平时饭量小的孩子,稍吃多了点就说肚子痛躺下来,原因不太清楚。也许是内脏的感觉敏感,把肠子正常的蠕动当成疼痛的感觉了。如果孩子说肚子痛就让他去大便,有的孩子平时 3 天便 1 次,在排便前有一会儿会感到脐周围作痛。近年来,有一喝牛奶就开始腹痛的孩子,一旦不喝牛奶了也就不痛了。除了像这种原因明确的情况以外,没有特别的治疗方法。为了防止孩子便秘,尽量给孩子多吃水果和酸奶。

如果是刚刚上幼儿园的孩子,恰好在刚要出家门的时候腹痛起来,因此看上去就像是装病一样。但是不能说孩子就是装病而斥责孩子,最好告诉孩子如果好了,就去幼儿园,而母亲不要太当一回事。也可给孩子吃些奇应丸、梅肉颗粒等现成的药物,并安慰孩子说:“吃了这药就好了”。

最好不要把孩子当病人那样对待。每天去医

院看病、吃药,腹痛还不好的话,医生为了自己的名誉,就会开些止痛药。止痛药可以加重便秘,结果使腹痛更严重。其实,作为普通健康的孩子,要让他像以往一样运动和吃东西。

以上是常见多发的腹痛。但也有的腹痛与此不同。以往很健康的孩子,突然腹痛得满地滚,这时母亲要摸摸孩子的全身,如果像是发热,就测测体温。如果超过38℃了,最好将腹痛与发热联系起来考虑。因为孩子往往不会说自己发热了,只会说肚子痛(见435　突然发热)。

平时总腹痛的孩子,母亲有时会忽视,认为这一次也与以前经常发生的腹痛一样。不过如果痛后又腹泻的话,也许是细菌性肠炎(痢疾、肠炎),这时要早点领孩子去看医生。

孩子的腹痛,大部分是没什么大不了的病。如果母亲感到孩子这次疼痛程度前所未有,最好请医生看看,这时应去外科而不是儿科,肠套叠在这个年龄也不是绝对没有。

438. 盗汗

夜里孩子入睡后不久，头部、额部、胸部、背部等都出很多汗，有时把枕巾、睡衣都弄湿了。本来，孩子入睡以后体温升高，这时如果是平时就爱出汗的孩子，盗汗就更加明显。这也是生理现象。平时不太出汗的孩子，到了 3～4 月份或是 11 月份左右出现盗汗，这时母亲十分担心，领孩子来看医生。医生仔细问一下情况后，发现大多都是一些人为原因造成的。比如说到 3～4 月份还铺着冬天里铺的厚褥子，刚一到 11 月份天气冷一些就用上了电脚炉等。

母亲害怕孩子盗汗，是因为听说结核病初期症状就有盗汗。但是结核病并非是以盗汗开始的，只要是给孩子按时接种 BCG，就没有必要担心是结核。实际上，以盗汗为主来看病的孩子中，还没有见到过结核病人。虽说如此，也常有被误诊为结核的危险。接种过 BCG 的孩子，结核菌素试验反应阳性，是理所当然的（见 555　结核）。

盗汗如果因过热引起，就把电褥子、电脚炉撤掉或是减少被子,晚饭后不要过分摄取水分。睡衣被汗液浸得太湿就要换洗。睡前在胸部、背部放上毛巾,盗汗弄湿了以后换掉,这种做法比较简便可行,母亲们也都在这么做。

439. 小便间隔时间变短了

有时不清楚是什么原因,孩子的小便次数突然多了起来。刚领孩子小便完,还不到10分钟孩子又说要小便,而只尿了一点点。有时还来不及去卫生间就尿湿了裤子。孩子既不发热,小便时也不疼痛,既精神头十足又食欲旺盛,只是小便次数增多。就是医生给孩子检查了尿也没发现什么异常。因晚上入睡后不尿床,因此医生说可能是神经性的。买药吃了,可是二三天过去了还是不见好转。因此又去了另一家医院看。孩子被诊为"神经性尿频",于是母亲就努力回想什么事使孩子神经兴奋了。下边生了小宝宝时和孩子开始上幼儿园时,常常会发生这种尿频。一旦孩子发生尿频,担心孩子以后尿频的母亲的态度,反而会加重了孩子的紧张感。认为若控制不住尿频可不行的母亲，就一定会对孩子说“还不想小便吗”、“要早点说呀”、“再坚持憋一会”等等，这样一来，孩子把注意力都放到排便上，结果孩子尿频就更加严重起来。

孩子夜里入睡了，没有意识排便，也就不小便，只是白天尿意频繁，这是此病的特点。

自己能去小便了，这事对孩子来说是极大的自豪。因为尿湿了裤子被母亲斥责，或被母亲脱掉裤子，或屁股上被打了两下，孩子会感到是很大的耻辱。孩子决心不再尿裤子，于是稍有尿意就马上去卫生间。孩子的精神都被集中到小便上，严重的时候，每 10 分钟就去 1 次。所以对此病的治疗，就是将孩子的注意力引到其他事情上去。教孩子懂得，比起不尿裤子，人生有很多更重要的、更有趣的事儿要做。也可以给孩子买来新玩具，使孩子热衷于玩玩具。喜欢童话故事的孩子，母亲要买来童话书，倾注自己的全部热情给孩子读故事。还可以把小伙伴找来，让孩子们在新建的沙地上一起玩。

孩子热衷于玩耍及童话，就是稍有遗尿，也不要责怪孩子，慢慢地孩子就会从这种尿裤子的痛苦中摆脱出来,顺利的话,1 周左右就可治愈。

一般的母亲却反其道而行之,每天带孩子去医院,注射“精神安定剂”,这只能使孩子更把精力集中到小便上去。有的母亲给孩子垫上尿布,这让孩子感到屈辱,让孩子垫上尿布的不快感,孩子是十分清楚的。孩子不想尿湿它,越是这样想就越是想要上卫生间。就是限制水分的摄取也没用。因为孩子不是喝水多而致的尿频。

“神经性尿频”,只要周围的人不大吵小嚷,一般半个月左右就自愈。如果接受了医生的治疗,一般 1 个月才能治愈。因为孩子的精神会因之而紧张起来。上幼儿园时,幼儿园老师也不要谈及尿裤子的事情,当孩子尿了裤子,就装成没看见的样子。就是换内裤,也是在大家都不在的地方换。母亲要多准备几条内裤给孩子带着。这种病不管男孩女孩都会发生,只要治愈了,以后没有任何妨碍。

与“神经性尿频”非常相似的尿频病,有“特发性膀胱炎”。这种病在尿中带血,在排尿的最终阶段有疼痛,男孩子多见(见 440　排尿时疼痛)。

440. 排尿时疼痛

男孩子在小便时说“痛、痛”，首先必须要检查一下阴茎，如果阴茎头红肿，是龟头炎。多数是由不干净的手接触引起的炎症，有的孩子内裤染上了黄色的污渍，去看医生，开些药回来吃，一般二三天就会痊愈，因此不必担心。

还有阴茎虽无异常，而排尿疼痛的疾病，排尿次数也增加。刚尿完了马上就又要尿。尿里掺杂有血而呈红色，在排尿后从阴茎头滴滴嗒嗒地滴出血水，这时疼得非常厉害，内裤上粘有血迹。这种症状在第 2 天时达到高峰，第 3 天开始渐逐减轻，第 5 天左右就痊愈了，像是后尿道的损伤，但原因不明。还有称其为“特异性膀胱出血”。因为在开始骑三轮车的时候发生的较多，因此有人认为是外伤引起的，但其实是由腺样病毒引起的。一生只发生 1 次，这是因为形成了免疫的缘故。此病不留什么后遗症。对此病的处置，一般严重时尽量让孩子安静休息，可以让孩子卧床休息，也可给他讲一些童话，不要给他饮过多的水，因为尿的次数一多,反而会痛。咸的东西会导致口喝,口渴就要喝水,喝水就会导致尿多,小便则会疼痛。因此不要给孩子吃咸的,但肉和鱼可以吃。这种病不是说3岁的孩子最多,而是从3岁起到上小学的孩子中比较多。

肾炎时也可见血尿,不过不伴有疼痛,而如果是“神经性尿频”(见439 小便间隔时间变短了),则不出血。

441. 吮吸手指(啃指甲)

在晚上睡觉前吮吸手指的孩子中,有的孩子白天也吮吸手指,较多的是一边看电视一边吮吸手指。吮吸手指是因为孩子的欲望没有得到满足而造成的,这种说法越来越来盛行,所以母亲想孩子被人家说成是欲望没得到满足很丢面子,于是就拼命想要制止孩子吮吸手指。吮吸手指一般都是左手或右手的拇指,也有既吮吸食指又吮吸中指的孩子,在牙齿常咬的地方都起了茧子。

吮吸手指多发生在孩子无事可做时,而和小伙伴玩耍时、骑三轮车时,没有吮吸手指的时间。

要想制止孩子的吮吸手指，就要给孩子发挥他创造力的场所，不要让他总是独自一人。

住在 4 楼以上的孩子中，吮吸手指的比较多。原因就是孩子被关在房间里，不能做他们喜欢的事、不能玩。在家里养育和在幼儿园里长大的孩子相比，家里的孩子吮吸手指的多。但是即使是在幼儿园，有能力的老师给孩子组成了活泼的小组玩，有的孩子还是有吮吸手指的毛病。这样，我们不得不认为在某些孩子看来，吮吸手指是一种乐趣，这样的孩子确实也饶有兴致地吸着他的手指头。这与成年人嚼口香糖、叼烟嘴是一个道理。就像禁烟对成年人是难事一样，不让孩子吮手指也是很难的。给孩子手指上涂上药水、贴上胶布，是禁止不了的，体罚孩子是最不好的方法。

在家里养育的孩子一旦上了幼儿园后，一般都能改掉这个毛病。也有在幼儿园里向老师发誓“上大学之前决不停止吮吸手指”的孩子一旦上了小学，一下子就改掉了的例子。因为是早晚都能治好的，因此，最好不要严厉斥责孩子。我们不曾见过吮吸手指的孩子恒牙的排列不整齐，也不曾见过乳牙的排列发生了变化的例子。吮吸手指不是用牙,而是用舌头去舔手指的。性格上好静、内向的孩子较多发生。但是如果孩子每天很健康、快乐地生活着,父母就不要太在意吮吸手指的事。父母对孩子吮吸手指总是说三道四,本来能够改掉的孩子,反而变得改不掉了。最好不要追着孩子一定要用酒精在手指上消毒等。

啃手指甲,也可以完全像吮吸手指一样对待,因为是没有给孩子一处适当玩的场所造成的,只靠给孩子剪掉指甲,孩子是改不掉的。

有吮吸手指、啃指甲毛病的孩子,最好检查一下是否有蛲虫。与有蛲虫的孩子拉手等,也可能被传染上蛲虫(见 551　蛲虫)。

442. 自慰

这个年龄孩子的自慰,可以完全像吮吸手指一样对待。如果说对吮吸手指的孩子不要太在意的话,作为父母可以接受。但是,对于自慰,无论怎么说不要太在意,母亲也不容易接受。特别是一关系到性,大人们就不能平静。可是,这个年龄的孩子的自慰,和大人们所说的性欲完全没有任何关系。大人们之所以不能很好理解孩子的自慰,就是因为当知道孩子正在做的是自慰这件事时,所受的刺激太大了。

女孩子自慰的相当多。刚一开始在被子里盘起两腿用力而脸胀得通红,这时母亲还不知道孩子在做什么,但孩子进一步晃动起腰来,走近跟前的母亲才明白了。另外,在没人的屋子里,发现孩子用椅子的角部顶在前边,屏气,小脸通红,看到这些就明白了孩子是在自慰。孩子在自慰,而且才这么小的年龄,当母亲知道这事时受到的打击很大。这不是对孩子的身体有害了吗?对孩子的脑子有不好的影响吗?这不成了变态者了吗?各种想法蜂拥而至,于是就严厉地批评孩子。

自慰对于幼儿来说与吮吸手指一样,如果说自慰是带有性色彩的话,那么吮吸手指也一样是某种程度的性活动(弗洛伊德派的观点认为口唇是性敏感带)。不管是哪一种,都是没给孩子适当的发散能量的场所造成的,只要孩子能和小伙伴在户外多玩耍的话,就会不知不觉地自然治愈,对孩子的将来不遗留任何害处。

吮吸手指的孩子有某种羞耻感,而自慰多少

也有一种羞耻的意识,因而孩子在有人的地方不做。看到孩子自慰,出来禁止也没有用。首先应该改变造成孩子自慰的环境。

如果住在4楼,孩子没有和小伙伴在一起玩的机会,母亲就要把孩子带到楼下,让孩子能与小朋友们在一起玩,这很重要。如果在家的附近有幼儿园,就把孩子送去幼儿园。为了能在院子里玩,也可以饲养狗,还可以吊个秋千。通过给孩子一种新的、能热衷地玩的东西来改变环境。知道孩子总是用椅子自慰,就要把椅子暂时收起来。

在孩子手上施灸、打孩子屁股,效果都不好,也不能吓唬孩子,说那儿会腐烂的、会变成白痴的等等。

要让孩子常洗手,可以预防性器官的感染。也有因有蛲虫使肛门、性器官发痒而成为孩子自慰的动机,因此要驱除蛲虫。

从4岁起自慰的孩子,有的持续到上小学。但一旦上了小学就完全忘了,以后就成了个正常的孩子。

443. 口吃

关于口吃，请阅读 2 ~ 3 岁时所涉及的有关口吃内容（见 402 口吃）。

从 3 岁到 4 岁，是孩子说话能力显著提高的阶段。如果因为什么原因妨碍了孩子想说话的意愿，孩子说话时就会有一种犹犹豫豫的感觉。这种犹豫，通过口吃而表现出来。困倦、疲劳时更加严重。比如说有个上小学一年级的姐姐，姐姐如果是个非常优秀的雄辩家，弟弟想要说点什么的时候，总是被姐姐抢先说了出来。这种情况反复发生，弟弟就想这次能不能又让姐姐抢先说了呢，于是在说话前就着急、犹豫，这就使他变得口吃起来。另外，对想要知道各种事情，总是没完没了地问"为什么"的孩子，母亲感到吵，就说"行了，行了，不要说了"或"男孩子不能总那么贫嘴"，这样就把孩子要说话的欲望打消了。母亲装作对孩子的口吃漠不关心，对孩子是有好处的，但是在与祖父母同居的家庭里恐怕是困难的。

超过 3 岁的孩子就可以说相当长的话了。-

旦变口吃了,说什么话都吞吞吐吐,直到说完,需要相当的努力。如果父母用非常着急的目光看着孩子说话,孩子就更是没有了说到最后的自信,中途就不说了。如果给孩子矫正治疗,孩子更是烦得很,最后连说都不想说了。

最重要的是,孩子口吃、说话吃力时父母的态度。必须不慌不忙不强迫、不给孩子以紧张感,也不看孩子的脸。但虽是这么说,母亲在和孩子说话的时候也不能看着天空吧。以宽容的态度听孩子说话,并及时回答。孩子无论如何也说不下去的话,要以漫不经心的态度给孩子以帮助,用这种方式引导孩子把话说完。该轮到母亲说话的时候,要自然地慢慢地说,要让孩子感到说话不能着急。

孩子很在意自己口吃,一段时间什么也不说,这时母亲可以选择一些孩子喜欢的歌与孩子一起唱。如果是喜欢音乐的孩子,这样做就会成功,孩子就又可以主动说话了。

孩子之所以紧张,原因几乎都因母亲太心急,对孩子的口吃没有一个平常的心态。如果母亲静下心来和医生谈谈,把自己的想法说一说,通过医

生的说服，母亲不着急的话，有很多孩子的口吃也就治好了。

对孩子的口吃，装作不关心的样子就是治疗。因此，不赞成领这么小的孩子去大人们或大一些孩子们去的“口吃矫正学校”，那样会让孩子意识到自己口吃的。

444. 自体中毒症

关于这个“疾病”的发生及治疗方法，请阅读“369 自体中毒症”。不过，到了这个年龄的孩子，听到周围人嚷着说是“自体中毒”，就会开始把自己陷入疲劳中的某种状态叫做“自体中毒”。孩子每次一开始呕吐，母亲总是叫来医生请求给孩子点滴，孩子听到这些，自己也认为要治好这种病就只有这么办，以后每当一呕吐，孩子自己就会要求“给我点滴”。这一点我们不赞成。因为让孩子意识到自己是患有“自体中毒症"的人，孩子就会缺少积极的生活态度。要孩子禁食 1 天，只靠点滴来摄取水分，因此把孩子搞得很衰弱。从衰弱恢复正常，要需要 3 ~ 4 天，结果这种非常不经济的治疗方法变得常规化了。

为了防止发生这种情况,孩子在呕吐时只要没有发热、腹泻,而且前1天里有过度兴奋的经历,做父母的就不必过分夸张地小题大做。在人多的家庭里,也不必爷爷奶奶都出来一起看护。"自体中毒"和"哮喘"常常同时发作,是因为周围的人过于在意,使孩子产生依赖心理,丧失了自立的意志。造成这种环境,是一般家庭的通病。

"自体中毒"只要不脱水就不可怕。为了防止脱水,必须要防止水分不足。如果本人口渴,可给他一点一点地喝茶水、果汁、汽水。水分还是喝进去比点滴有效。

445."哮喘"

"哮喘"的发生,就像在"370 '小儿哮喘'"中记载的那样,但3~4岁的孩子,特别要注意的是,防止把孩子加入到"哮喘"这种"疾病"的队伍中。在晚上引起"哮喘""发作"的是长到4岁左右之后,家里的成员都起来,坐在那里围着发生"哮喘"的孩子不知所措,这种情形才算"发作"。

大人们围在年幼的受难者周围惊慌失措，孩子则大汗淋漓，张口抬肩地一边呻吟、一边气喘，必须把涌到嗓子的痰及唾液不断地咳吐出来，孩子厌烦要受这种罪而哭泣。而把这种苦难基因遗传给孩子的父母们，就像是要赎罪似的给孩子捶背、擦痰。但是，这在旁观的第三者来看，孩子就像是统治大人们的皇帝一样，孩子说擦痰的方法不对就和奶奶生气，责备母亲没捶好后背，自己已经没有能力了，想依靠你们，可你为什么救不了我。只是责难无能的臣子，而自己是一个不想自立的王者。这都是父母娇惯孩子、把孩子推向王侯之位的结果。必须让孩子懂得，自己的痰只有靠自己才能咳吐出来。

"哮喘"的孩子都很聪明，理解事物快，他看周围人都对自己这么重视，就想自己一定是得了重病。因为是重病，就产生自己已经不行了的放弃想法。对聪明的孩子，大人们不要一有痰声时就惊慌失措，要用"这么点痰没什么了不起的，使劲咳一咳痰就会吐出来了"这种态度，来面对孩子的哮喘。

在3～4岁时孩子不养成自主的、独立的习

惯,等长到5~6岁了,“哮喘”就越来越严重。是否将会把孩子娇惯成“哮喘”,要看孩子3~4岁时父母们对待他的方式。必须让孩子懂得,就是有点积痰也没什么了不起。在咳嗽严重的时候,给孩子口服从医生那里开来的药,在稍得到控制后鼓励孩子睡觉。作为顿服药,医生可能会给孩子开肾上腺皮质激素之类的药物,母亲在判定为发作前兆时立刻给孩子服下,要做到只要一服下去就可以预防发作的熟练程度。

冬天,如果觉得在温暖的房间里舒服,可以把房间烧暖和些。也有的医生给孩子开了喷雾式的气管扩张药,但这种药物是发作时使用有效。这个时期的孩子会注意药物的效果,发作时他会要求给他喷雾剂。可是这种药物只能在发作开始至次日早晨去看医生之前的这段时间里使用。

一般哮喘发作多少次也不至于死亡,但也有例外的死亡。如果出现了迄今为止不曾有的症状(面色如土,不能言语),衰弱情况也很重的话,要赶紧叫急救车上医院。

“哮喘”平息后,要尽量带孩子去户外锻炼身体。在温水池中锻炼是最好的,让孩子和小伙伴一起玩，让他意识到他是个正常人。

446. 疣（水疱）

有时在幼儿腋下附近、胸、腹等处出现米粒至小豆粒大小的粉红色或珍珠色的软疙瘩，正中间有脐形凹陷，我们称之为水疱，但与大一点的孩子长的硬疣（见 538　疣）不同，是叫作“传染性软疣”的一种疾病。它是由一种病毒引起，有时也传染别人，而一旦形成免疫，就自然痊愈了。

有的医生硬是摁住因疼痛而哭喊的孩子，用镊子一个一个将水疱挑破。但是不超过 2 ~3 周，就又出现了新水疱，还有的一部分水疱化了脓。这样还不如就那么放着不管，肯定能自然地好转。而且，就算是两年才治愈，水疱处也不会留下瘢痕，倒是那些挑破化脓的地方却留有瘢痕。幼儿的水疱最好是放着不去挑它，指甲也要经常剪短，防止细菌侵入。

447. 粪便中有小虫子

孩子因为某种原因腹泻时,有时从便器中倒出的粪便中,可见到长约1厘米的白色线状的虫子在动。这是蛲虫,不是蛔虫。蛲虫一般寄生在盲肠附近,不出现在便中。偶尔因腹泻、肠蠕动加剧,就被冲了下来。

蛲虫在肠的出口,也就是肛门处产卵,因此孩子就感到肛门口周围痒。但是除痒以外,一般没有其他症状。孩子用手抓痒的地方,这样一来就把虫卵沾到了手指及指甲间,然后又去抓东西吃,这样既能传染给自己,也能传染给别人。如果把指甲剪短,饭前认真洗手就没问题了。驱虫很简单,只要吃驱虫药把虫子打下来就可以了。通常在显微镜下查便是找不到虫卵的。

448. 夜里肛门痒(蛲虫)

晚上钻进被子里稍暖和起来的时候,孩子感觉屁股痒。这是白天寄生在盲肠处的蛲虫到了夜晚爬到肛门处，在那里产卵的缘故。为了查明情况，在肛门处贴上玻璃纸带，把虫卵粘上去在显微镜下观察，就可以清楚是否有蛲虫虫卵。一般因抓痒而被污染了的手指甲间，也可发现蛲虫虫卵。这只手如果早晨起来后不很好地洗干净就抓面包吃，虫卵还会粘在面包上再次进入体内，变成蛲虫。

粘在孩子手上的蛲虫卵，在孩子和其他孩子手拉手玩时传染给别的孩子，而且拿衣服时粘到衣服上的虫卵干燥后成为灰尘又落到便器及床上，在大气中虫卵可以生存2～3周左右。这些虫卵随灰尘从口中进入体内经过2～4周就变成成虫，成虫的生命是3～6周。

驱虫剂是特别有效的，很容易就可以把虫子驱除掉。但是孩子和小朋友们拉手、在幼儿园的便器排便或从灰尘中都可以又被传染上蛲虫卵。

细心的母亲两个月后又将孩子肛门贴过的玻璃纸带拿去医院检查，结果又出现了阳性。医生命令家庭全体成员都做虫卵检查。一旦家里其他人也发现了虫卵，也被命令喝驱虫剂，进行居室大清扫。这些事1年里反复做几次，家庭所有的人都变成蛲虫神经质了。

孩子有了蛲虫,却对身体无害。还有许多孩子除了蛲虫外,还有其他寄生虫寄生在体内,而虫卵的检查非常麻烦,就是体内寄生着这些虫子也不知道。如果不是连续感染虫卵,虫子寿命就渐渐减短以至于中断。因此,只要孩子夜里没有因肛门痒而影响睡眠,就是便中有虫卵,也可以让他与蛲虫和平共处。

449. 夜里起来哭叫(做噩梦)

3~4岁左右的孩子,晚上入睡后1个小时左右,突然大声哭叫,母亲走到孩子身边一看,孩子非常害怕的样子,有时还喊"母亲救救我"。这是孩子做了噩梦。如果是语言表达能力好的孩子,还能告诉母亲说做了可怕的梦。这与再大一些的5~10岁孩子发生的"夜惊症"是不同的。因为"夜惊症"是在睡眠深的阶段发生,因此入睡后突然大声叫喊这点非常相似,但之后就完全都记不住了。恐惧的样子也非常厉害,声音之大令人吃惊,呼吸也急促,心率加速,目不转睛,浑身出冷汗,其中有的还起来到处走(见525 夜游症)。

因做噩梦而引起的情况 2～3 个月就好了，惊恐而醒时，母亲要抱紧孩子说："母亲在这儿呢，别害怕"，以安慰孩子。

有的孩子不睡午觉的当天晚上肯定就做噩梦，因此好像是与疲劳有关。一般来说，孩子白天过于疲劳，晚上反而要做梦。因此为了不让孩子做噩梦，母亲必须给孩子做适当的调整。母亲应该想一想做噩梦那天，孩子白天都做了什么，午睡的情况如何等，要让孩子午睡和运动量适度。恐惧是因为做了可怕的梦，因此为了不诱发孩子做噩梦，白天不要让孩子看恐怖的电视片。

去看医生的话，会开来与抗癫痫同样的药物，但这不是癫痫病，是能够自然治愈的病，不要用药物治疗。

450. 鼻孔中进入了异物

这个年龄的孩子玩豆子、栗子、巧克力糖豆等东西时，会不小心塞到鼻孔里。塞进鼻孔时，孩子会用自己的手去取它，却反而把它推到了深处。当孩子来到母亲跟前说"进去了"的时候，从入口处可以见到异物,但从外边已经不能简单地把异物取出来。看起来用镊子好像能取出来似的,但在家里绝对不能自己动手取它,像豆子、栗子、巧克力糖豆这样光滑的东西,用镊子是夹不住的,只有耳鼻喉科才有能夹住这些东西的器具。如果不给受刺激而肿起来的周围鼻黏膜涂上药,使鼻孔通畅的话,异物不会很容易地被取出来,所以在家里取不出来的话,异物会越进越深,最后会进到鼻子里边去。

另外,取几次都没取出来,孩子会疼痛不安,最后哭起来。这样一来,就是到了耳鼻喉科,也必须做全身麻醉才能取出来。如果不是平时因打针而惧怕医生,是能够老老实实地让医生取的。

孩子一走到身边味就特别大,这时要好好检查一下孩子的鼻孔。如果是一侧鼻孔有异味,一般是鼻腔里进了布、纸或塑料类的东西。如果是3岁的孩子,即便有异物进了鼻孔里对母亲也讲不清楚。

451. 荨麻疹

幼儿也有荨麻疹,发疹情况和成人一样。孩子身上痒,所以脱掉衣服会发现在胸、腹、背等处有红色地图状的凸起疹子。上眼睑有疹子的话,眼睛会肿起来看不到东西。疹子长在口唇上,嘴就像歪了似的。荨麻疹只是痒,不发热。吃了螃蟹、青花鱼、虾、香肠、贝类、荞麦面、花生米等食物后几个小时内发疹的话,原因可能就是这些食物,不过大多数原因不明。

也有因接触了某种物质后而发生荨麻疹的。在草丛中玩,摸到某种草,或上山碰着漆树,拿了新涂了漆的汤碗等,也可能出现荨麻疹。也可能被虫子蜇了后出荨麻疹。也有在冬天里遇上寒冷的风而发作荨麻疹的,这叫寒冷性荨麻疹。

在喝药后不长时间内出现荨麻疹时,暂且考虑是药物的原因,就不要再喝此药了。

确认是食物引起的荨麻疹时要灌肠,把肠中残留的物质排出去。原因不明时,也可暂且先灌肠,然后在皮肤瘙痒处涂上止痒药。

如果涂抹含薄荷的外涂药（如薄荷樟脑软膏），就会暂时止痒。除寒冷性荨麻疹外，使用冰枕来冷却也很舒服。相反，如洗澡遇热会使病情加重。为了不让孩子抓破疹子，要把他的指甲剪短。

荨麻疹既有出疹后几个小时就消退的，也有时出时退的，可持续 1～2 周。像成人那样持续很长时间的极少见。

有这样一种方法，就是找到孩子对什么东西过敏，把它作为过敏源少量长期地注射来消除孩子致敏的方法——“脱敏疗法”，这种方法在荨麻疹、哮喘病时经常使用。是将导致荨麻疹原因的物质提取液，微量多次地注射到人体治疗过敏的“疗法”。

但是为了寻找原因，必须制作鸡蛋、鱼、蔬菜、昆虫等各种各样的提取物进行皮肤注射，观察其反应。但应该记住，虽说出过一二次的荨麻疹，但是否给孩子做这样的检查，其决定权不在医生而在孩子母亲的手里。

这种不确定疗法（不能确定过敏源的量及治疗时间），在英国终于不能再对门诊患者实施了。因为虽然极少，但有因休克致死的例子，因此被判定为除了在具备集中治疗室的医院以外禁止使用。

一吃鸡蛋就发作荨麻疹,这种原因清楚的孩子,在使用蛋类制成的疫苗时(如流感、麻疹),这些情况必须向医生讲清楚。即便是鸡蛋过敏的孩子,也不是永远不能吃鸡蛋,经过半年后,可以从极少量开始,还是能渐渐变得能吃鸡蛋的。

通常荨麻疹1~2周左右就消退了,有时也迁延成慢性,会反复发作1年半左右。

慢性荨麻疹痒起来时确实很令人头痛,但母亲必须认识到这是无害的疾病,否则,会因此而导致神经衰弱的。荨麻疹是不会持续一生的。因为是一定能治好的疾病,所以必须持乐观态度。有的母亲比孩子还急躁,领孩子从这家医院转到那家医院。

因寒冷引起的荨麻疹,只要避免寒冷就行了;如果化纤物质是其发病原因的话,就换掉这些使用着的化纤物质;由寄生虫引起的必须驱虫。实际上多数是搞不清楚原因的荨麻疹。不要使用肾上腺皮质激素,没有特别清楚的原因,就随便禁食某种食品的做法也不可取。"脱敏疗法"孩子特别不喜欢,因此最好不做。

烫伤 参阅"266 婴儿的烫伤"。

吞食异物　参阅“284　吞食了异物时”。

发热抽搐　参阅“348　抽搐”。

从高处坠落　参阅“366　防止事故”。

呕吐　参阅“398　孩子的呕吐”。

腹泻　参阅“399　腹泻”。

鼻血　参阅“400　夜里流鼻血”。

集体保育

452. 让孩子心情愉快

3～4岁的孩子,独自做事的愿望越发强烈,但在保育条件不尽人意的情况下,自立的孩子常常被培养成园内的小帮手。

为了让3～4岁的孩子释放他们的旺盛精力,最好把他们带到宽阔的场所进行快乐而安全的活动。这个年龄段的孩子,还不能坚持学校式的听课,所以尽量让他们在户外自由地玩耍。一定要打破那种认为“把30名孩子关在狭小的房间内一起上课就是保育”的陈旧观念。日本的幼儿园、保育园(译者注:日本的幼儿园归文部省管辖,主要招收 3 ~6 岁的幼儿,实行半日制保育,一般为上午 8 点至下午 1 点;日本的保育园归厚生省管辖,一般招收 0 ~6 岁的幼儿,实行日托式保育,一般为上午 8 点至下午 5 点)的用地及房间的面积都很狭小,有时少数教师必须照看众多的孩子,在这种情况下,最简便的做法就是采取"整齐划一的教学方式"。

为了让 3 ~4 岁的孩子心情愉快、充满活力,就应该尽量让他们到户外活动。例如可以选择园外禁止汽车通行的地方进行园外保育。还有,夏天不要因为害怕发生事故就不让孩子在水池戏水。

有的保育园的庭院狭小,孩子只能被关在拥挤的室内,不许在走廊奔跑、不许爬上窗台、不许从椅子上往下跳,这种完全生活在禁令中的孩子们,简直就像被拘禁在强制收容所,这完全是大人们利己主义的表现,压抑了孩子们对自由游戏的渴求,可是居然还有人美其名曰培养"自制力"。其实,在各种活动中,孩子们为了团结同伴,愉快地游戏,就会努力控制自己的情绪,不再任性而为,这种"自制力"是自然而然地形成的,不会给孩子带来任何心理上的压力。

孩子疲劳时,情绪也会不佳。为了让孩子精神饱满,一定要设置午睡室,让他们午后小睡1小时或1个半小时。

453. 让孩子学会自理

教师不应强迫孩子养成某些习惯,而应该创造条件,让孩子在为实现某个快乐的目标的努力过程中自然而然地学会生活自理。饭前轮流洗手,然后自己主动地对号入座,带上围嘴,自己用羹匙或筷子吃饭,饭后轮流漱口。为了培养孩子养成上述习惯,好吃的配餐就成为快乐的目标。老师要牢记每个孩子对每种食品所需的数量,做到“按需分配”,以使所有的孩子能在相同时间内进餐完毕。如果平均分发,饭量小的孩子总是落在后面,逐渐就会厌食。从教育角度上看,与其矫正偏食不如顺其自然让孩子吃他喜欢的食物。

穿脱衣服要考虑到每个孩子的能力,要让母亲换掉扣子太小或系带的衣裤。如果穿衣脱裤速度很慢,跟不上大家,孩子就会产生自卑感。多数孩子能解开下面的扣子，但解不开最上面的扣子，这时教师可以帮忙，快到 4 岁的孩子也可以让同伴帮助系上最上面的扣子。

到 3 ~ 4 岁，孩子就会把自己的东西顺利地放入自己的柜子里了，这时要让他区分放玩具和教科书的地方，养成用完之后放回原处的习惯。夏天在泳池里玩耍后，要鼓励孩子们自己擦干身体。午睡时无论如何睡不着的孩子，只要不影响其他孩子，可以让他安静地做点什么，或者带他去其他房间听故事。

排便方面，每个孩子都要学会明确表达去卫生间的意愿，多数保育园规定了大小便时间（9 点半、11 点、13 点、15 点）。夏季，让孩子自己解开裤子去卫生间，有必要在便池的构造、卫生间的门、去往卫生间的通路的修建上花些工夫，力求安全方便，让孩子们 1 个人安心地排便。对于在家里用惯了洋式坐便，没有蹲便经验的孩子，开始时保育员要陪着他，让他消除恐惧心理，逐渐习惯保育园的卫生间。孩子大便后，未必能很好地使用手纸，所以还要检查一下。

454. 发挥孩子的创造性

孩子需要释放体内产生的旺盛精力,发泄方式因人而异。3 岁孩子与 60 岁巨匠在创作中都会获得同样的喜悦,这是因为他们的创作既释放了体内的能量,又充分地展示了自我的个性。教师没有必要期待 3 岁的孩子完成某种像样的作品,教师应该善于捕捉孩子的个性特点,为他们提供能持续地进行游戏的场所,让他们把积蓄的能量充分地释放出来。

认为3 岁的孩子只能玩“模仿游戏”,这纯属偏见。3 岁孩子的各种各样创造活动,有的模仿平时生活,有的模仿电视广告,这些是大人了解的,但是他们同时拥有成人知之甚少的幼儿世界。比起被生活拖累、对任何事情都司空见惯的成人,3 岁的孩子更能以新鲜感觉来看待世界。大人虽然还不能完全了解幼儿世界,但是却可以创造条件让幼儿想像的世界长期保持下去。

童话是成人为孩子们的想像世界提供的有限的帮助,有些孩子会被童话吸引。也有不太喜欢童话但是喜欢唱歌的孩子,他们通过旋律宣泄过盛的精力,创造他的想像世界。哼着曲调,拿着蜡笔或油笔涂鸦的孩子,通过色彩和线条释放他的“能量”,在他想像的世界中遨游。通过身体活动来发散精力的孩子多喜欢跳舞,在手舞足蹈中体验想像世界。

为避免3岁孩子之间发生争抢现象,应该准备相当数量的玩具。例如:小汽车、小电车、小喷气式飞机、踏板车、布娃娃、绒毛动物以及过家家玩的道具等都是任何孩子的玩具箱所不可缺少的东西。还要准备足够数量的画册,如果数量太少孩子就会看腻。

为了全面拓展3岁孩子的创造力,仅开展室内游戏活动无疑是远远不够的。还应大力开展户外游戏活动,户外活动能够最大限度地发挥幼儿的创造力,才能使他们的旺盛精力通过与其个性相适应的方式持续不断地充分地释放。不过日本的保育园和幼儿园在孩子们的户外活动方面投入不够,往往是由于庭园过于狭小所致。

即使在室外做“模仿游戏”,其内容也比室内丰富得多。把碗里装满沙子,做“吃饭”的游戏,要比手拿空碗假装吃饭更生动有趣。在户外,孩子们乘坐木制小汽车也比室内的纸箱子有趣多了。除了冬季外,3 岁的孩子能集中精力地玩 30 分钟沙子。夏季还可戏水,3 ~ 4 岁的孩子用的泳池,水深可至膝部。庭院里只有滑梯、圆形攀登架还不够,还要准备小山、肋木、原木、婴儿车、球、云梯、平衡木、秋千等等。户外活动,场所宽阔,备有大型娱乐设施,在这种条件下孩子们为了尽兴地玩耍,就得大家携起手来互相帮助。

如果对 3 ~ 4 岁的幼儿统一要求,在同一时间内进行相同的教学活动,那么 3 岁的孩子往往就会跟不上。但在户外活动中,3 岁的孩子就能够和 4 岁孩子一起玩沙戏水。他们根据各自的能力、兴趣进行"不同分工",协同游戏。所以,如果必须混合保育的话,就尽量以户外活动为主,但需备有娱乐设备。缺乏娱乐设备的保育园,即使给那些不能掌握孩子个性的教师提供"课程计划表",对于拓展孩子的创造性也无济于事,当然,保育工作一定要有计划。教师应当了解 3 ~ 4 岁幼儿可能达到的水平,并以此为目标来制定计划。为了制定出适合儿童年龄特征的计划,教师们应该开会研究，以去年的成绩为基础，也要参考一下其他的保育园、幼儿园的“课程计划表”，根据本园情况进行取舍，更要重新研究园内的每个娱乐设施。充分考虑使用哪些材料和设备才能实现既定目标。那种将保育园杂志所刊载的“本月课程计划”抄写下来，贴在墙上的做法根本没有意义。那些已经制定好的保育计划，多数用于应付上级领导检查，为了不让领导感觉幼儿保育是玩游戏，所以只好把 1 年、1 月、1 周及 1 日的计划写得满满的，这种表面文章用于向政府报告或许还可以，但对孩子的成长却很不利。较好的计划表应该可以随时更改内容。填写内容可以包括当地的产业、风俗习惯、天气情况，还应该列有班级孩子的年龄、各自的疲劳度等等。另外，还要考虑教师的爱好，发挥教师的特长。因为教师也是在发挥其创造性才能的时候，才有朝气和魅力。那种无视现实保育条件，力求保育计划系统化的做法，将会扼杀孩子和教师的创造性。教师施教的同时也在提高自我能力，如果没有意识到这一点，就不会创造出个性化的、切合实际的、优秀的教育方法。

庭院飞来一只从未见过的鸟，孩子们的注意

力瞬时全都转移过去了,这时,不要批评孩子,要针对这只罕见的鸟即兴地上课。不然,怎么能教给孩子创造的方法呢?

455. 建立友爱的人际关系

3~4岁的孩子,生活自理能力进一步增强,这是孩子人格独立的基础。为了实现进一步独立,应该让他们学会向他人表达自己的意愿。这并不是多记单词的问题,而是要把他培养成敢于发表自己主张的人。如果"这也不行,那也不对",用形形色色的禁令束缚孩子,他就不愿主动发表意见;如果班级有个孩子王,看管孩子比老师还厉害,那么孩子也会不敢发言。要想让孩子自由地发表意见,必须让孩子对老师持有百分之百的信赖。对孩子体罚的老师只会让人恐惧,不会让人信赖。和老师相处非常快乐,孩子就会喜欢去幼儿园。为了使孩子与教师相互信赖,教师应该注意倾听每位幼儿的心声。要做到这点,老师应该把20多人的班级分成6~7人的小组,以创造让他们听、说的机会。例如,读书给他们听,然后让他们提问题；围着看连环画，然后让他们叙述。“上课”最好在小房间进行。6~7人的小组，在特定的时间，容易产生信赖和亲近的气氛。小组“上课”期间，安排另外1名老师带领班级其他的孩子自由活动。

在加强师生之间关系的同时，幼儿的同伴关系也会得到增强，这是由于在生活中互相帮助的结果。孩子之间说话会产生幼儿语。如果听到“幼儿语”教师就去纠正，这种做法会让孩子失去说话的积极性。教师可以参与他们的会话，用正确的语言同他们讲话，孩子就会模仿教师自然而然地放弃使用“幼儿语”了。

孩子一过3岁，同伴之间就会相互交流想法。有时幼儿情绪激动，只顾自己说，却不注意听别人谈。这时教师就应介入，说“请好好听一听小明是怎么想的”、“小红，请把你刚才说的再讲一遍”，从而培养孩子听别人讲话的习惯。如果教师不及时引导，爱插嘴的孩子常常打断别人的讲话，不能养成“听完别人讲话”的良好习惯。

最初，有的孩子无论怎样也不肯面对教师讲话。对于这样的孩子，如果发现他十分擅长画画，那么就让说说绘画的内容,这时教师往往会发现他说得很好。由此可见,孩子们的创作是否具备艺术上的完整性并不重要,只要能释放孩子旺盛的精力,表现了孩子内心的情感世界,就是有意义的创作。所以教师与孩子的交流不单单是凭借语言。

456. 建立良好的同伴关系

3~4 岁的孩子,已经懂得互相帮助。在自由活动中,他们能自然组成 2~3 人的小组。这个小组能否壮大,与孩子的自理能力、孩子的自我表现能力有很大关系。孩子们只有在愉快的创造性活动中,才能结为快乐的伙伴。例如,大家一起玩沙、嬉水时,不知不觉就开始互相帮助了。随着语言的发展,孩子之间的联系日益密切起来。手工制作和绘画作品只能在某种程度上沟通彼此的感情,但是由于表现力不够强,所以这个年龄的孩子很难通过作品做到相互理解。如果不让他们真正感受到团结友爱,而仅仅教授语言,那不过是背诵台词,甚至容易使他们流于虚伪。有好朋友以后,孩子心中逐渐会产生“为了达到某个共同目标和朋友一起努力”的意识。可见密切的伙伴关系有助于激发孩子参与集体活动的主动性和积极性。例如,因为得到老师当众表扬,孩子更主动地做集体的值日工作。逐渐地能够遵守游戏规则,开始维护轮流交替的秩序,这些都是集体意识发展的结果。但是认为孩子们天生就具备民主主义思想,这未免有点夸张,因为通过强制的办法,在某种程度上也能做到这些。孩子能够快乐地、积极主动地参与活动了,老师的作用仍然很重要,那种简单地相信孩子有民主主义思想的教师,虽然富有献身精神,但却没有充分考虑自己的人格魅力所起的作用。当然也不能一切都依靠老师的人格魅力。如果 1 个老师照管 20 多个 3 ~ 4 岁的孩子,教师的魅力也不会影响到每个孩子,最好是 20 人的班级配有 2 名教师。不过一开始就把孩子们组成 1 个有序的大集体,是很困难的。可以按绘画、玩黏土、讲故事、唱歌、音乐游戏等组成小组,以小组上课的形式进行。这样不断地组合,自然而然就形成班级集体了。

3 ~ 4 岁孩子的集体教学活动,每天最多进行

15 分钟,剩下的时间应让他们自由活动。孩子在自由活动中最能发挥创造性才能。

457. 培育健壮的孩子

日本的保育园作为母亲上班期间暂时寄放孩子的场所,只是以保证孩子身体健康为目的,根本没有考虑孩子的身体锻炼问题。所谓"健康"就是不让孩子生病,就是不让孩子受伤等,这种消极的传统观念至今还在影响着日本的幼儿保育。今后,要积极采取措施,让孩子进行家里得不到的身体锻炼,以培养出更结实健壮的孩子。

幼儿园的 3 年教育,常常致力于团结互助的室内游戏,几乎没有考虑户外锻炼。3～4 岁的孩子,户外散步是最基本的锻炼方式。前苏联的《学前教育纲要》规定:满 3 个月的孩子每天散步 3～4 个小时(雨天和严寒季节停止)。日本也想把园外散步纳入到白天课程之中,但执行起来颇为困难。即便在农村,马路好像也成了汽车、卡车的专用道路,孩子们的集体散步根本不可能进行;在城市,幼儿园又有班车接送,孩子也没有步行机会。

因此，只能加强孩子们在园内庭院的运动。这个年龄段孩子的保育应尽量在户外进行。初夏、初秋时节应该把孩子的全部游戏都转移到室外进行。夏季，在保证安全的条件下，让孩子在游泳池中戏水。对于 3 岁的孩子，水深最好不超过 30 厘米，水温在 25℃以上。进入泳池的注意事项请参阅“407　发挥孩子的创造性”。没有游泳池的幼儿园，气温高于 20℃以上时可以淋浴，气温越高，水温越要降低，但不能低到让孩子起鸡皮疙瘩。外面天气转冷，自由活动可以转到室内进行，但室内温度不宜过高，不要超过 20℃。

为了提高孩子的运动能力，可以进行行走、跑步、跳跃、投球、攀登、平衡运动等训练。最好每 4 ~5 人分成一组，同伴做动作时，大家在旁边观看，如果人数太多，还得排队轮流进行，孩子就会等得不太耐烦，没有耐心观看同伴的动作了。同样，如果老师要观看 30 多个孩子的动作，当然也很难辨别每个人的特点。

要让孩子练习在一条直线上行走。为此，刚开始时，可以在地面上画两条间隔 25 厘米的直线，让孩子在线内行走。不久再训练孩子在线内跑步。跑得比较熟练了,就可以把宽 25 厘米的木板放在地面上,让孩子在木板上行走。木板上行走熟练后,就可以在高 10~15 厘米、宽 25 厘米的平衡木上练习行走了。4 岁时,多数孩子都会走平衡木了。每个孩子都走得很好了,就可以排队进行。

3 岁的孩子还不会往上蹦,但可以往下跳。开始训练时,可让孩子从 10 厘米高处往下跳,不久再练习从 15 厘米高处往下跳。熟练后就可从 30 厘米高处往下跳。

让 3~4 岁的孩子跑 25 米,男孩、女孩的速度都在 9 秒左右。原地跳远,男孩、女孩都可达到 50~70 厘米。垒球,男孩、女孩都可投 2~3 米。

可以利用滑梯进行爬高训练,沿着台阶登上,顺着滑坡滑下,再沿着滑坡往上爬,到上面之后再次滑下。这项运动要 1 个人、1 个人分别进行。有肋木的地方,也可训练攀登肋木。

上述的运动功能训练,尽可能每日都进行。如果 1 周 1 次,就谈不上是训练。训练时要培养孩子的耐力,教师要引导孩子以积极的态度对待功能训练,不要让孩子认为功能训练与吃苦、受罪没有区别，所以教师要不断鼓励孩子愉快地、生气勃勃地进行训练。

458. 预防事故发生

3 岁以上的孩子在幼儿园或保育园里最容易发生的事故是“擅自离园”。一个保育员照看将近 30 名 3 ~ 4 岁幼儿，很难马上发现有孩子“擅自离园”。如果“离园”的孩子被汽车撞了，可就成了大事故。所以一旦发生“擅自离园”，保育工作就得暂时中止，园内上下总动员派人出去寻找。

“擅自离园”并不是每个孩子都能发生的行为。产生“离园”行为的幼儿，一般在入园前就有走失的“前科”。3 岁以上的孩子入园时，要向家长询问一下孩子是否走失过。孩子只要走失过 1 次，就要把他记录在案。这样的孩子一般都很积极主动，所以只要分配给他一些工作，他就会融入快乐的园内生活。

孩子一满 3 岁就会登高爬下，因秋千荡得过高而摔伤的事故时有发生。如果 1 个孩子正在荡秋千，就不要让其他孩子玩球，因为拾球的孩子常常会碰到秋千上。现在1名老师必须看管许多孩子,预防这样的事故发生实在让教师耗费心血。教师与其说是“保育员”,不如说是“看守员”。

许多事故发生在离园之前,保育园的孩子分别回家时更要注意。那些下午4点以后来帮忙的钟点工保育员,首要任务是记住每个孩子的名字和面孔。临近离园时,要把孩子集中到1个房间内,给他们读书或讲故事。如果让他们在幼儿园庭院里自由活动,最容易出事。曾经发生过这样的事,1个孩子把书包挂在脖子上做好了回家准备,又去玩滑梯,结果脖子上的书包带被扶手挂住,勒住脖子窒息而死亡。还有的孩子离开庭院掉进防火用的水池中。

到了4岁,就可以安排孩子值班了,但吃饭前,不能让孩子去端或拿盛有热食的大容器。还要和保健所取得联系,对配餐人员进行定期便检、预防肠道传染病。

459. 关于幼儿园与保育园“一体化”问题

作为幼儿教育的场所,幼儿园和保育园孰优孰劣,这个问题很难回答。能够在两者之间做出选择的母亲也逐渐减少,因为每天工作 8 个小时的母亲是不可能把孩子送进上午只工作 5 小时的幼儿园的。

从历史上看,幼儿园是为富裕家庭子女设立的游戏场所,而保育园则是为贫困家庭的孩子而建立的。从目前的现状来看,幼儿园和保育园在设施方面的差别正在缩小。不过,保育园照管孩子的时间长,保育环境往往不如幼儿园。出外工作的母亲们曾经要求地方机构或经营者改善保育园的条件,使它成为更符合幼儿保育的环境,然而情况并不十分乐观。

个别保育室有点类似强制收容所,一个大房间既是活动室、又是餐厅,同时又兼午睡室。只有餐厅与活动室不同,孩子们才能体会到用餐的快乐。玩累了,孩子回到午睡室,立即会有睡意袭来。如果同一房间,用餐和睡眠前后,必须像舞台的布景一样,来回变化,怎么能让孩子放松呢?

尽管保育园力图为孩子营造家庭式的氛围,让孩子感受到家庭般的亲情;然而,班级人数过多,阿姨必须不停地喊话,很难与孩子建立亲密的关系,更谈不到如同“相亲相爱的一家人”了。

目前,幼儿园、保育园庭院狭小,安全的马路和宽阔的空地由于现代的城市化几乎消失殆尽了,于是人们只好利用室外运动场,试图在某种程度上代替可以自由奔跑的空地。坚强勇敢的性格教育是必要的,同时我们也要提醒孩子不要采纳年龄大些的孩子王传授的比较危险的冒险方法。令人高兴的是,近年来,已有学习保育学的男性在幼儿园、保育园工作了,他们不仅能够提供以往女性保育工作者难以做到的坚强勇敢的性格教育,同时一改社会上“抚养孩子只是女人的工作”这一偏见。另外,男性们在残疾儿保育方面的优势也告诉人们:残疾儿保育给女性保育工作者带来了多么沉重的体力负担。

关于保育园和幼儿园“一体化”问题的提出主要源于以下原因:首先行政人员认为保育园归

厚生省管理,幼儿园归文部省管理产生诸多不便,故而要求行政管理"一体化"。其次,保育工作人员要求"一体化"。因为同样做着保育工作,保育园的保育员和幼儿园的教师待遇却不一样,他们对此表示不满。从早上 8 点到下午 5 点,保育员们在不停地工作,而幼儿园的保育工作则在吃过午饭后基本上就结束了。到下午 4 点之前,教师或者进行第 2 天的工作准备,或者开一下研究会,时间很充裕。而且冬季、夏季还有休假。与幼儿园相比,保育园的工作既繁忙又紧张,但是繁重的工作却换来微薄的工资。当然,单纯增加工资还不足以解决这个问题。还要给予保育员继续学习的时间和机会,要创造条件让他们出席学术会或研讨会,并发表研究成果,进行学术交流。保育工作不是看管孩子,而是实施教育,从教人员如果不坚持学习,接受继续教育,就不能胜任工作。幼儿园由教育委员会负责,保育园则由社会福利事业的管理部门负责,假若这名负责人曾经是水暖科的科长,没有教育经验,他就不能理解保育员是教育工作者。因此,希望负责保育园工作的官员至少像教育委员考虑幼儿园工作那样,对保育园的教育问题给予足够的重视。可以说这也是目前亟待解决的问题。

还有一种“一体化”的观点,就是纠正幼儿园、保育园的不足之处,设法使两者达到同一水平。这种观点虽然有一定道理,但切莫忘记保育园作为福利设施有其特殊的一面。双职工家庭或单亲家庭照顾不了孩子时,福利事务所会将孩子作为“措施儿”委托给保育园,保育费用由政府支付。因此,保育园和幼儿园孩子的年龄、保育时间及设备(午睡室和浴室)不能简单地实行“一体化”。

4 岁到5 岁

这个年龄的孩子

460. 从4 岁到5 岁

4 岁的孩子,已具备了创造者的运动能力和智力。4 岁的孩子已经不满足于三轮车了,有的孩子已经能骑两轮车了。球也能扔得很远了。不仅能打滑梯,还可以从 1 米高的地方跳下来(见491 培育健壮的孩子)。也能一只脚跳跃,还能在地板上翻筋斗。只要指导有方,孩子甚至可以学会游泳。

如果是喜欢汽车的孩子,汽车的种类全都能记下来;喜欢书的孩子,有的都可以读书中的字,能看报纸中广告的商标,可以说出商店的名字;昨天、今天、明天这些时间概念也能分清楚了;红、绿、黄、白等颜色的名称也能说清楚了。

在总看电视的家庭,孩子恐怕也将成为电视孩子了吧。所说的电视孩子就是被电视束缚住了的孩子。

孩子有能自由活动的手脚,因此应该让4~5岁的孩子发挥他们各自的智慧,在地球上把他们梦想中的天堂创造出来。父母与老师,必须帮助孩子创造。在好的幼儿园里,孩子的创造受到重视,可以得到提高(见488 发挥孩子的创造性)。

孩子们创造他们想像中的世界,多半是在幼儿园的"自由保育时间"里,自然完成的。但是非常了解幼儿生活的老师,能有意识地将孩子带到这个世界。比如发给孩子橡皮泥,让大家捏点什么,通过这种"集体保育"的方法,把在这里捏成的"橘子"、"鱼"、"喷气式飞机"作为素材,就可以让孩子进入想像的世界。这与孩子独自在自己家里玩"过家家"这种密室游戏相比,是多么壮观的世界啊!在这个世界里,孩子们可以创造一个市场、一座城市。很多大人们没见过只有孩子们才有的想像中的世界,因此他们不知道重视孩子的创造力是多么的重要。所以,当电视商把成人世界的简陋的模仿品带给孩子们,使孩子们的创造力受到麻痹时也毫无愤慨之意。

有的母亲说,把孩子送到幼儿园 2 年直到上小学,孩子岂不是要腻烦吗?持这种想法的人在家里是怎样进行“育儿”的呢?

孩子想制造喷气式飞机,需要椅子当机体,可是刚把椅子放倒,母亲就过来斥责孩子,“又用椅子当飞机了,那样椅子不就坏了吗,椅子是坐的不是当飞机的。”

作为创造者的孩子,不能让其发挥创造力的不只是母亲。如果幼儿园也很狭窄的话,孩子的创造力就得不到提高。幼儿园的运动场,对已被汽车吓得战战兢兢的孩子们来说,是个不管怎样跑,怎么沉迷于挖土玩,都不会被车撞着的场所。早晨来得早的孩子,那里就像是个大平原,而过了 9 点,孩子们都来了,运动场就像繁华的街道也拥挤起来,来回跑时不可能不互相碰撞。

保育室也一样狭窄,1 个班 40 个孩子,玩具不足,老师不可能照顾到每一个角落,因此孩子们一旦自由地玩起来,就开始抢玩具,老实的孩子总是玩不上。孩子们自由地玩起来时,总是吵吵嚷嚷乱成一团,这样影响了正在“会话”的其他班的孩子,因此老师就不得不把班合起来“一起保育”。于是,老师弹风琴,孩子们跟着一起唱;老师念连环画,孩子老老实实地把手放在膝盖上听;发给孩子绘画纸,孩子们就画画,但画的题目总是由老师提出,因为这样老师比较容易管理。

老师总是认为能够遵守纪律,不擅自行动的孩子是“好孩子”。但是,仅仅是在集体中做到了“好孩子”的孩子,要成为好的人还远远不够。好的人必须是有道德的,道德不仅仅是遵守老师教给的规则,必须是能够通过自由的个人意志选择行为。1个班有太多孩子,孩子就不是自由的,孩子就像是制造“好孩子”工厂的规格产品。这种幼儿园里,没有老师与父母相互交谈的机会,从幼儿园带回来给母亲看的联络本,就成了什么保育费、赞助费等的账本了。这样的幼儿园,孩子虽然只在幼儿园里从9点到12点呆3个小时,回来时也会感到非常疲劳。即便是疲劳恢复了,在家附近也没有能活动的场所。

现在的4～5岁的孩子确实非常可怜，为了让孩子能够充分发挥创造力，无论如何也必须创造1个好的集体保育场所，但并不等于把孩子放到幼儿园就行了。确实有必要建立能够进行集体保育的幼儿园。

这个年龄的孩子的睡眠，因生活习惯不同有很大的差别。上幼儿园的孩子，因早晨必需按规定的时间走出家门，自然晚上也早些睡觉。尽管如此，很多孩子还是晚上9点睡，早晨8点起床，按老师要求的8点睡觉的孩子很少。但是，晚上10点睡觉，早晨7点起床这种类型的孩子也不少。通过睡眠来解除疲劳，因人不同也有相当大的差异。

午睡的孩子，确实晚上能熬夜。如果孩子午睡了就精神十足，又很愿意晚上晚睡的话，就让孩子晚点睡，不必拘泥幼儿园老师晚8点睡觉的说法。教育孩子，不仅仅是幼儿园里的事，家庭里的教育也很重要。如果孩子晚上10点睡觉前能玩得很好的话，就可以让孩子午睡。特别是夏季，更应该让孩子午睡。因为孩子每天8点睡觉的话，就没有和父亲在一起过家庭生活、一起玩的时间了,所以要考虑孩子的心情。

不上幼儿园的孩子,只在家里生活,就容易睡眠不规律。如果是在冬季,易形成晚上 11 点睡,早晨 9 点以后起床的习惯。但是,只要生活有规律,既有锻炼身体的时间,饮食的次数又能按孩子每日所需的饮食给予,也就不必一定要拘泥于早起早睡。

饮食方面,小饭量和大饭量的孩子有着明显的差异。饭量小的孩子,尤其不喜欢吃米饭,一般 1 小饭碗也好不容易才能吃半碗。即便是这样,只要能喝两瓶牛奶,尽量吃一些鱼、鸡蛋、香肠、肉类的话,就不会发生营养不良。不吃蔬菜的孩子很多,但只要吃一些水果,在营养方面也没有什么问题。有很多孩子在家里既不爱吃饭,也不吃蔬菜,而上了幼儿园以后给孩子带盒饭时,饭也能吃了,西红柿、菠菜也能吃了。

我们知道,不吃饭或者讨厌吃菜,心理上的原因也起一定的作用。如果孩子每天只是在家里和母亲在一起,想要依靠母亲的心情和想要从母亲那里独立出来的想法,就会混杂在一起,对母亲建议的事情,首先表现出反对的态度。这些表现在吃饭时,或是讨厌吃饭,或是不吃蔬菜。因为饭吃得少,等不到下顿吃饭的时候就饿了,于是孩子撒娇地对母亲说:“我要吃点心。”

零食,大多数家庭都给些饼干、炸薯片之类的。这些东西和饭一样都属于糖质。有的孩子只吃1/3碗的饭,剩下就吃饼干。其实,只要吃上1大块饼干,就会有与1碗饭相同的能量。吃饭时随便吃一点,过后大量吃零食,虽然从营养学上讲,没有什么害处,但在教育方面我们并不赞成这样。即使是不上幼儿园的孩子,也要按时吃饭,零食也规定每天最多吃两次。零食的量,与孩子的食欲有关,孩子间也有着相当大的差异。一日三餐都能很好地按时吃的孩子,要尽量给一些季节性水果。不太喜欢鱼、肉类的孩子要让他多喝牛奶和酸奶,甜东西会损坏牙齿,要酌量给孩子吃(见462 孩子的零食)。

排便方面,孩子到了这个年龄,夏季衣服少,小便、大便都能自己1个人去了。但喜欢干净的母亲,害怕孩子把衣服或卫生间弄脏了,总是不让孩子1个人去卫生间。这样的话,就妨碍了孩子自己处理大、小便能力的形成。这个年龄的孩子,最好引导他去卫生间,不要总是依赖便器。

晚上父母临睡前,如果把入睡了的孩子叫醒让他小便1次,多数的孩子就能坚持到次日早晨。当然,亲戚的孩子来了,一整天都和他玩耍,或者是去了游乐场,那么当天夜里就常常会尿床。如果是男孩,夜里就是母亲起来两次叫孩子小便,还是尿床。这也是常有的事,对孩子来说,这是生理性的。在这个年龄的孩子,可以说没有夜尿症。

在生活习惯方面,与3~4岁的孩子相比,自立能力增强了,自己能做的事情也多了,穿、脱衣服都能做得相当好。当然了,珍惜时间、任何事情都讲究合理化的母亲,总想自己动手做来得更快,因此,不让孩子自己穿、脱衣服。这样一来,孩子过了5岁也不会自己穿、脱衣服。

在父母能以身作则饭前洗手的家庭里,孩子吃饭前、吃零食前都能洗手了。

这个年龄的孩子,一般的家庭都能让他们晨起后洗脸、刷牙。现在,在刷牙可以预防龋齿这一问题上,医生们的意见是一致的。因此,要尽量让孩子自己刷牙。为了让孩子积极主动地自己刷牙,最好是家里的人都一起起床,一起刷牙。其实，最好是早饭后正式地刷牙，饭前只是形式。睡前刷牙是最合理的，自己刷牙已成为习惯的孩子，让他睡前刷牙也是件容易的事。大量流鼻涕的孩子，要养成擦鼻涕的习惯，不要用袖子抹。这个年龄的孩子还不能自己剪指甲。

洗澡时，能自己洗的就让孩子自己洗。洗澡间对孩子来说，也是个玩的场所。这个年龄的孩子，不必让他洗完澡马上就出来，特别是和父亲一起洗澡时，一边玩一边和父亲说话，在极少和父亲接触的家庭里，这是非常重要的事情。

早晨起床后，晚上睡觉前，要教育孩子说"早上好"、"晚安"，父亲上班前要说"您走好"，回来后说"您回来了"。这不是虚礼客套，而是让孩子记住人与人之间的交往有必要高雅一些。

交通事故的发生也一日多似一日，因此必须常常要让孩子告诉母亲现在在哪儿，孩子外出时，一定让孩子要告诉母亲去哪儿，回来后也让孩子说"我回来了"。

身体的锻炼，可以在户外安全的地方，与小朋友一起跑、跳、玩。根据情况，也可以使用一些道具，还可以伴随着音乐跳舞。这些事情都很重要，但现在的家庭恐怕都办不到。锻炼身体,对孩子来说是生理需要。

进了幼儿园的这个年龄的孩子,为了进行身体锻炼,可以做的事很多(见491 培育健壮的孩子)。在家里能做得到的,是让孩子散步,天气好的时候,一定要带孩子去户外。如果附近有儿童公园,要让孩子在那里玩。

在家里养育的孩子,与身体锻炼同等重要的是,必须要给他符合其智力发育水平的精神营养。喜欢绘画的孩子,要让他画画,他能对付着画出小人来。喜欢做手工的孩子,给他一些塑料模型和积木等,有时给他一些橡皮泥。对喜欢音乐的孩子,放一些好听的乐曲让孩子听。喜欢故事的孩子,给他买些故事书,母亲念给他听(见471 喜欢书的孩子)。热衷于独立做事的孩子,尽量不要干涉他,多给他一些自己的时间。

如果上了幼儿园,孩子会在幼儿园带回来很多疾病。如麻疹、风疹、水痘、腮腺炎等,这些疾病说不定哪一种就在孩子上幼儿园的那年里得上,这一点要有充分的思想准备。百日咳、白喉、小儿脊髓灰质炎(小儿麻痹)等,接种疫苗非常有效,因此近年来已经几乎看不到这些病了。百日咳、白喉、破伤风疫苗第1期疫苗注射完的孩子,不要忘记过了1年或1年以后还要注射第2期疫苗。如果忘了,不管已经间隔了多长时间,都要去保健所询问一下集体接种的日期,在规定的日期里再次接受疫苗注射。

运动量太大,往往会造成孩子疲劳,因此有相当多的孩子发生自体中毒症(见444　自体中毒症)。在疲劳之后,要让孩子吃饭后再睡觉。

有很多被称为"小儿哮喘",在胸中总有"呼噜呼噜"的痰鸣声的孩子(481　"哮喘"),如果想进幼儿园,可以考虑把送幼儿园当作转折点,进一步锻炼一下孩子。

"流行性结膜炎"俗称"红眼病",也是在幼儿园带回来的比较多见的疾病之一。在园里的游泳池里游泳,有时就会染上"红眼病"。从婴儿时期发现而拖延到现在没有手术的疝气,要在上幼儿园前做手术治愈它。这个年龄的孩子经常流鼻血,但并不可怕,每个孩子都会发生(见482　孩子的鼻血)。寄生虫方面,蛲虫最多见,蛲虫是很容易驱除的。

每个孩子都常发生的、最多见的是早晨的腹痛,请再读一下“437 孩子的腹痛”。

喂养方法

461. 孩子的饮食

4~5岁这一期间,体重的增长和婴儿时期相比稍慢,1年里只能增长1.5~2.0千克。按月份算的话,每个月只增加1瓶牛奶的重量,如果不考虑是在饭前饭后称体重的话,有很多时候就会不清楚孩子在1个月里体重是否有所增加。而且夏季里孩子也有苦夏现象。体重如果不增加,母亲就会担心,是不是孩子的饭量不够呢。

另外,孩子的饮食情况也会让母亲担心,孩子在大家都围着桌子吃饭时,表现出“食欲不振”。做母亲的,她多么希望特意做的菜肴孩子能吃干净,饭也能多吃1碗。可是,副食总是剩一半,米饭也很难吃上1碗。

阅读育儿杂志,寻找孩子“食欲不振”的原

因,则会看到写着"因断奶晚"、或者是"饭做得单调"。这样一来,作为母亲就总是后悔自己孩子都6个月了,晚上还给他喝母乳,太不应该了,自己高中时没能好好上家政课等。那是想得过多了,1个月里体重只增加1瓶牛奶重的孩子,没有必要吃那么多的饭。现将这个年龄的孩子最常用的食谱,介绍如下:

7:00　起床

7:30　牛奶200毫升、面包1块、奶酪或香肠少许

12:00　盒饭,将1碗饭做成5个饭团、鸡蛋1个和菠菜或香肠与蔬菜色拉

15:30　苹果、牛奶200毫升

18:30　米饭1碗、鱼(大体与成人相同)、水果

20:00　苹果1个或酸奶100毫升

以上这个食谱是正上幼儿园孩子的食谱,要1周带4次盒饭。把蔬菜放到饭盒里,他也吃,但是晚饭就不吃蔬菜了,于是就用水果来补充。夏季里饭量会减少一半,因此口渴时,让孩子喝两次牛奶,每次200毫升。这样夏天就成了牛奶喝4

次,米饭每日1次。牛奶如果不凉或不做成冰激凌,饭量小的孩子也不容易接受。零食或餐后点心中的苹果随着季节的变换,可以换成草莓、橘子等。按这种食量,孩子在4~5岁之间可以1年里增长1.5~2.0千克体重。当然,就是这样的孩子,母亲1年里也要几次来看医生,说她家的孩子不吃饭真没办法,是不是哪儿有什么疾病等等(1年里体重只增加1.5千克的孩子饭量少一半)。

这个时期的孩子,主动地洗手后吃饭,是少见的。当母亲的每天斥责他不是好办法,应让孩子高高兴兴、开开心心地吃饭。吃饭前总是批评孩子,孩子的食欲就要下降。要规定在从幼儿园回来后进行洗手。

一有电视,晚饭时孩子就会惦记着看电视,而不去注意母亲给做的饭,这是电视妨碍母亲将母爱传达给孩子的1个实例。

462. 孩子的零食

这个年龄的孩子,饭虽然吃得很多,但直到吃下一顿饭时一点零食也不吃的孩子太少了。一般的孩子都吃零食，而且比吃饭更高兴。

孩子对零食的欲求，与生活的方式有关。从前因为与附近的孩子一起在马路上玩的时间多，所以孩子们就都一起到点心店去买零食。小朋友都能从父母那儿要来钱，因此如果只有自己没有钱就很没面子，就不能跟大家玩了，于是哭着回家央求母亲给点钱。母亲也清楚不给孩子点儿零钱，孩子就不能和小伙伴一起玩，所以母亲就想当是给露天幼儿园交费了，给了孩子买点心钱。虽然心里很害怕小店里的卫生状况不好，也只好听凭孩子了。但是现在，幼儿的小集体已不可能在马路上玩，而是被软禁在自己的家里。孩子们都没有和朋友在一起玩过，因此养成了什么事都按自己的想法做的毛病。不听母亲的话，看到电视广告里出现了巧克力、糖果，就缠着母亲买，只能在10点和午后3点才能吃零食的规矩已经很难养成了。

让孩子午前去幼儿园的母亲，在孩子不在家的时候，把孩子的零食买回来比较好，这样，母亲就可以在规定的午后3点给孩子零食吃。

只要孩子在家，每当母亲去超市买东西时，就只能带孩子一起去。在超市里,小食品摆放在孩子能够着的地方。看到在电视广告中出现的小食品袋,孩子拿起来就不再放下了。母亲只好给孩子买下来。孩子一旦认为这是自己的“私有物”了,就再也不还给母亲,拿回来就吃得饱饱的。1个人吃零食时,有多少想吃多少,如果是和朋友在一起,就必须忍受分给自己的量的不足。因此,从增进和朋友一起玩的乐趣这种意义上讲,孩子的母亲们应该让孩子和小朋友们一起吃零食。和要好的小伙伴的母亲也要商议好,孩子在一起玩时,给孩子吃什么零食好,要经常变换品种。

吃零食后要让孩子刷牙。但这也需要孩子的母亲们在一起商量,自己带好自己孩子的牙具,到时候一起刷牙。如果这个实施不了的话,可以在孩子吃完零食、喝完果汁后,喝些茶水或凉开水。

晚上睡觉晚的孩子增多了,从晚饭后到睡觉前吃东西的孩子也多了起来。要尽量只给孩子点酸奶或水果。不能一边吃着零食一边睡觉。养成晚饭后刷牙的习惯后,当孩子吃完晚饭,还撒娇要零食吃时,可以用“不是已经刷过牙了吗?”来拒绝孩子的要求。

463. 晚上哄孩子睡觉

孩子晚上钻进被子里后的入睡方式，不是靠母亲训练的方法，而是孩子入睡方式的生理要求决定的。钻进被子里马上就能入睡这一类型的孩子，说一声“晚安”，5 分内就能入睡。孩子知道母亲就在旁边的屋子，有一种安全感，就是把灯光拧得暗些也不感到害怕。以前都是母亲陪在身边一会儿就入睡了，快到 5 岁时，隔着门一边与母亲说话一边入睡的孩子增多了。但是，对入睡很需要时间的孩子这种做法则行不通。特别是一困就情绪不好类型的孩子，每天晚上入睡前要先哭一阵儿。对这样的孩子，不能认为他有什么缺陷，只是入睡需要时间而已，没有其他问题。

入睡前需要时间的孩子，直到入睡要做各种事情来消磨时间。吮吸手指、抚摸床头的小娃娃、咬毛毯等，还有不少孩子吮吸奶瓶。有的孩子让母亲坐在身旁啃着手入睡。不管是哪一种类型的孩子，都是母亲在身边才有安全感。

比起说“都 5 岁了，1 个人睡吧”，让孩子吮吸着手指入睡,不如说"母亲给你讲故事听"拿来本书给孩子讲、哄他睡的方法更好些。通过母亲的声音,在快乐的童话世界里让孩子在游玩中入睡,孩子做梦也会高兴的。

常有这样的事情,孩子每晚睡觉前都要求母亲念同一本书,听着入睡,是否是条件反射不得而知。有时母亲不小心念错了什么地方,内容都记住了的孩子会订正母亲说念错了。这种情况如果连续发生几次,一旦母亲不念错点什么,孩子倒不满意了,孩子会要求母亲念错。

无论如何都睡不着,入睡需要花 1 个小时以上的孩子,是白天的运动不足或是早早就进了被窝的原因。

464. 排便训练

在 4~5 岁这一时期,一般孩子都能独自去大、小便,并自己擦屁股,寒冷季节穿很多衣服和内衣裤时,不给孩子一定的帮助孩子还是脱不下来。男孩子有不少在外边贪玩,结果跑回家时已经尿湿了裤子。还有的孩子也不回家,尿湿裤子就那么让其蒸发。

平时在家里，如果是能独自去卫生间的孩子，就是有上述事情发生也不必介意，再稍大点自然就好了。寒冷季节不去卫生间而使用便器的孩子，随着气候转暖，也就可以指导孩子在卫生间排便了。如果给孩子预备一双很漂亮的拖鞋放在卫生间里，孩子就会更高兴去卫生间里排便了。

在这个年龄的男孩子，有很多夜里还尿床，虽然身体长高了，但是夜里小便情况与 3 ~ 4 岁的孩子还是一样(见 417　排便训练)。

孩子什么时候夜里不再尿床，每个人的情况都不一样。有到了 6 岁才停止尿床的孩子，还有一直持续到小学 4 年级的孩子，母亲发牢骚反而只能延长尿床的时间。

如果母亲早晨起来看到被尿的床单，就对孩子不满地唠叨“都 5 岁了，还尿床，那可不行啊”，那孩子就会成为“夜尿症”。所谓“夜尿症”是因孩子觉得夜里尿床不好，这种自卑感使得孩子紧张而造成的(见 511　夜尿症)。

经常便秘的孩子，会在不知不觉间弄脏短裤(见 593　大便失禁)。

465. 孩子偏食

不能把偏食的孩子说成是任性的坏孩子。还有,母亲也不必责备自己对孩子的教育失误。人多数对食物都有好恶,厌恶某种特定的食物,对成年人来说不是什么问题。讨厌洋葱的丈夫,妻子就是煮了洋葱,丈夫也会剩下来不吃,而讨厌洋葱的妻子,恐怕就根本不会煮洋葱吃了。人只要不给其他人添麻烦,选择自己喜欢的东西生活,没有什么不可以的。

只有孩子对食物的好恶被说成是偏食,而遭到责备,这是为什么呢?这是由母亲的"营养学"和其道德信念而产生的。有的母亲认为只要是别的孩子吃的东西,自己的孩子不吃就会营养不良。这样的母亲,我们问一下她是否到各家进行过访问,调查了幼儿的嗜好呢?其实没有。只是相信了附近的母亲说的"我们家的孩子什么都吃"这些话而已。确实有这样的孩子,不管是土豆、胡萝卜,还是鱼,凡是盘子里盛着的东西什么都吃。这个孩子的母亲认为这是件好事,于是得意地对其他孩子的母亲说了(确实从做饭人的角度看是件好事)。听了人家得意的谈论,母亲就想偏食可不是件好事,于是对自己的孩子的偏食特别在意。可是什么都吃的孩子,真是件好事吗?实际上,这不是一个好与坏的问题,而是孩子的生理问题,不爱吃洋葱,不爱吃胡萝卜,不爱吃土豆,这是那个孩子的天性。

在音乐、文学、绘画方面的爱好,人们都予以承认,可为什么对于食物方面的好恶就不能允许呢?给不喜欢吃胡萝卜的孩子,把胡萝卜切成花一样漂亮的形状强迫孩子吃,就如同强迫不喜欢音乐的人去听音乐的道理是一样的。

当然,有些人的偏嗜随着年龄的变化会发生变化的。有的孩子 3 岁时不爱喝奶,到了 5 岁时变得喜欢喝奶了,但也有的人无论如何都不能改变,一生都讨厌吃蘑菇的人很多,这些也取决于孩子的性格。母亲强迫孩子吃,有的孩子即使是强忍着也能吃下去,可有的孩子对某种味道无论如何也不能忍受,强忍着也吃不下去。

所谓“纠正偏食”成功了的“美谈”,是孩子的偏食程度不那么严重;或是随着成长嗜好有所改变了;或是孩子忍受了难以忍受的东西。大多数纠正偏食,只是让孩子能吃过去不吃的东西就视为成功了。但是20~30年后一经调查发现,曾因偏食被矫正过的人,一旦可以以自己的意志选择食品,他就会恢复到原来的状态。

人应该学会忍耐。但是,用饮食这样的基本的生理来训练忍耐力,我认为不是好办法。饮食作为生存的乐趣,最好是高高兴兴、津津有味地吃,这样做也有助于消化。

孩子一旦到了14~15岁,正是身体生长旺盛的时期,就是不喜欢吃的东西,只要能填饱肚子的就吃。这个时代,吃饱就是食欲得到了满足。但4~5岁的时候,成长速度慢,没有那么强的食欲,不那么能吃。因此,希望能从质量上来满足孩子的食欲。只要从营养学上来说没有不足之处,对于孩子的好恶,不要过多地干涉。

对不喜欢吃蔬菜的孩子,母亲应该将蔬菜切碎放在米饭里,或是把蔬菜焖烂,换一种菜式,也可以把蔬菜本身的味道想办法掩盖起来后给孩子吃。如果这样还是不行,可以用水果代替蔬菜,这从营养学方面来讲也无妨。孩子如果不吃炖的和烤的鱼,就把鱼用油炸了给孩子吃,这些做法也可以长期持续下去。这样还不吃,可以用其他动物性蛋白来补充。既不喜欢吃鱼,也不喜欢吃肉、蛋的孩子,可以让他多喝牛奶。

孩子如果进了幼儿园,把菜装进饭盒里,一般即使是不喜欢吃的菜也吃。有的孩子被老师一表扬,不喜欢吃的鱼也吃了。然而,这是孩子强忍着吃的,并不是变得喜欢吃了。如果"矫正偏食",把坐在饭桌前孩子的情绪破坏了,孩子的食欲受到了影响,那么为了家庭的和睦,纠正偏食也要适可而止。另外,想用幼儿园的盒饭来纠正偏食,而使孩子讨厌去幼儿园,这更是本末倒置。当孩子一旦遇上自认为纠正偏食很有办法的老师而感到不知如何是好的事情,母亲应该在"母亲会"上,当众阐述一下自己有关偏食的意见。

每当吃饭时,母亲总为纠正偏食而严厉地斥责孩子的话,孩子会感到母亲最关心的是他在饭桌上的事情。这样一来,孩子就会想,反抗母亲最好的时间是在饭桌上。孩子有时并不是因为不喜欢某种食物而偏食,而是为了顶撞母亲而不吃。对于偏食,最好不要太认真,不要把饭桌当成母子俩人战争的舞台。

给孩子愿意吃的东西,母子经常一边说有趣的事一边围着饭桌吃饭的话,其他方面即便母子俩有不愉快的事情,也会在吃饭的快乐气氛中忘掉了。家庭有时也是人与人赤膊相斗的地方,因此,应该多多准备那些能够解开心灵隔阂的钥匙。

“矫正偏食”的目的,如果是为增加体重的话就错了。因为食品的质和量的“提高”,在文明社会里糖尿病、心脏病及结石患者增多了。现在的平均体重,正在倾向于肥胖。

466. 让孩子自己的事情自己做

如果孩子能够做到自己身边的事自己做的话,就帮了母亲的忙了。但是,最好不要只考虑母亲的方便。自己能做自己身边事情的这种自信,给了孩子作为人的独立感觉。对孩子来说,养成做人的独立意识,比养成动作快的习惯更重要。因此,即使孩子系上衣扣子时慢慢腾腾地需要很长时间,母亲也不要急着伸手帮忙。如果平时做事手脚麻利的母亲,总是伸手帮忙的话,孩子就会到什么时候也不会做自己的事。如果周围人不去帮他,4～5岁的孩子,很多自己的事情都能自己做。

去卫生间已不再用母亲的帮助。当然,开始时的一段时间里不得不需要母亲的“检查”。早晨洗脸、刷牙,虽然不能做得那么好,但都可以对付着自己做。有的男孩子洗澡时可以自己洗头了,可以洗手能够到的身体的部位。当然,一起洗澡的父母,孩子自己洗过的地方还要帮忙再洗一洗。

穿衣服,夏季比较容易,但到了冬季小扣子就系不好,不过稍加帮忙就可以了。脱衣服比穿衣服容易些。能脱下袜子,系鞋带则有的孩子能系,有的孩子不会系。

饭前洗手,只要家里的大人有这个习惯,孩子也能做到。吃饭也完全能自己吃了。关于饭前的一些礼仪做法也应该教给孩子。擤鼻涕、漱口,到4～5岁这个时期都能自己做。

上幼儿园之后,就必须脱外衣、解饭盒带、把饭盒装进饭盒袋里。这些物品,母亲要精心设计成能让孩子自己就能做得好,外衣的拉链要做得能简单地就拉开、拉上,不给孩子穿拉链在背部的衣服,装饭盒袋子的开口也要用拉链。

玩具玩完了、书读完了都要放回到原处。为此,必须给孩子固定放玩具的箱子和放书的书架。当然是否会收拾房间、整理东西,很大程度上取决于孩子的性格。过于吵吵嚷嚷地对孩子唠叨,可能孩子会有种逆反的心理,更不收拾了。

一般来说,孩子自己的事情自己能做多少,取决于母亲对孩子的放手程度和忍耐力。孩子到了进幼儿园的时候,即使不情愿,但一离开父母就会迅速成长。

467. 锻炼身体

现在的家庭,不把孩子送去幼儿园或保育园,身体的锻炼就相当不容易。如果想让4~5岁的孩子锻炼身体,必须具备一定程度的宽敞空间和大型的游戏玩具。在城市里住宅密集的地方,根本没有宽敞的孩子用地,就是给孩子买了大型玩具,也没有地方摆放。

不使用游戏玩具,让孩子走路也能达到锻炼

身体的目的。但是每天让孩子走 2 ~ 3 千米的路，母亲也必须跟着一起走，那样有时间和体力的母亲实在是不多。而且只是行走的锻炼，对 4 ~ 5 岁孩子来说会腻烦的，很难每天都坚持。

母亲能够进行的锻炼，只是给孩子少穿些衣服，带孩子一起去买东西。对这个年龄的孩子来说，锻炼需要父亲的帮助，如果喜欢循规蹈矩的父亲（这一点总的来说多半是母子的精神负担），每天早晨做广播体操、擦冷水澡，所以孩子也模仿着做。一般父亲能做的就是假日里玩球、带着孩子到附近的山上玩玩。但这也不是每个假日都能去的。

过去的幼儿，不需要父母的帮助。在家附近的空地，和小伙伴们整天追逐着捕蝴蝶、抓知了、放风筝，只有吃饭的时间才回到家里。每天和朋友们能愉快地在一起玩，就等于对身体进行了锻炼。就是被母亲严厉批评了，只要跑到街上，因为有小朋友，和他们一起玩上 2 ~ 3 小时后再回来时，母亲和孩子对发生过的事也全部忘掉了。过去那些安全的马路不仅是锻炼身体的场所，也具有调节母子俩关系的作用。现在马路危险，只有幼儿自己是再不能玩了,蝴蝶、知了等也都消失了,马路已不再是自由的空间(不被大人们管理的世界),因此一旦被父母严厉批评了,母子俩人就会在家里一直冷战。从这个意义上讲,每天与母亲分开几个小时去幼儿园或保育园,从精神卫生方面来讲也是很必要的。

468. 感情脆弱的孩子

有的孩子不管对什么都敏感,稍有点事就哭,因此母亲认为他是个懦弱的孩子。有的孩子就是听童话故事,也能被里面的内容感动得掉下泪来。在外边就是和大家在一起玩,也是稍被人家说了点不爱听的话,就哭着跑回家。一旦上了幼儿园,也被幼儿园老师认为他是个没有朝气的孩子。用橡皮泥做泥娃娃,其他孩子都做完了,而他不尽快做完,就不能与大家一齐去坐幼儿园的通园车,因此老师着急地提醒他:“你为什么那么慢呢?”如果是其他孩子只是稍感不好意思,抓抓头也就过去了,可这个孩子就会低着头掉眼泪。

不仅是感情脆弱敏感,感觉上也过敏,对东西发出的气味特别在意。一打开煤油取暖炉就喊有味儿;不喜欢葱这类刺激气味较强的食物;也讨厌电车及公共汽车里人多时的气味,汽车如果是坐的时间稍长一点就要吐,去郊游的汽车里偶尔有人呕吐,马上也会跟着呕吐起来;对声音也敏感,如果在幼儿园午睡则睡不着;夜里也很不容易入睡,而如果是太晚了还睡不着,就哭着起来对母亲说:“睡不着,明天要迟到了。”对待这种敏感的孩子,要特别注意。如果母亲也是这种敏感类型的人的话,想起自己小的时候就是这个样子,就会很同情孩子。但是如果孩子像父亲,而母亲是一个性格非常粗犷类型的人,就不能体会孩子的心情。不能认为这样的孩子是劣等生,不要说孩子懦弱、小心眼等,最好不要下结论。

最要不得的就是,父亲把孩子生来就具有的敏感性格说成是母亲的“教育方法不好”而责备母亲。这样的父亲是斯巴达式教育的信徒,他相信只要锻炼就能坚强起来,常常给孩子加以体罚。这样一来,孩子渐渐气馁而不能进步。在人类中就有这种生性敏感脆弱的人,使世界美好起来的也正是这样的人。父母要珍惜这类孩子所具有的善感的心灵,即使孩子长大后也要继续加以保护。

当然也要加以锻炼。晕车的孩子可以让他坐公共汽车,乘车的距离也要一点一点地延长。在幼儿园午睡时,要让他睡在离老师最近的床上,这样一来会使孩子安心。对不能入睡的孩子不要批评,要让孩子考虑一下童话故事的下一个情节应该是什么样?孩子从外边哭着回来时,母亲不要老是询问孩子怎么回事,要给孩子讲童话,让孩子感到人生不仅仅有悲伤的事,还有很多快乐的事。

幼儿园、保育园的人数如果是超过了定员,就难以把这类敏感的孩子放到一个合适的地方充分地做好保育工作。孩子在拥挤教室中,被淘气的孩子推来搡去,而感到很难过。回到家里又被母亲严厉斥责,孩子就更悲伤了。不能过分庇护孩子,但在敏感这一点上,不该对孩子进行非难。人生并不是进行团体旅行,能与认可自己性格的人组成家庭,快乐地度过一生就可以了。不管是开朗的人,还是爱动感情的人,只要能发挥各自的天性,创造每个人都能快乐的生存空间就可以了。

469. 说谎话的孩子

只用“说谎话是不好的”这种道德观来责备孩子的撒谎是不应该的。孩子将有趣的事情说给母亲听时，常常掺杂着谎话，这是因为在孩子快乐的记忆中，现实和幻想混杂在一起。大人们由于想像力低下，将现实只能作为现实去接受。我们看看孩子的画就会明白，从大人们的角度来看，孩子使用的颜色都不符合实际，可是在孩子们的心中，那是真实的。在孩子记忆中的美丽世界，只能靠这种绘画的虚构才能表现出来。如果责备孩子“可不能那么胡说”，就会挫伤了孩子刚刚开始的表现力，逐渐地孩子的幻想力就会丧失。

但是，有时是为了推卸责任而说谎话，这一般都是在母亲厉声地责问“这是谁干的?"的时候。如果以前在这个事情上受到过母亲体罚的话，孩子为了逃脱体罚，会把自己做的事情坚持说自己没做。这时，孩子的恐惧心超出了他的责任心，这也是没有办法的。

孩子逃脱责任说谎时，如果是第 1 次，母亲要告诉孩子:"你骗不了人。"如果不这样做,孩子会再说谎的。因为大人说谎,孩子就会学习说谎的方法。因此,家庭里必须要做到不说谎。

470. 必须教孩子认字吗?

现在的孩子上学之前,就有很多能认字和数字的了,这不是因为母亲对教育热心的结果,而是孩子的生活需要认字。现在的孩子不像过去那样一整天都在户外玩,因为外边太危险,只能被关在家里看看电视、翻翻画册。如果电视及画册有趣,就不用找母亲而自己变换着频道,或是想知道画册中写了什么。孩子因为觉得电视和画册有意思,所以才主动向母亲和哥哥姐姐们询问并记住生字。父母即便是不教孩子,孩子也会用这种方法学会识字。当然,能看电视,从很小就开始认识字的孩子,从长远的观点看,并没有好处,孩子会成为只看漫画、不读书的人。

孩子已经4岁了,必须教给孩子识字了,这种想法是错误的。如果给和4岁孩子相适宜的画册,喜欢画册的孩子自己就去记数字和拼音、字。

不给画册,用“字的写法”这类书来教孩子识字是愚蠢的,孩子也不会去学。

在上小学之前,几乎所有的孩子都认识字,但小学校的老师却说,“在上小学之前不要教孩子识字”,幼儿园的老师则说“只教了孩子自己的名字”。但是如果孩子来问字也不教给他,那就有些不合情理。幼儿园及保育园不能只教孩子识字,如果通过画册能使孩子充分享受快乐,孩子就会感觉需要认字了。应该给予孩子愉快生活所必需的东西。

但是,最好不要把重点放在写字上,这时的孩子只要能认识字就可以了。最好不要以为只要认得的字就该会写而让孩子写信、写文章什么的。孩子还不能把自己的思想在文章中表达出来。孩子心目中的世界,远远比孩子能够掌握的文章更多姿多彩,强制孩子用文章表达出来的话,孩子会讨厌认字的。只要孩子能够把想说的事说出来就足够了。

471. 喜欢书的孩子

喜欢书的孩子要给他喜欢的书,不喜欢书的孩子就没有必要给他书。孩子是否喜欢书,到了4岁的时候就明显地看出来了。只要是书,不管是什么书都翻开,看自己能看懂的地方,这样的孩子是喜欢书的孩子,去书店时,也会热心地看看这本、翻翻那本的。要给这样的孩子他喜欢的书看,母亲应该抽空给孩子读书中的内容。这样的孩子一定是想像力丰富的孩子,就是孩子自己也会编点什么故事跟母亲讲,不久就来找母亲问这样那样的生字。如果上边有哥哥姐姐,他会请他们教给自己认字,记住字以后就开始默读了。对这样的孩子就是不想教给他认字也是不可能的。

有必要建立更多的儿童图书馆,而能拥有幼儿藏书。但是,在幼儿园里建立图书室,不管什么样的孩子都强制他在图书室里看书,这对不喜欢书的孩子是有害的。然而,因为不让所有的孩子去图书室,又会在母亲中发生争执:我家的孩子也想认字,也想让他在图书室读书等。关于给喜欢书的孩子看的书，请看“425　什么样的画册好？”让孩子读书的时候，要调好灯光的亮度，注意看书姿势，不要让孩子眼睛离书太近。

在喜欢书的孩子中，有的认为想像的世界太有趣了，这使他不能和现实中的小朋友一起很好地玩。特别是在被称为“哮喘”不能出门、每天只去医院的孩子中更多见，出现这种情况的孩子，就是不正常的孩子了。读书时，可以让孩子用心地读是好的，但是也必须规定出他经常和朋友们一起玩的时间。喜欢书的孩子，不管在什么样的环境，都是要看书。还有一种看法，即既然知道喜欢读书的孩子会在任何情况下都会手不释卷，就干脆不给孩子书，而想法让孩子把精力放在和小孩子玩上。因为不懂得和朋友在一起玩是多么快乐的孩子，比不识字生活着的孩子更不幸。特别是给孩子书以后，孩子变得不能和朋友在一起玩了，那与其给孩子买书，倒不如给孩子买玩具，让他和朋友在一起玩好。

邻居的孩子 4 岁就能认字了，而自己的孩子 5 岁了还不想读书，这种情况也是有的。这时候，母亲没有必要急着教孩子识字。虽然不看书，孩子每天能愉快地和朋友在一起玩就行了。强迫不喜欢书的孩子识字,就不会有什么收获。孩子不是没有记住字的能力,对这样的孩子来说,书中所给予他的想像世界,不如与小朋友一起探求的现实的世界更新鲜有趣。

在这种类型的孩子中,也有的是因为给孩子书的方法不对,所以孩子就不喜欢书。还有不少孩子,对童话世界没有兴趣,可对汽车,对动物园中的动物、鱼类、昆虫等特别感兴趣。这样的孩子如果给画着他所喜欢的东西的书,他就会贪婪地看起来,不久他就会提出"教给我认字"的要求。不过,遗憾的是,能给这样孩子买的图鉴中,好的太少了。那就给孩子买一本成人用图鉴也行。喜欢这些东西的孩子,有的可以把图鉴中的爬虫类全部都记下来了。虽说如此,也不要期待让他将来搞生物学,因为到他成为大人之前就都忘了。

472. 智力测试

在某些私立幼儿园,进行所谓的"智力测试"来选择孩子。因为是摆着一本正经的面孔进行的,所以造成一种特别值得信赖的错觉,但实际上是靠不住的。最开始进行智力测试的是法国的小学校,是为了分出智力特别差的孩子而发出的提案,因此它不能决定人是否聪明。虽说是智力测试,但是连人的智力究竟是什么都不十分清楚,因而不能证明智力是能测试的。人与生俱来的天分是无限的,只是在孩子的身上还在沉睡而已,只用 3~4 个问题就想测试、判断出人的智力,显然是不可能的。

因为智力测试的结果是用数字表示的,这样一来就好像相当清楚了人的头脑价值。然而,任何人都有宝贵的价值,因此,谁有价值、谁没有价值的这种想法是错误的。

幼儿的智力测试是不真实的,这一点母亲是清楚的。平时能够回答出来的问题,被陌生的人一问就回答不上来了,而主考人则认为,这个孩子根本不知道这个问题就打了分。其实,孩子知道,只是回答不出来而已。这样的测试之所以能进行下去,是因为他们认为,既然是知道的事就应该能表达出来、表现出来。但是幼儿们在陌生人面前,就是知道的问题也回答不出来。另外,幼儿的智力试题也都大同小异,事先买1本测试题集好好练习的话,肯定能回答得不错;反复大量练习,甚至可以创造出测试名人来。可是,就算是成了测试名人,也不能认为人的价值就提高了。

智力测试就是回答不出来,也不必悲观。测试的问题,不是随意创造的,是在某个城市,对几百个孩子提出同样的问题,将其答案收集整理,标准化了的东西。制作这个试题集,需要花2~3年的时间,所以试题对现在的孩子们来说,已经有些不适用。现在在家庭中以新的生活方式生活的孩子,不拥有过去某个城市中孩子们的常识,也不必悲观。不知道现在不常使用的一些东西的名字,也不能说4岁的孩子智力低下。

龋齿及其预防　参阅“388　龋齿及其预防”。

环　境

473. 不和邻居的小朋友玩

并不是所有的孩子一到了3~4岁,就都能和小伙伴们玩了,这个年龄的孩子为了和小朋友们在一起玩必须学会协作。有的孩子性格比较豁达,即使对方说得过分些,也会给予谅解,继续在一起玩。这样的孩子其实是少见的。多数的孩子最初多次吵架,哭着分开,结果懂得了为了能愉快地和小朋友一起玩就必须协作,于是也就同小朋友玩了。因此,作为父母如果很计较孩子同小伙伴吵架了,被别的孩子气哭了或把别人弄哭了等,那孩子就永远也不能学会与小朋友一起玩。

不管哪个孩子,最初都不会到小朋友家玩,当朋友到自己家里来时才开始一起玩。如果来的孩子,有与小伙伴一起玩过的经验,就会拿出玩具和小伙伴一起和睦地玩。可是,只想着玩具是自己的私有财产的孩子,不能忍受自己的玩具拿在别人的手中,来玩的孩子一拿玩具就立刻把它夺下来。来玩的孩子手中没有玩具可玩就玩不成了,所以也会不放手,于是发生争抢。

如果两个孩子都是上幼儿园的孩子,就知道了玩具是联系朋友之间友谊的道具,玩具是谁的并不重要,在玩的过程中,玩具不共有就不能玩好。因此来玩的孩子即使拿了自己的玩具也不会生气。

有时来玩的孩子宽容的话,他可以当一段旁观者。不懂事的孩子因有朋友在身边也非常高兴,渐渐地情绪好转,也就拿出自己的玩具玩了,玩到中途,来玩的孩子也就参与进来和他一起玩。但是这样宽容的孩子不一定都住在自己家附近。很多情况都是两个孩子都不宽容又是邻居,他们虽然超过4岁,还不能很好地在一起玩。过去,幼儿们都聚集在家附近的空地上,因此可以从中挑选与自己性情相投的孩子。但是,现在的孩子因有汽车跑来跑去的很危险,不能到很远的地方去玩。近邻里如果没有适当的朋友,就只能过着没有朋友的生活。

孩子与小伙伴在一起玩是最快乐的事。为了体会这种快乐,就必须教会孩子有合作的精神。这不是大人们所能教会的东西。在幼儿们能自然聚集的空地完全消失了的现在,无论如何要送孩子去集体保育的地方,那里能教给孩子学会合作。

在附近没有幼儿园的地方,就是邻居里有相同年龄的孩子也玩不到一起的时候,两家的父母必须努力协调。如果总是因玩具而吵架,就从不玩玩具开始,母亲也加入进来。另外,去玩时让孩子带上两个玩具,借给小朋友 1 个,问题就能很好地解决了。

让孩子反复体验到在一起玩时的快乐感觉,孩子们就会很好地玩到一起了。一起吃零食也可以增加玩时的乐趣,也可以让孩子们时常在一起吃饭。说那家孩子不好,不让自己的孩子与他玩,这是大人们心里潜藏着的敌意。

父母们如果都明白这些问题时,两个家庭可以组成小组一起去郊游,一起去没到过的远处玩。对孩子们来说,可以让他们觉得大家都是好朋友。

474. 不喜欢去幼儿园的孩子

在去幼儿园最初的半个月,园里的老师要颇费精力,才能完成最初这一短时间的保育。特别是对母亲依赖思想严重的孩子,有的园里要暂时让母亲陪伴一段时间。这样渐渐地让孩子适应后就可以很愉快地去幼儿园了。可是有的孩子过了一二个月(或者是 1 年以后)便会说:“今天不去了。”这时候,如果是患病了也没有办法,但孩子是否是病了,母亲是最了解的。看他早晨起床时的样子,吃饭时的状况,如果觉得真的和平时不一样,就要测一下体温。如果发热,要想一想这个年龄容易引起发热的原因(见479 经常发热、435 突然发热)。

确实也有不发热的疾病,但总觉得不像是病了,而问孩子为什么不去时,孩子会举出很多“理由”。理由的根本就是总觉得不能适应幼儿园气氛的借口,其中多少含有些真实性。香子对母亲说:“博君他欺负人。”其实,觉得女孩稀奇的博君,摸摸香子的头发,拽拽发带什么的,香子没有感觉到亲切,而感到是被迫害。

“老师在吃饭时发火”,直纪君对母亲说。其实,老师根据“本月的指导”这种课程,指导孩子吃饭时不要剩饭,说吃完饭后要让大家看看饭盒里的饭是否吃光了,直纪君吃得慢,没有能让大家看到饭盒底。

就这一类的讨厌去幼儿园的理由较多。可是,孩子说了“博君欺侮人”、“老师发火”后,4岁孩子的母亲往往会动摇,会想自己的孩子还小,因此,恐怕不该太勉强他去幼儿园吧,今年就算了吧，明年再去吧。

特别是与孩子的爷爷奶奶同住时，他们从一开始就反对孩子去幼儿园，这时就会更觉得，果然是母亲送孩子去幼儿园太早了。但是，即使是这种情况下把孩子继续送幼儿园，让孩子加入到小伙伴的队伍中去，如果后来什么事也不发生，能快乐地与大家在一起玩起来的话，母亲就要下决心一定让孩子继续去幼儿园。

以后孩子又说“今天不想去了”的时候，母亲应该果断地说“我送你，一起去幼儿园”，或是送孩子到幼儿园，或是对来找他的小朋友说“一起去幼儿园吧”，最好是拿出完全不明白孩子想法的表情将孩子送到幼儿园。不要央求孩子或跟孩子提交换条件，爷爷奶奶也不要说可怜孩子的话。

孩子上幼儿园是从对母亲的依赖又迈出的一步。正是为了这一点，才把孩子托付给了集体保育的。集体保育能教给孩子在家庭中学不到的东西，这些对孩子特别重要。这种想法，不将孩子送去幼儿园是不能很好实现的。最好的办法是，请要好的小朋友早晨来找孩子，一起搭伴上幼儿园。这也是在教孩子在小伙伴遇到困难时，要伸出友谊之手。

但是,上了幼儿园以后,也并不是没有完全过不了集体生活的孩子。幼儿园收的孩子太多,1个班里甚至超过40人,老师常常照顾不到某些孩子。性格内向的孩子,不会把其他孩子推向一边,自己跑到老师的跟前,老师根本就意识不到他的存在。一学期过去了,孩子还是没能交上朋友,什么时候看见他,都是1个人站在墙角处无精打彩。每天早晨去幼儿园前都要哭一阵。这样孩子的性格,不适合去以营利为目的幼儿园。肯定在其他地方也有相同的受害者。这类孩子的母亲应该集体要求园里改变保育方法。如果提出后园里不实行的话,要考虑到这些会影响孩子的成长,可以放弃2年制保育。2年制保育没有能够很好地坚持下来,1年制保育却能够很好适应的例子也是有很多的。养育孩子的途径也有很多,不要只局限在一种方法。

475. 在幼儿园没有好朋友

有的孩子进幼儿园后二三个月还没有交上朋

友，这样的孩子一般来说都是老实、怕羞的孩子。在参观日去幼儿园时，可以看到大家都在吵吵闹闹地玩，只有他 1 个人孤单地站在一旁。其中有不喜欢上幼儿园的孩子，也有虽然爱 1 个人呆着却喜欢上幼儿园的孩子。幼儿园的老师，如果是有 20 ~ 30 年保育工作经验的人，对这些不会感到奇怪，这还好；可如果是没有经验的老师，就会在给母亲的联络本上写上您家的孩子不合群等，孩子的母亲看后就会惊慌失措起来。其实这样的孩子，如果也能高高兴兴去幼儿园，在家里也能和父母什么都说，到目前为止没有任何异常，就不必担心。

出现这种情况，不是家庭的问题，而是幼儿园的问题。人的性格有各种各样，有的人喜欢在很多人面前讲话，也有的人不喜欢这样，有的人喜欢让别人意识到自己的存在，也有的人尽量隐蔽自己的存在。没受物欲驱使的孩子，他会把他真实的性格表现出来。在幼儿园中，1 个班里有近 40 人之多，总是按学校方式一齐进行保育的话，孩子想要说点什么时，就必须用 40 个人都能听到的声音讲话。人前不好意思说话的孩子，就会不说话，不说话老师就意识不到他的存在。就是这样的孩子,只要将同样性格的孩子组成1个小组,让他们自由地玩耍,就能和在家里一样,无所畏惧地表达自己的意志,也可以联络和朋友的感情。

所谓不合群,在正常的孩子里是没有的。给孩子创造1个适合孩子性格的社会环境是幼儿园的义务。因此,必须取消拥挤不堪的保育。

在幼儿园的老师中,也有抱着"现实"想法的人。他们说:总是考虑这样的孩子,那幼儿园不就不能正常地运作了吗?社会是残酷的,因此必须学会适应它,为适应幼儿园这个小社会,家庭要能给予协助等等。我不这样认为。创造让善良敏感的孩子可以生存的社会,将会纠正现在社会的苛刻和麻木不仁的现象。如果善良敏感的孩子走向社会的第一步是幼儿园的话,那幼儿园就应该给孩子创造能让他勇敢地迈入社会的环境。

476. 暑假

对从今年春天开始上幼儿园的孩子来说,这是第1个暑假。在1个月的假期里,我们不要让孩子把在集体保育中养成的习惯忘掉。

上了幼儿园后,养成了自己的事情自己做的习惯的孩子,就是在家里也要尽量让他自己做自己的事情。去幼儿园时,因时间来不及而必须由母亲帮助穿衣服等这样的事,在暑假里要让他自己做。如果在幼儿园里养成饭前洗手的习惯了,在家里也要让他饭前洗手。对此,当母亲的也要做到饭前洗手。

在幼儿园养成的习惯中,最重要的就是能和朋友一起玩。以前为争抢玩具与小伙伴不能很好地在一起玩的孩子们,这时也应该能玩到一起了。在暑假里,应该努力争取让孩子去别的孩子家里玩,或请别的孩子到自己家来玩。也可以与父母一起到游泳池去游泳。

暑假时常有由街道老年人发起的“早起会”组织做广播体操。从前的孩子都早睡,因此早起根本不成问题,而现在的孩子,晚上熬夜睡得晚,早晨6点起不来。城市里夏天热,不超过晚10点不能睡觉,而很多孩子都是直到晚10点也不睡。这样的孩子如果晚上喜欢与白天见不到的父亲聚在一起玩一会,就不必强迫孩子晚8点睡觉、早晨

6点叫他起来做广播体操。父亲如果也一起参加孩子的早起会,那孩子也要早睡,第2天早起好能来得及参加。可是作为职员的父亲,总是这样早起晚睡会影响身体健康。现在市民的生活,父母、孩子都是夜猫子,只让孩子早睡早起比较困难。其实,只要能有规律地生活,夜猫子型晚睡晚起也未尝不可。可以午后让孩子睡1个小时,或1个半小时,晚上10点睡,早晨7点起床。

在暑假里,最好家庭成员能一起去旅行或去海水浴,让孩子把在家庭中的愉快生活深深印在心里。

怎样度过假日,这在今后孩子们的生活中是个非常重要的问题。要让孩子们体会到,快乐并不是用金钱能买到的东西,而是在家庭中创造出来的。

477. 防止事故

到了4岁左右的孩子,最可怕的事故就是交通事故。1个人出门玩,或在马路上和朋友玩,被车撞伤的事故较多。必须禁止孩子和朋友们在马路上玩,特别是玩球,是很危险的,孩子去追滚远的球,而跑到马路中间会被车撞上。在公园里和小朋友一起玩,要回家时,发现了出来买东西走在马路上的母亲,跑着过去时被车撞上的例子也是有的。母亲看到孩子后,应该先走到孩子那里。

三轮车也是危险的,在下坡时就是不蹬车,车也会自动下滑,因此,孩子喜欢在坡地玩。但三轮车上没手闸,想要躲闪前边的车辆而躲不开时就会撞上。

马路上如果有空的大纸盒箱子,母亲看见后应把它拆坏扔掉。因为钻进空箱里被车撞了的事故过去也时有发生。

不要让孩子靠近扔旧冰箱的地方。因曾发生过孩子打开冰箱门,钻了进去而导致窒息死亡的事故。也有在建筑工地的沙堆上玩被埋在里边的事故。

在家附近有蓄水池,或有水深比孩子腰还高的河塘、没有栅栏的石崖、有铁路道口的地方,都不要让孩子 1 个人去玩。但实际在农村禁止孩子出去是不可能的,而把上述这些地方都加上栅栏也是不可能的,当有小朋友来找孩子作伴儿一起去捞鱼时,不让去也不容易。对于室外的事故来说,现在的幼儿简直是无法防备。为了防止事故,把孩子软禁在家里,这是现在大部分家庭的现状。于是那些不危险能自由玩耍的场所(像儿童公园、幼儿园、保育园)就显得更加重要。

就是每天上幼儿园也不能说是百分之百的安全。孩子们的班车,为了接住在远处的孩子,要在狭窄的街道里转来转去,因此必须要装备良好,司机的驾驶技术也要熟练。在班车站等车时,翻斗车冲到孩子们中间的事也发生过。去远处的幼儿园,交通方面不安全。有的孩子去的是离家较近的幼儿园,但道路的交通也非常拥挤。为了上幼儿园的孩子,最好要指定几条通园道路,限制规定车辆的来往时间。

在家庭里的事故中,烫伤较多。有孩子被水壶绊倒烫伤的,有母亲把烤箱或电熨斗放到了孩子身边,忘记了提醒孩子而引起烫伤的。也有被关在房子里的孩子,脚下踩着空箱子,从窗户向外探头而跌下楼去的事故发生。

过了 4 岁的孩子们在一起玩时,发生外伤的事故也增加了。玩机器人游戏,从高处向下跳把脚扭伤;玩打击怪兽游戏,拿积木当手榴弹碰伤眼睛等等。应该规定,玩具的制造商要以不制作那些危险的玩具为原则。

孩子在自己家里没发生过事故,可当领孩子去姥姥、亲属家,这些孩子不熟悉的地方却有可能发生事故。

478. 春夏秋冬

在 3 月底到 4 月初,孩子常有夜间出汗,这时只要把被子减薄些就可以了。如果家里有宽敞的院子,兄弟姐妹能在一起高高兴兴地玩,或者能与邻居的孩子整天平安无事地玩球、骑三轮车等当然好。如果做不到这些,把孩子关在家里,小朋友也因道路危险不能到家里来玩的话,最好从春天的新学期开始,就把孩子送到幼儿园。

刚一去幼儿园,孩子的精神一般都有些紧张,有不少孩子上幼儿园前就已不尿床了,可一但上了幼儿园却又“尿床”了。小便间隔的时间也变得非常短(见 439　小便间隔时间变短了),被称为“神经性尿频”。不管是哪一种情况都不要紧,一定会自然痊愈的。

有的幼儿园每月测量1次体重。6~7月份孩子体重停止增长或是减轻,这是苦夏的原因。如果不是特别能吃饭的孩子,这个年龄里,苦夏也是生理现象。不想吃才不吃,不吃才不能胖,这也是理所当然的。不想吃饭的孩子强迫他吃也无济于事。要尽量给孩子喝牛奶以补充营养,也可以给孩子冰激凌吃。

夏天幼儿园里有暑假,能不能很好地利用暑假的时间,是生活方式的问题。父母必须在怎样才能过好假期方面给孩子做出榜样.。同时也为了锻炼孩子,最好一家人能去1个健康、安全的海水浴场。家附近如果有河、海,母亲一定要严厉警告孩子,不要和小朋友们一起到那里去游泳。与去游泳所出事故相比,为抓虫子和小朋友们一起出去,掉进河里、水池里而溺死的情况更多。要禁止孩子们独自去抓虫子或去抓蟹子。

目前还有痢疾这种疾病,夏季饭前要让孩子洗手(当然,母亲自己在做饭前洗手也是非常重要的)。

夏季,乙型脑炎除了一部分地区外,可以说已经销声匿迹了。即使这样,也还是尽量不要让孩子被蚊子叮咬。

到了秋天,新学期开始了,在第1学期里能快乐地去幼儿园的孩子中,有的却说不愿去幼儿园了,这是因为孩子暑假里习惯了家庭里的轻松的生活。其实,没有必要考虑得太多,让他渐渐习惯就可以了。秋天是锻炼的季节,从夏末开始,可以在早晨起来后,给孩子进行干布摩擦或冷水摩擦(但不能淋冷水)。在假日里,可以一家人去郊游。

秋天里,容易积痰的孩子往往"哮喘"起来。这是一种特殊的体质,不必把它当作病而过于在意(见481 "哮喘")。深秋,尿间隔时间短的孩子可能发生"夜尿"现象,不要让孩子太介意。

冬天,很多母亲认为因为大人都感到外边冷,于是不让孩子去室外。其实就是冷,也要尽量让孩子与大气接触。领孩子散步时,孩子会讨厌穿外套,这是因为一走起路来孩子感觉太沉,又出汗,特别不舒服。要考虑好走路的距离,如果可能会出汗的话,就不要强迫孩子穿外套。如果是下雪多的地方,冬天可以滑雪的话,要让孩子去滑雪,但要避开特别拥挤的滑雪场。在滑冰场学滑冰时也是一样,拥挤的地方太危险,比起成年人,被小学生撞伤的机会较多。

对有冻伤的孩子,要早些进行预防,让孩子学会手的摩擦按摩。从外边回来后,让孩子把手放到温水中。手湿了要及时擦干净。

异常情况

479. 经常发热

不顾奶奶的反对让孩子进了幼儿园,可是,有的孩子却 1 个月高热 1 次,而不得不在家休息。这虽然有点伤母亲的面子,可孩子如果能在幼儿园愉快地玩,交上新朋友,母亲也就不必太在意。其实,这是因为孩子直到上幼儿园为止,一直都在自己家里生活,因此没有患传染病的机会。一进了很多孩子聚集的幼儿园,疾病只不过是作为和小朋友一起玩的附属品,被传染上了而已。这些疾病中,有些是可以获得免疫力的,虽然孩子发热了,但却变得结实了。因为害怕发热就不让孩子继续上幼儿园,等来年再去时还是同样要发热的。必须把发热认为是孩子的“成长税”。

虽说是发热,但像水痘、腮腺炎这样的病,反正早晚要得 1 次,因此只要不是特殊的疾病(白血病、肾炎、心脏瓣膜病等),不管是 4 岁得、还是 5 岁得,都没有什么大的不同。

孩子发热最多见的是“扁桃体炎”、或“感冒”、或“着凉”等这些病毒性疾病,这些病毒种类非常多,又没有预防疫苗。但这些病往往高热 1 个晚上,令人非常恐慌,但第 2 天一般就能好起来,而且不留任何后遗症。孩子可能会多次发热,但只要不留后遗症,就没必要担心(见 436　感冒的处置)。

根据孩子不同,确实是有的经常发热,有的就不常发热。但是经常发热的孩子长大后是否就身体弱呢?并非如此。只是这样的孩子免疫机制形成得慢了一些,不久就会赶上来。孩子上幼儿园,在身体锻炼方面,是有益处的。因为发热,就把孩子关在家里,身体就得不到锻炼。有的孩子,每次感冒就发热到 40℃。这是对病毒反应强烈的体质,并不是发热的度数高,身体就弱,也不是热的度数高身体就将衰弱下去。

对容易感冒的孩子,有人会说是因为“扁桃体肥大”,而建议手术。可是扁桃体并不是人体不需要的器官,所以不能随便切掉(见518 “扁桃体肥大症”和增殖体)。在春夏秋季做干布摩擦是一种好办法。

多次发热的孩子,因为总是相同的症状,因此,如果母亲已经掌握了孩子发热时的治疗方法,在深夜发热就不必叫急救车去医院。

480. 腹泻

一般人都认为吃多了就会腹泻,而幼儿在腹泻前多数是先呕吐。另外,一般认为吃了不好消化的食物也腹泻,而吃的不消化的食物多半是未消化就便了出来。因此,孩子腹泻,不要简单地认为是吃多了,或者是吃了硬的食物。

幼儿腹泻的原因,如果是在6~9月份,首先要考虑是细菌。一般是痢疾杆菌,或病原性大肠杆菌等和食物混杂在一起而导致的。当发现腹泻的孩子多少有些发热，或者排便前喊腹痛，总觉孩子没有平时精神，或看到排出的便中带脓等异常情况时，就要考虑是由细菌造成的腹泻，必须尽早去医院治疗。特别是附近有痢疾的流行，或母亲在 2～3 天前曾患了痢疾，这时细菌性痢疾的可能性更大。夏天的腹泻不能随便在家里治疗，只要去看医生，就可以简单地用抗生素治好。

冬天由病毒引起的腹泻也增多了，一般开始多少会有恶心、呕吐的症状。

观察粪便，来鉴别诊断疾病，必须是由医生来进行。便中带有脓血时可考虑是痢疾，如果便中不带脓血，则医生也不好判定，这时就只有到医院检验科查大便，才能确诊。

腹泻时，孩子有时来不及到卫生间就把内裤弄脏了。在处理这些内裤时，要当成传染物品对待，脏衣服和手都要用消毒液消毒。

患细菌性腹泻时，要遵医嘱处置（痢疾或怀疑有痢疾时要去传染病院住院）。

在孩子腹泻的处置方面，最重要的是要给孩子充足的水分。恶心控制不了时没有办法，只要能喝水，与注射相比，还是由口摄入的效果比较好。孩子不恶心,又很能喝,却用点滴来“补充水分”,这在医学上不符合常规。由病毒引起的腹泻,第1天有时也不能摄入水分,可是超过4岁的孩子,恶心也不会持续很长时间。最开始可给1酒杯左右的水,如果喝下去了,就可以逐渐增加量。水可以是茶水、果汁、碎冰水,哪一种都可以。只要水分摄取了,其他营养即使一二天暂不能摄入,也没有关系。

只要能充分地摄入水,孩子的食欲就会好起来。最开始可以给孩子喝点热奶,吃咸菜和粥。第2天开始可以给面条、面包等,在粥里可加些半熟鸡蛋或鸡蛋糕。

即便医生说不是痢疾,夏天里也必须要消毒。去了卫生间后,孩子和母亲都要把手充分消毒,特别是在厨房做饭之前,母亲要用肥皂将手认认真真地洗一遍。

点心方面,第1天可以给孩子吃糖果和奶糖;第2天就可以吃饼干、蛋糕。不让孩子长时间禁食,病会好得快些。

如果是和祖母同住的家庭,奶奶肯定要说给拉肚子的孩子放怀炉。一般4~5岁的孩子都不愿意接受。如果放,最好是摩擦式的怀炉,隔着内裤,固定于下腹部。

根据孩子的体质不同,有的突然出现软便,这时孩子的软便,可以认为是生理现象。既没发热、精神又好、食欲也不错的话,就是便 2 ~ 3 次软便,也不用打针、禁食和强迫孩子睡觉,只要稍稍限制饮食,不给孩子吃油腻的东西就可以了。

481. "哮喘"

到了这个年龄才开始发生"哮喘"的孩子是少有的。一般都是以前就有胸中积痰,老是"呼噜呼噜"地痰鸣作响,到了 4 岁以后,夜里特别痛苦,被急救医院的医生诊断为"哮喘"。如果孩子"哮喘"发作了二三次,请仔细阅读"370 小儿哮喘"中所写的内容。

"哮喘"的治疗越早越好,越来越多的医生也逐渐明白了这个医学常识。他们给经常发作哮喘、总来看病连面孔都已熟识了的母子,开出只要是夜里发作(4 岁以上),马上就能用的吸入型支气管扩张剂。因为这一类药物可以防止甚至有死亡危险的大发作,因此,就是母亲知道它的不良反应很多,也必须使用。把它放在吸入器里,用起来很简单,不管谁都会使用。但就是哮喘减轻了,第2天也必须领孩子去看医生,1天里不能使用3次以上这种药。

哮喘,精神作用也有很大的关系。在与祖父母同住的孩子中哮喘比较多,就说明了不能过分地娇惯孩子。

孩子如果还没进幼儿园,请务必要送孩子去幼儿园。通过去幼儿园,可以培养孩子的自立性。不考虑孩子的自立心,只听别人的传言,从这个医院跑到那个医院,领着孩子四处看病,其实很不可取。孩子会因为自己的哮喘换了医生也还是治不好,而认为自己是个“重病人”,也就不能主动地和朋友去玩了。总是呆在家里看看书、电视等,结果逐渐成了老成的孩子,对母亲非常依赖,性格也越来越变得乖僻起来。于是母子关系扭曲了,孩子把母亲当傻子待。这样,因为“哮喘”,家庭教育不能很好地进行了。父母应该培养孩子,但不能培养“哮喘”。

482. 孩子的鼻血

有时早晨孩子起床时,母亲因看到床单上沾上了血迹,而感到惊慌。仔细一看,在孩子一侧的鼻孔处也沾着血渍,这是鼻血。从孩子夜里没有叫醒母亲的情况来看,也可以推测出鼻血不是十分痛苦。鼻血是自然流出来的,偶尔夜里孩子也叫"妈妈,出血了",但是孩子没说痛。这种孩子的鼻血是经常发生的,极少是由各种出血性疾病(白血病、紫癜病、血友病)和白喉所引起。这种鼻血不会给孩子带来什么痛苦,也不发生其他什么障碍。反复发生的这种鼻血的原因还不十分明确。

在鼻中隔前部的黏膜下,分布有很多细小的毛细血管网,稍有点伤或干裂就会引起出血。有人说是在睡眠过程中不知不觉抠了鼻子,但这种说法难以令人信服,恐怕更多的原因是空气干燥,黏膜干裂而出血。因为伤口极小,还没等走到耳鼻喉科血就止住了,因此也看不清楚是怎么一回事儿。也有因吃了花生米和巧克力而发生鼻血的。

有从3岁起就流鼻血的,但4～5岁的孩子最多。有的直到上小学一二年级还常常出血,也有连续出血的时候。刚开始时,母亲总是担心是患了什么可怕的疾病,可反复发作了几次后,母亲就知道了“还是那种鼻血”,也就不惊慌了。

刚开始出鼻血的时候,最好请儿科的医生看看。医生会让孩子脱掉衣服,检查孩子全身,看是否有皮下出血。因为如果是紫癜病和白血病,容易全身出血。医生也会很好地检查鼻子,因为异物进入鼻孔也往往引起出血。如果是进了纸和棉花,会发出恶臭味。

如果家附近正流行麻疹,而孩子又发热、咳嗽的话,鼻血可能就是麻疹前兆。

完全没有其他症状时,医生会说鼻血不是什么病。即使医生这样说了,母亲也应该有足够的思想准备,它可能会多次发生。而且要记住孩子发生鼻血时的情形,下次再发生鼻血时,如果与这次完全相同的话,就不必慌张。第2次出血时,母亲起来了,要让孩子坐起来,捏住鼻翼,让孩子安心,经过2～3分钟,就可以止住血了。如果止不住，可用脱脂棉做成栓样物塞在鼻孔处。这个脱脂棉栓要做成鼻孔直径的 1 倍那么大，将鼻子塞结实。早晨起来时要脱掉衣服检查一下孩子是否有皮下出血。

为了防止鼻黏膜干燥，在室内异常干燥的晚上，要在脸盆里放一些水，把毛巾浸在里边，或者把凡士林（擦手香脂）擦在孩子鼻中隔上，只要保持黏膜不干燥就可以了。

如果知道一吃花生米或巧克力就发生鼻血，就要限制吃这些食物，对不喜欢吃蔬菜的孩子，要尽量让他多吃水果。

鼻血一旦发生，有的孩子会持续 1 个月左右每天都出血，有的孩子还会断断续续地持续 1 ~ 2 年。但是，这都不必担心。为了预防贫血，可以让孩子吃些动物肝脏、紫菜、小干鱼之类的食物。

483. 抽搐（热性痉挛）

有不少孩子因感冒，突然高热而发生抽搐。一般是 1 岁左右开始，持续到 5 岁左右。第 1 次抽搐，母亲会惊慌不已，发作几次以后，也就不害怕了。

动物实验发现,长期痉挛可致脑损伤。孩子就是短暂抽搐发作5~10分钟左右,也不会因此造成脑的损伤发生癫痫的。

发热引起的抽搐,到了上小学时就自然地痊愈了,因此可以不必担心。服用药店买的退热药时,要注意不要超过说明书上标明的用量。

1年中由高热引发2~3次抽搐的话,可不必在意;而1个月就发生2~3次的抽搐,最好是去做一下脑电检查。

到了4~5岁这个年龄才开始发生"热性痉挛",是很少见的,由高热引起抽搐的孩子,都是从小的时候起就发生过抽搐。尽管这样,也会有医生说一旦发热引起抽搐,就需做脑电检查。特别是从事神经科专业的医生,更有这种倾向。

抽搐以后10日内有异常脑波是不奇怪的,但即使出现了癫痫波型时,是否马上开始治疗,这一点医生不同,其想法也各不相同。

没发热而发生抽搐时,不能不考虑是癫痫。可是,在孩子中有的只发作1次抽搐以后就不发作了,这种情况占了50%左右。了解了这些之后,只发作了 1 次的抽搐,也就不用治疗了。癫痫的药物要持续服用 2 年以上,因此要考虑它的不良反应(见 601　癫痫)。

二三天前从高处摔下来伤了头部,孩子当时没有什么异常,可是 2 天以后突然发生了抽搐,这时要以交通事故来对待,赶快叫急救车去医院。

因为在脑子里长了肿瘤,而发生抽搐的情况也不是没有,但是只有抽搐而没有其他症状的肿瘤极少见,往往同时伴有头痛、呕吐、行走困难等症状。不管怎么说,不发热而抽搐时,一定要去看医生。

484. 孩子的呕吐

孩子突然呕吐的时候,首先要先摸摸孩子的额头,看一看孩子是否发热。头热、身体发烫时,那呕吐就是由发热的疾病引起的。最常见的是"感冒"、"扁桃腺炎"等所谓的由病毒引起的疾病(阑尾炎在这个年龄里还不会发生)。对发热的处理,请参阅"436　感冒的处置"。

深夜里高热、呕吐时,是否要叫急救车呢?呕吐后,还不清楚热度这么高时会发生什么样的情况,就应该不做任何处置,先观察一段时间看看疾病的经过也无妨。如果口渴,可以让孩子含冰箱里的冰块。头部要用冰枕冷敷。但是如果继续呕吐,在呕吐后昏昏沉沉,或是发生了抽搐,与平时高热时的情况不一样,最好是叫急救车去医院。

突然呕吐的孩子完全没发热时,要仔细观察呕吐后孩子的状况。如果呕吐后精神十足地玩了起来,要考虑是吃多了,因食积造成的。晚饭时吃火锅吃得过多就常常发生这样的事。但是,孩子呕吐后没有精神、昏昏沉沉、呵欠连连的话,要考虑是不是自体中毒。自体中毒是孩子的疲劳现象,因此,很少有4岁后才开始发生的,常常是从2~3岁时开始,常常有在兴奋玩耍次日发生过“自体中毒”的病史(见444 自体中毒症)。

不伴有发热的呕吐,如果孩子在此前有过头部严重外伤,要考虑与此事有关。如果持续呕吐、头痛,要尽快去医院外科急救。

不发热而呕吐,孩子好像身体的什么地方有剧痛时,也有可能是肠梗阻。如果是患有疝气的孩子,看是不是有嵌顿了,要查看一下孩子大腿的根部(见139　腹股沟疝)。

腹痛程度严重时,就不能不考虑是肠套叠。肠套叠是婴儿多发的疾病,幼儿不多见,但腹痛严重时,应该尽早请医生看,同时必须要提醒医生"是不是肠套叠"(见181　肠套叠)。

与呕吐相似,有时因为咳嗽而把吃的饭都吐出来,这多发在平时有积痰,总是"呼噜呼噜"有痰鸣声的孩子。如果孩子也不发热,呕吐后精神也不错,就没有必要担心。

485. 趴着睡觉

在幼儿中可以说没有脸朝着正上方睡觉的。大多是侧卧或是俯卧睡觉。侧卧睡觉时,母亲不那样担心,而看到孩子脸朝下趴着睡时就特别在意。特别是夏天,孩子夜里易出汗,把床单都弄湿了,孩子就趴在这湿床单上睡,母亲就会想是不是孩子哪儿有病呢?

有的育儿杂志上写着,孩子趴着睡是因为"扁桃体肥大"、或者是体内有寄生虫等原因造成的。但是,即使"扁桃体"不大,也没有寄生虫的孩子也趴着睡觉,是因为这样睡很舒服。母亲夜里醒来发现了,虽然把孩子翻了过来让他脸朝上睡,可过了二三分钟,孩子还是会翻过去继续趴着睡。趴着睡觉的孩子,并不是因为身体弱,不管他也没有关系。到了小学三四年级时,就自然会变得脸朝上睡了。

突然高热 参阅“435 突然发热”。

腹痛 参阅“437 孩子的腹痛”。

盗汗 参阅“438 盗汗”。

小便的间隔时间变短 参阅“439 小便间隔时间变短了”。

排尿时疼痛 参阅“440 排尿时疼痛”。

自慰 参阅“442 自慰”。

口吃 参阅“443 口吃”。

自体中毒 参阅“444 自体中毒症”。

夜里肛门痒 参阅“448 夜里肛门痒”。

荨麻疹 参阅“451 荨麻疹”。

孩子的低热 参阅“513 孩子的低热”。

流行性结膜炎 参阅“557 结膜炎”。

集体保育

486. 培养天真活泼的孩子

4～5 岁的孩子，自理能力明显增强，而且开始自行其事。一般说来，人越是自立就越讨厌别人指手画脚。这时，保育园有时会有孩子王出现。凡是有号召力的人，尽管是孩子，也会成为领导者。孩子王的周围，有被他欺负的受害者，也有听命于他的忠实信徒。孩子王的产生，对集体保育而言，是教育工作的祸害。孩子们只是表面上服从教师，实际上却是孩子王支配着他们的一切。

如果 1 个班超过 40 人，教师对班级状况的掌握不够全面、充分，就容易产生孩子王。孩子王不仅在班里，而且出了保育园大门，在街道，甚至追到受害者家里大耍威风。出身富裕家庭的孩子王，他对受害者进行精神上的折磨；出身贫困家庭的孩子王，他对受害者常常进行物质上的勒索，受害者不得不献上各种各样的贡品。保育园多数是从远处来的孩子，在园内的时间比较长，这种现象不那么严重;但在社区里的幼儿园,孩子王则成了离园后的统治者,如果1个班超过30人,教师就必须对每个孩子了如指掌,自由娱乐时,孩子们分成若干小组,此时,教师一定协调好组员,千万不要让侵犯其他孩子自由的孩子王出现。令人为难的是,有时孩子创造的游戏,与教师指导的相比更为有趣。所以在发挥孩子的创造性的同时,教师的创意必须更胜一筹。

保育园的"饮食规矩"有时打击孩子们的积极性,有的保育园硬性规定,大家尚未全部吃完之前,任何孩子不许离开饭桌。这样一来,吃得较慢的孩子,在众目睽睽之下,会更加食不下咽。久而久之,他会看见饭盒就发愁。关于保育园内的就餐,详见"453 让孩子学会自理"。

孩子们过于疲劳或是精力过剩,情绪都会不佳。希望保育园安排孩子午睡,防止过劳情况发生。日本保育园,一般没有雨天用的室内运动场(小学、中学有)。在狭窄的园内,既不能在走廊奔跑,也不能靠近花坛,总是受到各种约束。只是把手放在膝盖上,静静地听教师讲话,长此以往,孩子们的活力就会丧失殆尽。

487. 让孩子学会自理

这个年龄段的孩子,其自理能力进一步提高。他们多数会依照自己的意志去行动。应当鼓励这种自觉性,同时也要引导孩子们相互帮助共同渡过园内生活。为了鼓励孩子的自觉性,就必须为他们营造一种快乐的氛围。本来讨厌像大家那样做,但被教师批评了,只好做;或者因为害怕老师,只好和大家一起做等等,这都属于强制效果,应该铲除。像喊"向右看齐"口号那样,让孩子生活自理也不可行。孩子已经会扣纽扣了;孩子吃饭时不掉饭粒了;孩子自己会擦鼻涕了;自己独自会上厕所,而且不弄脏周围环境等等。这些都应该作为教师满意的事告知孩子们。看到平时自己最喜欢的教师为自己自豪,这对孩子来说也是莫大的快乐。生活自理,也会给孩子带来自信,促使他去帮助同伴。例如会扣纽扣的孩子会主动帮助不会扣纽扣的孩子。孩子生活自理也使园内的共同生活变得更加意趣盎然,从而更进一步激发孩子们的自觉性,使他们更趋向于齐心协力、团结一致。

为了培养孩子团结互助,可给满 4 岁的孩子,建立值日生制度,让他洗手后,分发碟子、匙;还可建立课间值日生制度,让他分发纸张、铅笔等材料。但是在让孩子帮忙时,无论多么沉稳的孩子,也不能让他端热的餐具。

必须给孩子留下帮助同伴会使园内生活变得更加快乐的深刻印象。对于助人为乐的孩子,教师应该给予充分的肯定和赞美,让孩子充分体会到教师因他而高兴满意的情绪。

488. 发挥孩子的创造性

只有自由游戏,才能充分发挥 4～5 岁的孩子的创造性才能。自由活动可以以多种多样的形式进行,可以利用园内庭院中的游戏设施;也可以用各种“废弃物”(旧轮胎、纸箱子、原木及其他废物)做游戏;还可以进行“模仿游戏”,如“积木游戏”、动手游戏(绘画、捏泥巴、玩沙)、水上游戏、园外游戏等等。

为了让自由活动的内容丰富,形式多种多样,有必要进行授课“教育”。但是把幼儿教育简单地割裂为大自然的“认知”教育；绘画、摆积木、捏黏土的“造形”教育；音乐跳舞的“情操”教育，是危险的。所谓“认知”并非仅仅是让孩子记住物品的名称。“认知”、造形”、“情操”等教育必须有利于表现每个孩子具有的个性特征，必须通过教育使每个孩子具有独创精神。

幼儿过早地掌握读、写、算知识没有太大意义。幼儿期所需做的是培养他成为懂得创作快乐的人。所谓“认知”，不是把成人的认识灌输给孩子，而是通过孩子的感性所能接受的形式，让孩子认识这个世界。不应照搬小学的教学方式，而应通过绘画、童话、歌曲，指导孩子认识自然和社会，以培养孩子们的感悟性，并使他们的游戏内容更加丰富。感悟性好的孩子，能超越“前人的框框”，创造出“游戏”的新境界。

通过背诵和考试，测知教育成果，只能了解孩子的记忆程度。孩子的游戏是否具有创新性，才是评价教育成功与否的标准。

保育园决定教育的内容和方向，因发育阶段不同的孩子在 1 个班混合保育，由于生活步调不一致，所以，也难以规定统一的教育内容和方向。

如果孩子的园内生活是以游戏为主,那么上课包括早操,每天最多进行 20~30 分钟。

身边的环境及大自然可以成为孩子"模仿游戏"的背景。让孩子亲自接触这些事物就是学习,很有必要让这些知识通过童话得以进一步加深印象。

游戏时需要正确地表达以沟通伙伴们彼此的想法,这样游戏就会更加愉快。一定要用非常纯正的语言,充满感情的语气去讲述童话故事。连环画作为童话的另一种叙述方式也可以利用。在游戏过程中要学会数数。为了能区分物品、记住玩具的使用次数,4~5 岁的孩子应会数 5 以内的数字。也必须能够分清左右方向。

4~5 岁的孩子多数还是乱画一气。通过乱画,孩子们也能愉快地释放自己的精力。没有必要阻止,而且还要供给孩子不能折断的蜡笔、油笔和大张画纸,让他涂得更容易些。最好不要指导孩子使用何种颜色等。孩子们从涂鸦期转入嘴里一边说话,手里一边画着自己内心所想事物的象征期。这是说绘画已不再是单纯地宣泄精力而是变为表现内心世界了,这时孩子们会用不同的颜色,来表现不同的对象。教师不应该教授孩子具体画法,而应该和正绘画的孩子交谈,把其内在想法启发出来。总是画同样的画,往往说明孩子或者存在心理"疙瘩",或者表现欲受到了压抑。此时比指导绘画更为重要的是仔细观察孩子与小伙伴的关系,或者鼓励孩子在游戏中冒险,以拓展孩子的内心世界。做泥塑活动,也不要强制他们按照模型去做,关键是让他们充分体验"捏泥巴"的乐趣。作品应该作为孩子向教师表述内心世界的一种方式来评价。通过给孩子的生活注入活力,可以突破孩子作品的固定模式。

按着时间的顺序,把多个绘画、泥塑等作品,排列起来观察,就会了解孩子内心世界的成长过程。作品是教育的立足点,所以在评价工作结束之前,教师应该保留孩子的全部作品。

上音乐课也一样,不是追求唱得多么动听,而是考虑通过唱歌释放他们的能量。同时,有必要让他们听"优秀音乐",以训练他们的感悟能力。所谓"优秀音乐"并非是指古典音乐,而是指能够充分地发挥教师的爱好的音乐。因为教育就是教育工作者个性的展示。但是,电视里程序化的少儿节目,又是如何令人遗憾地将那些富于个性的教育形式抹杀掉的呢？令人深思。

489. 建立友爱的人际关系

伴随着智力的发展,4~5岁孩子们的内心世界更加丰富。孩子内心产生一种想对自己亲近的人倾诉的欲望。孩子和老师及小伙伴的关系越密切,他发表意见的欲望也就越强。为了让孩子提高表达能力,就必须和他们建立友好关系。

作为叙述而不是讲演,让孩子把内心深处的想法表达出来。孩子通过讲话,可以仔细审视自己的内心世界。可以分成若干个小组,组员间互相交谈。教师则可提供话题,作为4岁孩子的“语言指导”,可以选取“能讲出老师的名字”、“能讲出朋友的名字”、“能清楚地回答问题”等话题,但不要认为可以脱离生活来教授语言。教师与孩子之间,孩子与孩子之间,作为彼此信赖的伙伴,在有组织的集体生活中,“能够叫出对方的名字”、“能够清楚地回答问题”是非常必要的。

超过30人的大集体,很难组成让孩子畅所欲言的对话小组。要想让每个孩子都能发表意见，必须组成小组(见 455 建立友爱的人际关系)。在 30 人以上的大集体中，如果只让举手的孩子发言，这仅仅是在培养出色的演说家。而在众人面前羞于说话的孩子，则越来越封闭自己。不仅在语言教育活动中教授语言，在娱乐、运动时，都可训练孩子说话的能力；而且建立起无话不谈的朋友关系，往往更有利于孩子语言表达能力的提高。

教师必须了解每个孩子的内心世界，为此在一个集体中，教师要清楚地识别出每个孩子。一定要了解每个孩子绘画的内容，泥塑的种类，最近思想倾向的变化等。绘画、泥塑，比起语言，更能有力地表现孩子的内心世界。

490. 结成快乐的伙伴

到了 4 岁，有的孩子就可以区别善恶了。道德观念似乎应该像牙齿那样自然而然地生出，但事实上并非那么简单。一满 4 岁，记忆力就会增强，这时，如果教师对孩子说“不许这样做，这是纪律”。有些孩子会记住并遵守，但是仅仅依靠记忆是不能维护道德的。因为暴力也要求人遵守戒律。人们应该自觉自愿而不是出于恐惧心理去维护公共道德,而且人们应为自己选择的道德尽相应的责任和义务。

为了让4~5岁的孩子萌生道德观念,首先应当让孩子感到自己是自觉自愿去做。自觉遵守纪律的初衷应该出自于善念。可以让他们体验遵守规则给生活带来的快乐,从而引导他们主动去遵守规则。

应该让孩子们意识到运动、创作、模仿游戏、唱歌、有节奏地跳蹦,所有这些活动,大家齐心协力比单独去做要快乐。那么他们就会逐渐明白,为了大家共同娱乐、创作,就需要规则。而且为了愉快地玩耍,为了有趣地创作,孩子们就会产生一种意愿要去遵守规则。所以道德教育的第一步是园内要准备好愉快的创作场所。

小组成员的多少与创作活动的种类和孩子们能力发展阶段相关。4~5岁的孩子往往在相应的小集体中,能与老师和同伴友好相处,教师则要设法让他们组成更大的集体。可利用假日,孩子高兴时,把班级作为整体组织起来活动。运动会、节日、郊游等活动为孩子的日常生活带来亮点。孩子们会为此紧张兴奋,发挥出平日所没发挥出的能力。这些活动使全体成员情绪高涨,而集体生活的快乐又给孩子留下深刻的印象。

4 ~ 5 岁的孩子,在幼儿园或保育园都会经常出现打架现象。当然,有的孩子属于攻击性的性格,他们常常是吵架的中心人物。但是多数打架,就如同大人"衣食不足,不知礼节"一样,是由于园内设备太少,引起纷争造成的。因为玩具不够,引起争抢;因为混合保育,大孩子抢夺小孩子的东西;因为水龙头太少,都想快点洗手就会打架,这样的打架只要条件改善,就不会发生。还有的打架,是因为班级过大,小朋友之间彼此不认识造成的。另外,由于不断地划分小组,造成小组成员不够团结,也容易发生打架现象。

1 名保育员照管 30 人的班级,孩子打架是不可避免的。对于 4 岁的孩子,也应该采取 2 名保育员负责 25 名孩子,划分自由活动组和教育指导组,两组同时进行活动的做法。如果这种做法因故不能实施,教师就只能具体情况具体分析,想方设法去解决各种问题。孩子应把值日工作当作一件快乐的事情,积极主动地去做。如果教师的人格魅力吸引孩子,孩子就会乐于帮助教师做好值日工作。教师决不能把值日作为惩罚的手段。

491. 培育健壮的孩子

过去马路曾经是孩子们安全的娱乐场所,4～5岁的孩子每天可在户外玩耍3～4小时;现在生活在幼儿园和保育园的孩子,每天还能接触新鲜空气长达3～4小时吗?由于保育园庭院狭窄,多数孩子能在庭院游戏的时间只有一二个小时。运动能力不如以前,就是因为没有锻炼身体的场所。扩大幼儿园或保育园的运动场,是使孩子身体健壮的第一步。除此之外,也要备有供刮风下雨天使用的室内运动场。

在狭窄的空间,要让大家运动,就得纳入体操项目。如果每天早上做10分钟左右的体操,4岁以上的孩子还是力所能及的。这个年龄的孩子,不用提醒也能记住自己的锻炼场所。在院子里可以自由活动的地方,可以进行"模仿游戏"、"结构游戏"等。

气温在 18～20℃以上时要经常开窗。夏天的玩水、冬天的玩雪、春秋的玩沙都要进行。还有跳绳、滚大球、秋千、滑梯、平衡木、肋木等游戏也是不可或缺的。除了这些趣味游戏以外，这个年龄段还要分小组进行达到某种标准的体能训练。下面例举 4～5 岁孩子的体能训练标准：

25 米跑：男孩、女孩均为 7～8 秒。

原地跳远：男孩 70～90 厘米、女孩 60～80 厘米。

投垒球：男孩 3～5 米、女孩 2～4 米。

户外运动时，最好让孩子脱掉外衣，尽量让肌肤接触外界空气，但不要穿着过少，以免孩子起鸡皮疙瘩。

492. 预防事故发生

满 4 岁的孩子，乐于相互帮助。教师为了培养和奖励这种合作精神，应该允许他们自由组合进行游戏。但是如果 1 名教师要负责 30 名以上孩子，在自由活动时，孩子们任意结伴游戏，就有发生事故的危险。曾有从秋千上坠落的，也有孩子捡球时,额头碰到秋千上受伤的,因此最好不要让孩子单独荡秋千。当孩子们在滑梯上自由玩耍时,也要注意。滑梯两侧扶手如果较低,孩子往往会从旁边坠落下来。

混合保育容易引起某些事故,这往往与运动场游戏器械设置的数量不足有关。如果都是小孩子滑滑梯,运动能力差不多,按顺序排队,就会比较顺利,但大孩子往往无视顺序抢先而引起冲突;小孩子们在跷跷板上玩得很好时,大孩子过来使劲一摇,有时就把小孩子晃下来。所以保育员一定要留神,不能疏忽。

在运动场上,一定要有 2 名以上的保育员。发生了事故,除被告外,没有其他证人就会蒙受不白之冤。

为了加强集体意识,有必要进行园外保育活动。最近由于交通方面的原因,1 名教师带领 30 人的班级一起出园非常困难,因为穿过汽车马路时,保育员要分别指挥已经过了马路的孩子、正在过马路的孩子和还没过马路的孩子。在教育孩子从保育园回家时,也要注意同样的问题。

在进行集体园外保育活动之前,应在园内庭

院反复进行预演练习。可能的话,制作 1 个交通信号模型放在那里,让每个孩子随着信号灯的变化,或者前行或者停止,练习掌握交通规则。

平时孩子们在运动场上练习跳跃、走平衡木,可以训练应急能力。保育园离园前的多发事故预防请参阅“458 预防事故发生”。

把寺院改成保育园时,要特别注意庭院内的池塘。或者填埋,或者用高高的栅栏圈住。

进入泳池时可以两人一组,不管是在泳池内外,只要有 1 个人不见了,就一定要让他们大声报告老师“××小朋友不见了”。

无论是在幼儿园,还是在保育园,教师都要经常地到室内外转转看看,是否有突出的钉子、带刺的椅子,庭院浇水的水管龙头是否露在外面……。

城镇的保育园、幼儿园,多数位于建筑拥挤的住宅区,所以要训练幼儿掌握发生地震、火灾时的避难方法。在 2 楼进行保育时,室外还应该备有滑降梯。

493. 园内有孩子患传染病时

保育园出现传染病,一定注意控制住传染源。因此,园内的消毒很关键,另外还必须考虑目前看起来很健康的孩子是否是带菌者。

痢疾患儿出现时,园内的厕所要彻底消毒。患儿起居的保育室也要消毒。接着全体人员进行便检,看看有否带菌者。如果不能进行全体人员的检验,就对患儿所在班组的其他孩子、教师及全体配餐人员进行检验。如果没有发现带菌者,患儿就是园外感染。如果出现麻疹患儿,应当在2日内劝说周围的还没接种过预防疫苗的孩子马上接种疫苗。入园时,最好把接种过麻疹疫苗作为入园条件。流行性腮腺炎的疫苗效果很好,入园之前就要接种。水痘的病毒是通过患儿皮肤的疹子进行传播的。园内出现水痘患儿,潜伏期14天过后,每天早上都要认真检查全体孩子,看头皮、背部、腹部出现小疹子没有。即使只有1~2个,触摸了也会感染,所以要予以隔离。已经有了水痘疫苗,应给保育园孩子优先接种。

水痘最初的症状多是在胸、腹部出现二三个小水疱，不裸身很难发现。颜面和头发中的水疱多在第 2 天或第 3 天出现。通过望诊，发现了症状马上让孩子休息。

风疹是一种较轻的疹，症状与麻疹相似，但 2～3日就可痊愈。对孩子来说“无关紧要”，但是对胎儿来说却是可怕的疾病，妊娠 18 周胎儿被风疹病毒侵犯，就会出现各种各样的畸形。所以，幼儿园或保育园如果出现风疹患儿，妊娠 18 周以内没有进行过免疫的母亲最好不要接近幼儿园。偶尔会有孩子患了风疹以后，母亲方才发觉自己已经妊娠的情况。这时母亲应每隔 2 周进行 1 次血液风疹抗体检查，连查 2 次。如抗体数值上升三四倍以上，说明被风疹病毒感染，应该听从医生的劝告，终止妊娠。

近年来百日咳明显减少（见 635 百日咳）。这是预防疫苗的作用。因故没接种疫苗的孩子常常会患百日咳。百日咳只是咳嗽时十分痛苦，但不咳时，和健康的孩子没有区别，不发烧、精神也好。但是一旦患上百日咳，即使马上治疗，咳嗽也会持续半个月或 1 个月。母亲在孩子百日咳期间不会长期请假休息,所以百日咳的患儿尚未完全康复也得继续上保育园,而保育园一方,明知这种情况,也不好坚决拒绝。好在如果其他孩子全都注射过疫苗,即使被传染了,症状也很轻微,很快就会好转,所以问题不大。因此,最好做出规定,孩子入园之前一定要注射百日咳疫苗。

494. 传染病痊愈后何时可以让上幼儿园

法律规定,需要隔离的传染病人,要住传染病医院,直到没有传染他人的危险为止。因此,从传染病医院出院的孩子已经没有传染的危险了。

因痢疾、猩红热等病休息的孩子,只要体力已经完全恢复,可以马上上保育园。

麻疹患儿如果退热、也不咳嗽,就不会再传播给他人。通常发病后不到1周,麻疹的疹子消退后,褐色的斑点还得持续半个月左右。麻疹痊愈的孩子面部、胸部可以看到这种褐色的斑点,但是以此为理由让孩子继续休息,是没有必要的。

水痘也是这样,出疹然后开始结痂。干痂脱

落后，留有白色痕迹。痕迹持续时间比麻疹长得多，往往过了 3 周左右还能看出是刚刚出过水痘。孩子如果水痘疹子出得很多，痊愈之后脸上也会满是干痂。但一般水痘疹子出现 1 周以后就不再传染他人了。只有疹子还处于水疱状态时，才具有传染性。流行性腮腺炎，如果耳下、颌下的肿块消失了，也不用限制上保育园。风疹，疹子出现 1 周以后也不传染了。

最棘手的是百日咳，百日咳的传播途径是痰或唾液的飞沫，其他孩子吸进后会感染。一旦患了百日咳，百日咳菌会在气管里存留 1 个月左右。让百日咳患儿休息 1 个月，幼儿园是可以做到的，但保育园却做不到。白天咳嗽减轻以后，母亲就把孩子送到保育园，说声“拜托”就上班了。百日咳患儿通过一定的治疗，只是晚上或天亮咳嗽，所以白天在保育园较少咳嗽排菌，但并不能因此断言患儿不具传染性，必须认识到，1 个月内只要咳嗽就会传播细菌。承担婴儿保育工作的保育园，绝对不可让百日咳患儿进入婴儿室。因为有的婴儿还没注射预防疫苗。没有进行预防接种的孩子，作为预防也可服用 2 周红霉素，这样或者不发病,或者发病症状也很轻微,很快就可痊愈。

495. 园内有结核患儿时

常常有母亲拿着诊断书说,这孩子得结核了,别让他做剧烈运动。这时教师往往担心结核的传染问题,作为负责许多孩子的教师,这种担心是正常的。但是,万幸的是,幼儿多见的肺门淋巴结核,并不排菌。即使稍有排出,也不至于传染他人。所以没必要过多考虑幼儿结核的传染问题。需要考虑的则是其他问题。首先,孩子究竟患没患结核,因为儿童结核的误诊率很高,虽然这对医生来说,可能很不礼貌。一般儿童结核是由密切接触的成年人传染的。现在,成人结核已经非常少见,公共汽车、商店等地的街头感染几乎绝迹。如果孩子确实患了结核,重要的是找出传染源是家人、教师还是医院候诊室的结核患者?如果孩子家里没有结核患者,就应考虑园内的教师或其他职员。如果保育园内的教职工二三个月之内做过 X 线检查,结果全部正常最好;如果 X 线检查是 6 个月以前做的,最好再做 1 次,至少负责患儿的教师一定要接受检查。这样做的目的是,万一保育园有人患了结核,就可以防止他继续传染他人。

近年来,给孩子服用的结核药物很有效,所以很多孩子一边上保育园、一边进行治疗。为了让孩子按时吃药,教师也要予以配合和协助。

去年结核菌素试验阴性,所以注射了卡介苗。那么孩子今年不会得结核。因此,去年注射了卡介苗,今年结核菌素试验阳性的孩子,也不要作为阳性转化对待而禁止他参加运动。

5 岁到6 岁

这个年龄的孩子

496. 从5 岁到6 岁

这个年龄段的孩子们大部分正在上幼儿园或保育园,母亲们都有一种紧迫感,即来年孩子就上学了。的确,幼儿园、保育园的最后1 年一定要做好上学的准备,但是教写字、学会数数等并不是上学的准备。认为保育院不教孩子写字,所以在孩子过了5 岁就转到教写字的幼儿园去,这种想法是不正确的。为上学所做的事情,并不仅是教写字和数数,还有更重要的事情。

首先,必须锻炼身体(见532　培育健壮的孩子）。其次，虽然学校的学习有时是乏味的，但是是以学习某些东西为目的，所以必须精力集中。与伙伴儿一起创造想像中的世界，对孩子创造意识的发展是很有必要的。但仅仅如此是不够的，一定要培养孩子确定某种目的，完成某些题目的实际能力。因此，必须培养他们清楚地认识现实世界，而不是幻想世界。再次，在学校里孩子们是要组成班级一起进行学习、锻炼的，因此必须学会集体行动。所谓集体行动，并不是跟在大多数人的后面，和大家做同样的事情，而是必须学会与小朋友合作。面对伙伴，必须能清楚地表达自己的意见。

在集体行动中，对于超过5岁的孩子，必须培养他们对集体的责任感。即便是用玩具活动时，超过5岁的孩子也应该喜欢相互合作的游戏。有的幼儿园让他们玩投球游戏、踢足球和进行接力赛。在进行竞赛的过程中，孩子们开始意识到自己的责任。责任是在集体活动中，通过了解自己的作用和集体行动的目的而培养出来的。能使孩子们意识到集体责任感的不仅仅是游戏，到了5岁，就应该让他们做各种各样的值日活动，如搬运玩具到运动场、分配做手工游戏的黏土,以及吃饭前摆放椅子等,这些事都可以让他们做。在这些活动中,孩子们就能体验到集体行动的目的和为实现这一目的自己所起到的作用。

另外为了安排值日、评定值日的好坏,就必须有大家一起活动的时间。在陈述自己的想法时,应使孩子们意识到自己和集体之间的关系,使孩子们考虑到自己的利益可牺牲到什么程度;牺牲了自己的利益,是否可以获得集体的更大的利益等问题。因此,要养成在集体活动中大家互相商量决策的习惯。在商量过程中,自己的意见被通过,就会意识到自己有责任为完成这个任务而努力。孩子们对完成自己所协商的事,要比完成由老师单纯命令的事会更尽心。

在幼儿园和保育园的最后 1 年里,由大家确定的集体活动逐渐多起来。因为不存在某些必须完成的课程,因此,幼儿园和保育园可以自由地进行集体活动。同现在的小学和中学的教育比较,幼儿园和保育园教育的优越性,在于人际关系交往教育这一点上。

并不能说现在所有的幼儿园的孩子都可以一

边进行创造性的活动，一边创建快乐的集体。有的幼儿园让孩子坐在课桌前，分别去教授“社会”、“自然”、“语言”、“音乐”、“绘画”等课程。对于想让孩子通过有名的小学考试的母亲，这样的幼儿园，无疑被认为是好的幼儿园。但是 5 岁到 6 岁这样重要的时期，只进行这种教育，孩子最终会成长为不懂得与伙伴合作，面对伙伴，不能清楚地表述自己的意见，与伙伴在合作时，感觉不到责任的人。这样的孩子，在家里离不开母亲，到了幼儿园，受其他孩子的左右，是没有独立性的孩子。这样的孩子上了小学后，稍有一些不如意的事情（如遇到不喜欢吃的食物、爱捉弄人的小朋友、不熟悉的老师、记不住的课程）时，就只好从集体中抽身，而没有其他的方法。

比让孩子早些掌握文字、数学更重要的是让孩子学会独立，能适应集体生活。但孩子自己喜欢读书，在读书过程中不断求教时，也不要拒绝教授他们。喜欢书的孩子，过了 5 岁会在不知不觉中认识字，开始更广泛地阅读。因此，与其说是好事，还不如说是一种不可避免的现象（见 471　喜欢书的孩子）。

喜欢数学的孩子,从掌握表盘上的数字、电视机频道的数字开始,到抄写汽车牌照上的数字、公共汽车运转系统的数字,不久便会央求大人出加法、减法的题。如果孩子喜欢,让他做是有好处的。但是,不要抱有创造"天才"的奢望。早期教育是否真的有意义?怎样的教育方法,对成为数学家有益处?这还是一个没有确定的问题。提前读完小学教科书的做法,笔者并不赞同。因为孩子对在教室内上课没有新鲜感了。众所周知,现在的日本数学家们,并不是因为早期地接受了教育才成为数学家的。父母想让孩子成为学者,过早教识字,让孩子学习计算,只不过是父母的意图,这样做反而妨碍了孩子的正常发育。

音乐教育也可以说是如此。具有音乐才能的孩子和不具备音乐才能的孩子,在这个年龄确实存在差别。上风琴辅导班、歌唱练习等,如果孩子感兴趣 当然可以,但是想让孩子成为歌唱家、强迫孩子学习,会给孩子背上沉重的包袱。

对于能熟练使用剪子的孩子,可以让他(她)携带剪子。但锋利的剪子是危险的,要选择孩子用的、尖儿是圆的、刃不是很快的那种。不要让他们用母亲裁剪用的剪子。

虽然涂抹画被认为是丧失创造性，只是在固定的轮廓内机械地涂色的反复作业，但是，如果能够使精力集中起来，对颜色的选择、色彩的韵律感等感兴趣的话，也可以让孩子做。

在生活习惯方面，这一年龄要培养孩子能够基本自立。但是，日常生活中父母不做的事情，不应只要求孩子去做。早晨洗脸、刷牙、饭前洗手、从幼儿园回来后洗手、漱口、脱换衣服、剪指甲、擤鼻涕、洗澡等，都必须教孩子学会自己做。

日常生活中，要培养孩子尊重别人、不做有损别人尊严的事的好习惯。早晚要向父母问好、注意恳求大人时的语气、大人给做了事后表示感谢的方法等。接待客人等礼节，在这一年龄也可以教给孩子。从这个年龄开始，让孩子养成做错事道歉的习惯。父母做错事，伤害了孩子时，也有必要道歉以给孩子做榜样。

从幼儿园回来，一般是一点或一点半。在到吃晚饭前的时间，要尽可能让孩子和附近的小朋友在安全的地方玩。

睡眠方面，因为几乎所有的孩子都在上幼儿

园或保育园,所以早晨都不能睡过 8 点了。多数孩子是晚上 9 点或 10 点睡,早晨 7 点或 7 点半起床。除了夏季,几乎所有孩子都不睡午觉。因为晚上孩子的入睡方式也是各种各样(见 499 晚上入睡),所以母亲要了解自己孩子的入睡方式。

饮食方面,这个年龄的孩子也不像母亲期待的那样好好吃饭。早晨必须在固定的时间出门,因匆匆忙忙的,无法稳稳当当地吃好早饭,有的孩子甚至一点儿也不吃就上学了。当然,这样中午的盒饭会吃得很干净。因为早晨不吃饭,所以晚餐要想法吃好。对副食的好恶依然存在,但装在饭盒里却不是那样明显的挑剔,因此导致营养障碍的偏食,一般不会发生。因为孩子即使讨厌蔬菜也可以吃水果,不吃肉、鱼也可以吃香肠(见 465 孩子偏食)。

现在,每天喝 200 ~ 400 毫升牛奶的孩子很多。喝多少牛奶,要根据孩子的身体的胖瘦而定。笔者不赞成给胖孩子每天喝 600 ~ 800 毫升的牛奶。

喜欢咖啡味道的孩子会愿意喝咖啡,如果每天给 1 杯左右的话也无妨,但要尽可能以牛奶咖啡的形式给他。

水和茶,能喝的孩子和不太喝的孩子比较,有很大差别。能喝水的孩子,在吃饭时旁边也放上水杯,吃饭期间要喝好几次水。这样的孩子爱出汗、小便量也多,因此能喝水也是正常的。

零食,一般的孩子是从幼儿园回到家时吃 1 次,能熬夜的孩子在晚饭后到睡前再吃 1 次。如果是下午总和附近的小朋友玩的孩子,母亲就要和小朋友的母亲商量好,轮流给孩子零食吃。零食的价格当然重要,但必须要考虑质量。夏天要远离那些容易带有细菌的东西(如果冻、点心等)。不过,有的家庭没有时间考虑孩子的零食问题,而是给孩子钱让孩子自己买,这样一来,其周围的孩子,也会学着向母亲要钱。

孩子自己能买东西,也显示出了孩子的独立性,因此,并不是什么坏事。但让他们花钱买东西时,必须讲好条件,即不能买食品,如果买食品必须让父母看一看。但是,如果说不能买纸牌、不能买玻璃球,那么孩子就会失去和小伙伴一起愉快玩耍的手段,因此,难免会瞒着父母买东西。

近来简易点心店没有了,孩子选择可以买的

游戏道具也没有了。孩子被点心制造商随点心馈赠的小物品所吸引,不想吃的也买。因其含糖高,一盒糕点数量又很多,所以易损伤牙齿。

排便方面,这个年龄的孩子完全可以自理。但男孩子还有许多尿床的,但不能认为这是病(见511 夜尿症)。

来年就要上学了,母亲都有过于紧张的倾向,他们会担心各种各样的问题,到目前为止,一直这样娇惯着的孩子上学能行吗?在幼儿园和小朋友不能很好地玩,在学校能和小朋友处得好吗?但是,必须考虑到孩子在上学前就成长得很快,到学校后其成长速度会更快。最好不要批评孩子说"那样怎么能当1年级学生呢?"等。孩子对上学这件事并没有母亲考虑得深刻。尽管如此,母亲却每件事都拿出学校作引证来批评孩子,这样做会使孩子认为学校是非常麻烦的地方。敏感的孩子甚至3月份后(译者注:日本4月份开学)会出现尿床现象,或者小便的次数增多。

这个年龄最常见的疾病,是夜里突发高热的感冒和扁桃腺炎。一般一二天体温可降下来。每隔二三个月就发1次病的孩子很多。

在这个年龄进幼儿园的孩子，父母应有思想准备，即孩子可能会患上水痘、风疹或腮腺炎中的一种病。

孩子到5～6岁开始患的病有阑尾炎。这种病从上小学开始逐渐增多，但在这个年龄还并不多见。孩子出现没精神、恶心欲吐，有些发热的症状时，就要考虑是否患了阑尾炎。孩子绝对不会说是右下腹痛，问一问才知是腹痛。幼儿园约有三分之一的孩子出现早晨腹痛，因为有患阑尾炎的可能，所以不能认为全都是神经性的。幼儿园孩子腹痛一般有千分之一左右是阑尾炎。但是早晨腹痛，多是经常腹痛的人，而阑尾炎多是在很少有腹痛发生的孩子。

另外，这个年龄上幼儿园的孩子，为了习惯幼儿园的生活而过于紧张的话，会在入园1个月左右引起尿频，有的1个小时内要去五六次卫生间（见439　小便间隔时间变短了）。

自体中毒（见444　自体中毒症），在这个年龄中也经常发生。可以认为这个年龄是一个关键的年龄，出远门后，因为累了，孩子不吃饭就睡，会引起本症。

从婴儿期开始,就经常积痰、肺内呼噜呼噜响的孩子,到了这个年龄可以引起“哮喘”的“发作”。父母们对哮喘的发作感到惊愕,在孩子面前表现不安的神色,更会加重孩子的哮喘。父母不要忘记一定要持有这病肯定能治好的态度(见 514 “哮喘”)。

眨巴眼睛、歪嘴,这些滑稽的毛病在男孩中常见(见 516 做怪相)。这个年龄段,自慰并不少见,而尤以女孩多见(见 442 自慰)。

有的男孩子会突然出现血尿,排尿次数增多,排尿后生殖器痛。这种情况约 1 周左右可自然痊愈,没有反复发作现象(见 440 排尿时疼痛)。同样以血尿开始的病还有肾炎,这种病也在这个年龄段开始见到。颜面浮肿,尿量减少的肾病也是常见病。

俗话说尿尿浇蚯蚓阴茎会肿,这个年龄的男孩有时可见到外生殖器前端肿得像灯笼一样。这是因为用脏手触摸后引起的轻度炎症,几天后就可痊愈(见 440 排尿时疼痛)。

女孩子常见有“白带"样的东西,母亲发现孩子内裤上有乳酪色的污物,马上吃惊地联想到性病。其实这是无害的东西,每天淋浴冲洗局部3~4次,换穿干净内裤,最多几天就可痊愈。

有经常到了夜里说腿痛的孩子,或是膝盖痛,或是全腿痛。很多母亲担心是否得了风湿性关节炎,但检查一下,一般不会是风湿。多数是因为疲劳,或者不注意时挫伤等引起的(见515 腿酸软),极少数是有佩特兹病。

在幼儿园的定期健康检查中,有时会出现各种各样的情况,但经过仔细检查,一般就会清楚,不必担心孩子的健康。即使被提醒孩子的"扁桃体肥大",也多属生理现象(见518 "扁桃体肥大症"和增殖体)。被告之是滤泡性结膜炎,也是生理性的结膜滤泡(见519 "滤泡性结膜炎")。

定期健康检查时,经常被告知"孩子的尿中出现了蛋白,要请医生看一下"。这种仅用尿液浸湿试纸就可以清楚的简单检查,即使呈阳性,有时隔一段时间重新测1次也多会变成了阴性。另外,早晨起床后排的尿常是"直立性蛋白尿"(见553 直立性蛋白尿、646 无症状蛋白尿)。

去年接种了卡介苗的孩子,今年结核菌素试验反应阳性,被诊断为小儿结核时,可与为预防结核而给孩子接种卡介苗的单位沟通一下,一般多是误诊(见152 卡介苗)。

一直骑三轮车的孩子,到这个年龄能骑两轮车了。因为与三轮车不同,且可以骑得很远,因此事故也多起来了。父母要反复告诫孩子,要在人行道骑,不要到汽车行驶的路上骑。孩子骑车时,必须戴上儿童用的头盔,虽然有些夸张,但却能防止头部外伤。

5~6岁的孩子夜里突然发烧、嗓子痛时,父母要仔细检查一下孩子的身体。如果从头部开始,胸、腹全是细小的、红色的皮疹,应怀疑是猩红热。

喂养方法

497. 孩子的饮食

5~6岁这一阶段,孩子不像母亲期待的那样能吃饭。因为早晨睡到该去上幼儿园的时间才起床,因此没有充裕的吃饭时间。中午吃盒饭,只吃饭盒里装好的食物。到了晚上就吃得很饱。所有的母亲都有同样的想法,就是想让孩子多吃点儿。但是,这个年龄的孩子如果像母亲期待的那样吃饭,会变得过胖。让我们看一下已经发胖的孩子的饮食:

早餐　烤面包2~3片、牛奶200毫升、煮鸡蛋1个

午餐　盒饭(鸡蛋、鱼、菠菜、米饭2碗、水果)

零食　巧克力、包子、面包、方便面

晚餐　米饭2碗、肉、鱼(与成人量相同)、蔬菜、果汁

这个孩子虽然上幼儿园,身高没那么高,但体重已相当于小学2年级学生,谁见了都认为肥胖。再介绍1例与上面的孩子对照的食量小的孩子的饮食:

早餐　蛋糕1块或不吃东西

午餐　盒饭是饭团5个(米饭140克)、奶油夹肉面包20克、煮鸡蛋黄1个,还有香肠2个、橘子和草莓

零食　快餐45克、奶油点心

晚餐　茶泡饭1碗(90克)、草莓或橘子(70克)

这个孩子5岁零5个月,体重15千克,没患过病。

一般孩子的食量介于以上这两个孩子之间。早晨吃烤面包片1片和牛奶200毫升,或只喝牛奶的孩子多见。食量小的孩子中,有不少早晨什么也不吃就去幼儿园的。白天的盒饭,一般吃1碗或1碗半米饭。最近,与主食相比副食的量有所增加,几乎与成人吃等量的鱼、肉、鸡蛋等副食。晚饭一般也是吃1碗米饭,也吃些副食。这样的饮食,1年内体重也足可以增长1.5到2千克。即使1天吃的米饭合计起来只有1碗半左右,但鱼、肉等副食的量与成人相同也能够生长发育得很好。不喜欢吃鱼,也不喜欢吃肉的孩子,可以给喝400~600毫升的牛奶。每天喝400毫升牛奶的孩子很多。现在孩子的平均身高增高与这种饮食结构有关系。

受电视广告的影响,经常给孩子使用复合维生素的母亲增多了。但一般的孩子是不会出现必须要补给复合维生素那种程度的维生素缺乏的。

对不喜欢吃蔬菜的孩子，多给他水果吃就可以了。

在父母做到饭前洗手、饭后漱口的家庭中，孩子也不难养成这种习惯，所以，父母必须要有良好的习惯。

孩子即使不能熟练地使用筷子，也不要给他换用勺。与其每次看到都要提醒孩子，不如就给他不用筷子就不能吃到的食物。

吃饭是孩子生活的乐趣之一。因此要常想着让他能高兴地吃，在饭桌前，父亲总是进行“道德教育”，母亲总说“不再多吃点不行啊”等，这样一来，孩子一坐到饭桌前，就没有食欲了。

不要让孩子养成一边看电视，一边吃饭的毛病。否则孩子就会不再关心今天母亲为自己做什么好吃的了，母亲也会失去谈论过去有关吃饭的美好回忆的机会。

498. 孩子的零食

吃零食对孩子来说，是一种乐趣。上幼儿园的孩子回到家后，吃着母亲给准备好的零食，就会有回家了的感觉。因此，任何孩子都应该给他零食吃。但是,因为零食含有一定的热量,所以要与孩子的饮食搭配着给,以防止摄取过多的热量,使孩子变成肥胖儿。对于能很好地吃饭、有发胖倾向的孩子,要尽量给含热量少的零食吃。可以给水果、乳酸饮料等。对于不大吃饭的孩子,为补充糖分,可以给饼干、年糕片、蛋糕、面包等。不要给含盐多的食品。孩提时代记住的味道会伴随他的一生。

不喜吃鱼、肉的孩子,可以给他们牛奶。也可以把奶酪、香肠夹在一起,制成三明治。

不让孩子接触室外空气,而只热衷于做代乳食品的母亲,可以说是不明智的。但为从幼儿园回家的孩子,作好控制糖、盐分的自制点心,而等着孩子吃的母亲却是很聪明的。因为这可以使孩子感觉到只有在家里才是最快乐的。

在双职工家庭,为了弥补孩子独处时的寂寞,常在橱柜里塞满零食,但要注意不要让有发胖倾向的孩子摄取过多的热量。

没养成吃完零食后漱口、刷牙习惯的孩子,从现在开始要养成良好的习惯还为时不晚。孩子开始刷牙有不好的感觉时,就不愿意再刷牙了。因此母亲要让他看自己刷牙，然后让他模仿，这是一种很好的方法。母亲强行让孩子刷牙是不可取的。

499. 晚上入睡

孩子入睡有各种各样的方式。有的上床后几分钟便睡着，也有需要 30 分钟或 1 个小时睡前准备期的。很容易睡着的孩子是没问题的，但有准备期的孩子却存在各种问题。上床后总是拿着小人书在哗哗地翻看的孩子，还是容易对付的。但是，有很多孩子在准备期情绪变得更糟，一会儿起来、一会儿哭闹，最后哭着就睡着了。这时如果父、母亲很豁达，就不会有问题。因为可以把他当作意识朦胧的或醉了似的人来对待。如果父母不理解哭着入睡型的孩子，认为孩子会识字、又会算术，而任性地每晚哭闹着入睡，就会很生气。这样，准备期就成了激烈的斗争期。因为这本来是从身体内部发出来的，不能用理性解释。如果硬要有个说法，那么冲突就会越来越激烈，30 分钟解决的事情，就要变成 1 个小时了。

上床后到睡着前需要用1个小时的孩子中,有的会说是因睡不着而哭闹。开始时说是睡不着而哭,随着时间的推移,又会说是为第2天早晨起不来去幼儿园迟到而开始哭了。许多母亲担心孩子患了失眠症。但这不是失眠症,只不过是准备期里不哭闹就不能入睡的一种睡眠类型而已。认为这样的孩子如果早点上床就能早点入睡是错误的。睡眠时间即使超过10点也没关系。孩子累到一定程度之前,醒着也是有好处的。最好是母亲给他读几本书。吃睡眠药不好,因为这样会使孩子认为自己患了什么病。本来正常的情况却被认为是疾病了,而且有效的安眠药也有不良反应,或者造成没有药便睡不着,或现在的药量不起作用等。还有长期用药后,如果不是逐渐减量,而突然停药,也会引起不安的症状。

与晚上入睡方式相同,早上也有起床方式。从睁开眼睛到完全清醒,要用20分钟左右,磨磨蹭蹭起床的孩子很多。这是每天早晨都有的事情。宽容地对待孩子慢慢地完全醒来,比每天早晨吵着让他醒来更有利于家庭和睦。

500. 让孩子自己的事情自己做

要上幼儿园的孩子,一般应该会自己做自己身边的事情。如果不是很小的纽扣,孩子能自己扣上、解开。洗澡时,自己也能将就着洗身体。吃饭和排便,已不用母亲操劳了。虽说掌握这些基本生活技能是培养孩子作为独立人的必要条件,但仅有这些是不够的。没有感觉到自己是社会中独立的一员,就不能作为独立的人行事。

在幼儿园里自己能穿(脱)衣服、收拾玩具的孩子,回到家里,却让母亲给自己脱衣服,也不自己收拾玩具。对于这样的事,母亲不必过于神经质,不要因为在幼儿园会做的事情,到家就不做而批评他。要使孩子认识到,在幼儿园是作为社会独立的一员,但回到家后,不仅是作为一个独立的人,更是家庭共同体中的一员。

人们在家里感觉到的轻松,是属于家庭这个共同体的依赖感。即使回到家,作为独立的人,也要像在幼儿园一样留意周围的事情,这对孩子来说是很苦恼的。一旦回到了家里,在家庭这个共同体中,就想在自己的空间里放松一下。

年龄再大些,自然能学会一些基本生活技能,即使想让他们在家里同在幼儿园一样学习,也不要过于严厉。让孩子感到家庭的温暖是非常重要的。但是,完全不允许孩子独立活动的家庭环境也不好。和爷爷奶奶共同居住,什么也不让孩子做,这样家庭生长起来的孩子,即使在幼儿园也有不会自己独立活动的。

在家庭这个共同体中的庇护超过一定限度时,孩子就会成为不能自立的人。但是根据情况的不同,在一定程度上对家庭有依赖是允许的。大多数父亲虽然在社会上是很优秀的独立的人,但回到家,身边的事情一点儿也不会做。这一点母亲最了解。在家里放松、养精蓄锐 ,在社会上才能独立地生活。

人类巧妙的生活方式,可以说是作为社会人和家庭人均衡取向来分别使用的。如果孩子作为某种程度上独立的人,能够在外面进行活动,在家里可以允许孩子适当放松。在不同的家庭,放松程度是不同的。读了"我家的孩子是这样做的"的文章后,便直接引用是没有益处的。把有专职家庭主妇家庭的做法搬到双职工的家庭中，那么母亲就要在一整年中，都不能有休息的时候了。

501. 不安静的孩子

有一种不安静的孩子，以男孩为多，他们不能安静地玩，见异思迁，玩着玩着又马上开始别的游戏，且不能耐心地等待。但是如果是喜欢的东西，却不管等到什么时候也不罢休。到新的场所或来客人时，又开始做平时不做的事情。一乘新干线就大声歌唱，歌声回荡在整个通道中。

在幼儿园的参观日，母亲发现自己的孩子与其他的孩子有很大不同（实际上是参观日的教室改变了场所）。其他的孩子一动不动地听老师讲课，而自己的孩子一会儿往旁边看，一会儿从座位站起，一会儿摇晃脚，一会儿眨眼睛，一会儿搔耳朵，一点也不安稳。事后和老师谈话时，听老师说"你家的孩子注意力不集中"或"不能进行集体活动"时，父母会感到愕然。

也许是哪儿出了毛病了吧？父母带着疑问领孩子去看医生。有的医生说可能是"轻微脑损伤”,而在儿童咨询所又认为是“多动性行为异常”。超低体重儿(出生时体重1.5千克以下)、因脑出血而受伤的情况,可见到多动性行为异常。但是正常产的小孩,每天高高兴兴地上幼儿园和小朋友玩耍,家庭也很和睦,仅因不安静就给其下“幼儿多动症”的诊断,笔者不能赞成。

从幼儿园到小学低年级,有的孩子被认为散漫、注意力不集中,这可以认为是好动孩子的别名。如果在幼儿园自由游戏时间里暗中观察一下,一定会有另外的一种感觉。那个孩子变得最活泼、最有创造性,没有片刻停顿。小朋友也想和他玩,那个孩子所在的小组最有生气。这样的活动家让他静静地坐着,实行与其他孩子完全一样的教育,他是不可能安静的。体内旺盛的能量,因共同的保育而不能完全发挥效力,故此不得不通过摇腿、往旁边看等来散发出来。认为只有把两只手放在膝盖上听老师讲课才是好孩子的观点是一种偏见。

遇到把能进行集体活动作为孩子进步的指标,而只让孩子在教室统一活动的老师,就会把精力充沛的孩子当作异常儿。特别是因孩子笨拙、不能很好地脱衣服,不会使剪子,就更成为老师注意的对象。

在这个年龄段,自由保育是教育的根本。因为没有足够的设施和人员,只好进行一刀切的保育。不安静的孩子,其智力一般,在教室以外的生活中,许多事情都做得很好,这样的孩子决不是病人。如果给他们符合他们能力的课题,他们能集中注意力。即使是大人,也有很多这样的人。在学者云集的集会上,听众席上,很多博学多才的人或是摇腿,或是摆弄烟斗。这好像是有精力的人的宿命似的。

让不安静的孩子静静地坐着是很可怜的,何况让他们吃精神安定剂,更是抹杀天性。

502. 不听话的孩子

有时虽然父母亲抑制住焦躁的心情,用温和的声音劝说,可有的孩子却怎么也不听。孩子有孩子的道理。到 11 月份天气变冷了,母亲让他们穿长裤,孩子却哭闹着要穿短裤,这时的孩子就会被看成是没有理由的反抗。但是,穿短裤小便方便,如果是长裤就要费事,拉锁不好解开,拉上也需要时间,在紧张的幼儿园生活是很麻烦的,这就是孩子的理由。

另外,孩子的生理要求,也不能按父母说的那样做。认为睡前喝水多,夜里就要起夜,所以母亲在晚饭时就不让孩子喝茶,可孩子却怎么也不听。对母亲来说,这一定是不听话的孩子,但这是孩子的自由意志,也是无可奈何的事。有的孩子就要比其他的孩子多喝水,这是他的代谢类型所决定的,因此而有争议,也是没有办法的事情。等孩子再长大些,能控制排尿,夜尿也会消失了。

这样孩子的不满,有时也是有理由的。但在不听话的孩子中,确实有本性属于任性的孩子。孩子说想买和邻居家孩子一样的机器人。可因二三天前才刚买了汽车,大人就说等到过年时用压岁钱买,可是孩子却无论如何也不同意,在地上滚来滚去地哭闹。当然也有的母亲过于娇惯孩子,孩子认为一闹就一定会给他买,所以以此向大人示威。即便是不娇惯孩子的母亲,也会有这样的孩子。养育孩子多的母亲,在四五个孩子中,大约就会有 1 个这样的孩子。这样的母亲,因为自己知道对哪个孩子都用的是同样的养育方法,因此不懂道理是孩子的性格,会不予理睬。但是,对只养育 1 个孩子的母亲来说,遇到这种情况就会认为是自己的教育方法不好而感到苦恼。

对本性任性的孩子最好是不予理睬。任性的孩子到上中学时,也会变得相当懂事。到高中毕业时就会与普通人一样。任性的孩子并不是他的智力发育迟缓,只能说是他自我意志太强。这样的人因为他有个性,所以随着年龄的增长,其他方面的能力的增强,只要能抑制自己比较强的情绪反应,还能成为一个非常有趣的人物。

家里有任性的孩子,就会为一点儿小事而争吵,这对家庭的和睦有影响。因此,只要孩子的要求并不很过分、经济上也能承受得了时,一般可以满足他的要求,不必引起激烈的家庭纷争。

孩子的要求满足到什么程度?什么样的要求要拒绝?这要根据具体的情况,由母亲酌情来决定。最了解孩子的是母亲,母亲的作用在于用母亲的能力,像即兴表演的艺术家那样去决定。决不要采取向孩子哀求的方法。

503.“体弱儿”和“学习障碍儿”

大约半个世纪前流行“体弱儿”这个名词。看起来虚弱的孩子、瘦孩子、脸色不好的孩子、经常感冒的孩子、扁桃体肥大的儿童、脖子上长瘰疬的孩子,都被称为“体弱儿”。之所以称他们为“体弱儿”,是因为人们认为,这样的孩子长大后易患结核病,如果儿童时期锻炼,长大后就不会患结核病。强壮剂的制造商、教育委员会和报纸带头宣传说,带着“体弱儿”到海滨学校或去山上露营可以预防结核,医生也表示赞同。这只不过是种认识而已,作为学术问题还没有被证明。以日本结核病作为课题开始研究的青年医务人员发现,日本的结核病人,大部分是到了青年时期才发生感染的。

预防结核,防止感染是最重要的。因此,便建造隔离结核患者的疗养所,接种即使感染结核菌也不会发病的具有人工免疫作用的卡介苗。这时,把“体弱儿”作为重点的想法,就成了预防的障碍。

当时,为了证实“体弱儿”与结核没有关系,我进行了调查,结果得出了这样的结论,即“体弱儿”感染结核的几率与健康儿相同,他们虽瘦一些,但没有任何疾病,虽然脸色不好,但血液检查并不贫血。

作为科学还没证实的事情,被企业和学校老师们想到便进行了宣传,并对每年的“健康优良儿”进行表彰。给身高和体重都特别突出的孩子颁发了“表彰奖牌”。牛奶制造商最先站出来宣传,接着大学老师和报社也参加进来。这对牛奶制造商来说也许是件好事,但却让那些天生就食量小的孩子的父母们叹气,而且“优良儿”上学时,会因肥胖而变得十分辛苦。

一般为了向孩子和父母推荐什么新的东西时,必须对使用了的孩子和未使用的孩子进行追踪调查,直到他们成人为止。

近来,人们对在幼儿园老师中间广泛传播的“学习障碍儿”也感到畏惧。虽然小儿科医生不认为存在那种特别的精神异常,但在美国精神医学会编的《精神障碍的诊断和统计手册》(DSM)中出现了学习障碍这一说法。把不能很好地接受学校教育的孩子分成一般、阅读障碍、算术障碍、作文障碍等几类。并且解释说这个分类,是对那些不能很好接受学校教育的孩子,只是为了方便才进行的。

我的担心是从一封孩子母亲的来信开始的。信中写到:“我有1个5岁的男孩,半年前因搬家而换了幼儿园,这个幼儿园提前开始了学校教育,在运动能力方面分为5个级别。我家的孩子因不善于运动而被定为最低一级,孩子做事不够灵巧而常落后于其他的孩子,因此,经常被能力强的孩子骂傻瓜、迟钝、笨蛋等,有时孩子会大声地哭,像发生了什么突发事件似的。老师说这孩子与一般的孩子有许多不同的地方,是不是学习障碍儿呢?现在幼儿园里设置了学习障碍儿研究会,劝我们去参加。”

由幼儿园的早期学校教育引发的虐待,如果这样放任下去,真担心孩子被定为障碍儿会流行。

504.“像男孩样、像女孩样”

过去日本的教育,是孩子一满6岁后,男孩和女孩就严格区分开了。因为男孩子将来注定要成为一家之主,而女孩子只能做伺候丈夫的顺从妻子。当然,那种生活方式现在已不适用了。现在的生活方式是男、女具有平等的生活权利。古人所说的“男女7岁不同席”,是因为孩子到了6岁就必须教他们将来的生活方式。现在的孩子到了6岁,我们也必须教他们将来男女要作为平等的人生活。因此,男女平等的观念,必须从这个年龄就开始灌输。必须让他们了解女孩同男孩一样,能画画、能唱歌,也会投球、会跳绳等。现在的保育园和幼儿园的集体教育,不把男孩和女孩分开,正是为了这个目的。

现在的日本社会,宪法虽然规定男女权力平等,但实际上,还是男性霸气。为了给予女性符合其能力的地位,希望下一代能够真正地执行宪法。因此,现在的男女平等教育,不只在幼儿期进行,还要贯彻到更大年龄的人。在日本人的家庭生活中,男、女的地位与以前相比有了变化,但还没达到废弃男、女分工的程度。因为生理作用的不同,这种分工暂时还会持续一段时间吧。

在母亲是专职家庭主妇的家庭中,父亲如果

一点也不关心家里事的话,就会让孩子产生这样的想法,即男性比女性了不起。如果父亲有自己工作养活妻子的想法,就会变得不尊重母亲的人格。父母是具有平等的人格的,所以要共同理家。在看着像从前的军队中长官命令士兵的态度的环境中长大的孩子,即使在学校学习男女平等,他也会认为那只是一种主张而已。

在家庭中,男性和女性采取怎样不同的生活方式,才能使家庭成为轻松的场所,这是现在的父母们每天正在解决的问题。为了让家庭愉快,父亲要对男孩子进行男性应该什么样的教育,母亲则要教女孩子应该怎样。脱离自己家庭实际生活而教授孩子何为"像男孩样"、"像女孩样"是不行的。

只有在言行、起居、服饰等方面进行"像男孩样"、"像女孩样"的教育,才是真正意义上的性教育。父母不能逃避这个责任。性教育的场所是家庭。

505. 技艺教育

现在很流行对幼儿进行技艺教育。上日本舞蹈班、芭蕾舞班、音乐班、绘画班、英语会话班等的孩子很多。附近的孩子都上技艺班了,你家的孩子不去吗?这种邀请的机会多了起来。怎么办好呢?对这样的问题最好不要考虑得太多。孩子喜欢舞蹈,就让他学芭蕾,并不是想让他成为日本一流的芭蕾演员。对孩子来说,技艺学习是玩的一种。即使英语会话,也是在表演会的剧中,背熟台词叙述一下,与平时的说话没有什么不同,只是把演出当成一种快乐而已。如果让孩子学好英语,希望她能成为外交官的夫人,而让她去英语会话班学习,那一定会失望。孩子方面也一定会中途感到厌倦而要放弃。如果有随时可以让孩子放弃的思想准备,可以让他上各种学习班。是向画家方面发展,还是向音乐家方面发展,这样的事 5 岁的孩子是不懂的。但是,哪种艺术都可以。孩子是否具有天分,试着上各种学习班是好事。

大人不了解孩子的能力在哪方面,如果孩子

自己也说学什么都可以的话,就可以让他学父母擅长的方面。如果母亲曾弹过五六年钢琴,就可以让孩子学钢琴。因为这样可以容易识破不正规的教授方法。但是,如果以行家自居,孩子一回到家,就让他进行严格的练习也是要谨慎考虑的。因为老师与学生之间的严格的关系,在父(母)子之间保持着的话,就会破坏了本来亲密的父(母)子关系。

从开始就应该让孩子知道,技艺学习是一种游戏,游戏就会伴随着浪费。想在自己的流派中坐上高位的老师,会自作主张地让孩子在其流派举行的表演会上演出,而在与乐器商有关系的音乐班里,就会让孩子买他们的钢琴。请不要把孩子卷入这种大人们的经营算计中。

孩子要上技艺班学习时,最好是先从知情人那里获取一些情况后,再决定是否让孩子去。

506. 小学校的选择方法

有被称为"名牌"的小学校。从这样的小学毕业后,进入"名牌"初中的人很多,从"名牌"初中再进入“名牌”高中,从“名牌”高中出来后就容易通过有名大学的入学考试。让孩子跨学区或通过激烈的选拔考试,让孩子进入“名牌”小学的父母,被认为是热衷于教育的父母。但是,这种勉强把孩子送入名牌小学的做法,我认为并不那么高明。因为设备完善、学费低廉的大学数量有限,所以存在竞争,应试学习也是十分必要而不得不做的。但应试学习是以入学考试为中心的,与以培养人才为目的的教育是完全不同的。虽然应试学习为了进入上一级的学校是必要的,但它存在着一定的缺陷,我们希望把他的这种缺陷缩小在最小限度内。

现在日本的教育因为是应试教育,所以它歪曲了教育是培养人才的本意。学校的好坏差别是由考试的合格率来决定的。学校的老师也为使学校成为“好”学校,而把力量放在应试学习上来。教育委员会也对此视而不见。人的价值由他出身的学校决定,这种观点是错误的。

学校是培养人才的地方,比教授知识更重要的是培育出优秀的人才。不管你知识多么广博,但不懂得应该如何和父母、兄弟、朋友愉快相处的话,是很难在一起生活的。如果社会上都是只顾自己出人头地而不管他人怎样的人,那么世间就没有快乐。

把孩子送进只注重应试学习的所谓名校,孩子就会成为只考虑排挤别人的人。从小学到大学,如果一直在这样的学校生活,孩子恐怕就会成为对别人的痛苦、悲哀毫无感觉的人。

跨学区上学,从幼儿园开始就上课外班、上名校这样的事情是不正确的。孩子在所住学区上学是理所当然的,也是最好的事。在学校高兴地交朋友,能和朋友在放学后或暑假一起玩耍,这是因为上了本地学校的缘故。被从很远的地方搜罗到名校的孩子,放学后和暑假就不能和自己附近的孩子一起玩耍。实际上是被排除在地域之外的人,而自己却具有一种特权意识。这多少会把孩子宠坏。

如果在区域内的学校上学,学校有做得不好的地方,可以应本地居民的意见向好的方面改进。要把学校办好,必须把本地区治理好;把自己居住的地区,通过自身力量建设好,这是一种地方自治精神。假如靠本地人的力量把学校建设好,那么孩子也会加深对本地区的热爱。这与很多有志于上名牌大学,离开自己居住的地方,想在他乡出人头地的人有相当大的不同。热爱自己居住的地区,打算继续在这里居住的人,应该把孩子送进当地小学。

507. 入学准备

作为母亲最重要的事情是调节紧张情绪。瞄准孩子入学机会的各种商人,把推销商品作为目标,利用电视、广播、报纸、杂志等提出“在人生的转折点”时的精神准备做得好不好等问题,从而制造紧张气氛。

但是,母亲不会忘记从孩子出生那天开始,6年来是自己悉心培养,才取得了今天的出色成果,现在,不能让不熟悉孩子的人说三道四。

在上学前的健康检查时,可能被初次见面的医生提醒注意一些问题。即使说孩子体重不足,但天生饭量就小的孩子达不到标准也是很自然的事情,从断乳以来,千方百计让他多吃些,已经十分尽力了,可孩子就是胖不起来,初次见面的人是不会理解的,因此总是说“必须考虑再多补给些营养”。即使被告之“请先治好鼻炎”,可是熟知在幼儿园时,去耳鼻喉科治了半年多,但鼻子仍未治好的母亲,认为到4月份也是治不好的,那也就算了。孩子能健康地到处跑,虽然鼻子有些不太通气,也不会影响孩子在学校的生活。

入学前母亲东奔西跑想治好孩子的湿疹、夜尿症,有时就又开始去以前没有去治疗过的远处医院。

即使提防各种事故,但从幼儿园开始还是时有发生,如果不妨碍每天的快乐生活,就不必担心。对健康的孩子来说,许多毛病会随着成长自然痊愈的。孩子正是带着这种渴望成长的心情入学的。

即使被告之孩子“扁桃体肥大”,如果至今一直都很健康的话,也不要切除。不过疝气最好还是在孩子上学前治愈它。

为了使孩子以一种新奇的心情上学,即使上面哥哥姐姐的学习用品仍可使用,也要给他准备新的。

选择书包时为了让孩子能使用到6年,就挑

选结实的，但这对个子矮小的孩子则过于重了。应该以中途要替换的打算挑选。为取得孩子的欢心，书包上带有电视节目中主人公或人物的很多，但早晚会过时的，还是不要买这样的好。书桌的角也不要锐的。

有身体残疾的孩子，可能会被建议到与普通学校不同的特殊学校。在这种特殊学校，每个年级的学生人数在 20 人左右，老师能很好地照顾到每个孩子，且根据不同的残疾有相应的指导教师，每周进行几个小时的特殊教育（盲文、手语、说话指导）。并不是进入普通学校就好，需要仔细考虑孩子的残疾程度、学校接收的态度等，以及调查在普通年级教育的残疾儿的状况后，父母再决定是否进入。在西欧也有送残疾的儿童上普通学校的。

508. 左撇子和写字

左手灵巧还是右手灵巧，是孩子天生的。人类如果能发挥自己的长处、弥补自己的不足，那么人生就会是十分快乐的。

人群中右手灵巧的多,因此就形成了以右手为标准的习惯。右手拿筷子,左手端碗,是正确的吃饭方法。但是左撇子也具有基本的人权,当然强制他们使用右手的做法,也并没有什么不可以的。

确实,如果练习的话,左撇子的人也可以习惯于用右手拿筷子、右手拿笔写字。但是,为此左撇子的人从婴儿开始到上学阶段,要受到多少指责呢?所有左撇子的人,在听到应使用右手的话便改正过来了。但是,也有无论如何用右手不会写字的左撇子。这些人虽然十分难为情,但仍用左手写字。西方人并不矫正左撇子,包括总统、女电影演员也有用左手拿笔写字的。

在日本特别强调用右手写字,是因为写字时用左手写,字的笔画和落笔的方法要改变而不符合规则。但是在现在的日常生活中,用毛笔写字的人几乎没有了。用圆珠笔写的字,笔法的不同则相差不大。这样左撇子就可以用其灵巧的左手来写字了。但十分遗憾的是,字的写法一直是右手写字的人定的,针对左撇子的写字方法尚未进行开发。十分通情达理的学校老师,虽然想让左撇子的孩子用左手写字,但却只知道用右手写字的笔法。左撇子写字与用右手写字的笔法不同,在汉字笔画多时,左撇子使用的笔法也是必要的。

如果左撇子用的笔法发明出来,那么就可以用左手写字了,左撇子孩子的学龄时期也就会愉快地渡过,而绝不会因不断地要求他们必须用右手写字使他们烦恼了。主张幼儿左撇子可以不矫正的心理学家和教育学家,认为对写字存在矫正论者是很奇怪的。这是日本教育学的懈怠,必须尽早开发左撇子用的笔法。

因为在幼儿园里还未教写字,故幼儿园的老师便从左撇子孩子写字的问题中解脱出来。但在家庭中的母亲,在孩子开始认字、用左手写自己的名字时,就面临左撇子的孩子写字的问题。这取决于孩子哪只手写的字好,写得快。如果是左手写的字好,就应该让他用左手。

上学后,当老师说"我们学校不允许学生用左手写字"时,家长应该告诉老师"在家里是允许孩子用左手写字的"来维护左撇子孩子的基本人权。如果没有这种信心,孩子是十分可怜的(的确十分可怜)。他们不得不开始进行用右手写字的练习。

但随着打字设备的普及,人们就不再要求写字了。

龋齿及其预防　参阅“388　龋齿及其预防”。

孩子的偏食　参阅“465　孩子的偏食”。

智力测试　参阅“472　智力测试”。

环　境

509. 孩子发生事故时

与4岁的孩子比较,因为其体力增强了,所以在同样的事故中,这个年龄的孩子受伤的程度就重。就是在床上蹦跳着玩,5岁的孩子也能蹦得很高,从床上向下跳,如果头撞到桌子角上,也可造成重伤。

在幼儿园时常发生从秋千上掉下来摔伤的事故,这是因为孩子们会了一边荡着秋千,一边向前跳下的动作。从秋千上掉下的孩子,多数会发生骨折。腿骨骨折、腕骨骨折时,孩子会因为感觉到痛,而腿和腕部不敢动,这样可知道哪里受伤了。

必须尽快拍 X 线片，检查损伤的程度。是单纯的挫伤，还是骨骼受伤，多数从表面上是无法知晓的。因为接骨医生说是脱臼，复了位就不管它也不行。骨折的骨骼不加处理，长期放置的话，骨骼就会异常接合，不得不做手术来矫正。如果不是伴随外伤的复杂骨折，尽早处理，不用手术也可治愈。落地时手掌接触地面，手不能活动时，也可能是腕骨骨折。总之，从秋千上掉下来时，因为相当大的力量合在了一起，所以有必要到外科拍 X 线片，这样做要安全一些。

从秋千上掉落或从屋顶、树上掉下来头先着地时，即使是有很短时间的意识丧失，也应送到有脑外科的急救医院。到医院时已恢复正常的，也要细心观察 24 小时。如果意识丧失持续 10 分钟以上时，恐怕就要在医院做头部 CT 检查了。

落地时摔了头部，但意识没有丧失，只是哭了五六分钟，一般来说没有什么问题。不仅在幼儿园里受伤，在马路上被汽车、自行车撞倒时，在不知是否撞到头部的情况下，也应按撞到头部考虑，请医生看一下。如果从耳道中渗出透明液体时，必须用急救车送到脑外科医院。因为可能是颅底部骨折,脑脊液外漏而致。

有因汽车、自行车撞到孩子腹部,引起内脏(肝、脾、肾)损伤而出血的。内脏出血从外表是无法知晓的。受伤后,孩子即使像平时一样走路、说话,然而有腹痛时,必须要特别注意。第1次给孩子看病的医生,不知道孩子的脸色与平时有何种程度的不同,熟悉孩子平时脸色的母亲,发现孩子脸色改变时,必须告诉医生孩子脸色比平时变苍白了。这是因内脏出血引起贫血。另外,如果与平时相比,出现腹部膨胀了,母亲也必须告诉医生。因为内脏破裂后腹腔内积血,腹部便会出现膨隆。

事故之后,从医院回来,即使没有什么问题,当晚也不要洗澡,必须冷敷头部后使孩子安静地睡觉。排出的尿液,也要盛入透明的瓶中进行观察,肾脏受伤时,尿的颜色会因有血而变红,看到这种情况时,必须马上与医院联系。

与内脏损伤相比,外伤虽然必须要缝上三四针,以后会留下疤痕,但却没有严重的问题。不过汽车、摩托车撞伤时,由于伤口会进土,就有患破伤风的可能,因此,平时必须接种破伤风疫苗。

孩子用锤子敲打石头，石头粉末进入眼睛里时，必须到眼科请医生看一下。划伤眼睛，铁片比石片在临床更常见。铁片通过拍 X 线片就可知晓，用磁性大的磁石可将铁片吸出来。

510. 春夏秋冬

有的孩子对自然界有很大的兴趣。在城市里长大的孩子，对花草、树木一点也不了解。因此，到了春天花将开的时候，要尽可能地给孩子创造接触自然的机会。在公寓里居住的家庭，也可以让孩子在花盆或阳台上种花。

在夏天要尽可能让他们游泳。在靠近河流、海边的地方，父亲可以教孩子游泳。在游泳池中游泳时，上岸后要用自来水仔细冲洗身体，用干净水清洗眼睛，这是为了预防腺病毒引起的水池结膜炎。学习游泳时，必须让孩子的头部浸入水中。孩子想排出外耳道的水时，经常把手指插进耳孔，如果指甲剪得不好，指甲会弄破耳朵，引起外耳炎。若一拽耳朵就引起疼痛，便可知道外耳发炎了。

暑假里要带孩子去旅行,给孩子留下愉快的回忆。

到了秋天,容易积痰的孩子,会经常咳嗽,喉咙里发出呼噜呼噜声,但如果孩子精神状态很好的话,不必把他当病人对待。来年就要上学了,因此与其过于庇护,不如让他锻炼锻炼为好。运动会也要尽可能地让他参加。每年没参加过的孩子,今年参加了,他就会具有更强的自信。

到目前为止不识字的孩子也会在新年的假期里,通过玩从幼儿园带回来的纸牌,认识一些字了,父母也要同孩子一起高兴地玩。如果有滑雪场,又不是很混乱的话,也可以带他们去玩。

入学前1年的秋天,要进行为上学做准备的健康检查(见507　入学准备)。此时,第一次给孩子看病的医生和在孩子身边陪伴五六年的母亲之间会有不同的见解。虽然医生发现异常之所在,是其本职工作,但在母亲看来,即使孩子有一点异常的地方(如鼻涕多),也知道这并不影响日常生活,而且治疗也无效。

不愿去幼儿园的孩子　参阅“474　不喜欢去幼儿园的孩子”。

在幼儿园没有小朋友的孩子 参阅“475 在幼儿园没有好朋友”。

暑假 参阅“476 暑假”。

异常情况

511. 夜尿症

虽说马上就上学了,可孩子晚上还是尿床,母亲对此会十分焦急。但是对于孩子的夜尿症,母亲是一定不能焦急的。如果母亲能平心静气地耐心等待,可以说夜尿症有半数以上可以痊愈。

把夜尿症当作病来对待,可以说是母亲过于神经质了。确实,母亲是最大的受害者,夜里必须要几次叫醒孩子,特别是寒冷的晚上也要让孩子起来多次。每天都必须洗睡衣和床单。每天晾干被褥也是十分辛苦的事。不但比别的母亲工作量大,而且只有自己的孩子尿床,会被这种自卑感所折磨。这样的母亲的心情必然会反映在对孩子的态度上,只要不是非常大度的人,就会对早晨尿床的孩子唠叨说“又尿床啦”,“都要上学了,还尿床可不行啊”,“都快有妈妈高了,还……”。现在打孩子的母亲确实减少了,但也并不是没有。如果从孩子的角度来看,也确实有些委屈。孩子并不愿意尿床,只是一睁开眼睛就成了这样。第2天还是照样,孩子担心大人会说他没有记性而遭到斥责,这样他的尿频就会更加严重。

夜里尿床的孩子以男孩为多。男性睡觉较沉,女性为了育儿,在听到婴儿哭声或感觉有动作时就能马上醒来。哺乳类动物一到成熟期,基于自卫,夜里都能很快醒来。

夜尿的孩子绝不是智力发育迟缓的孩子,而是那些敏感、精神总是处于紧张状态的孩子。这样的孩子从婴儿时期起白天尿的次数就多,需要的尿布也比别的孩子多,夜里如果母亲起来几次带着上卫生间的话,也可以避免尿床。但是在夜里的11点、2点、5点,每天晚上都能起来3次的母亲很少。即使能醒来,也可能错过时机,孩子已经尿床了,因此母亲也无可奈何,只好听之任之了。另外,屡次叫醒孩子,会使他睡眠不足,而间隔时间的睡眠会更沉,反而更尿床了。

排尿次数多并不是疾病。人群中,有尿次数多的,也有次数很少的,但两者都是生理现象。尿间隔时间长的孩子,到三四岁夜里就不再尿床了。或是母亲起床叫他一二次,他也就不会尿床。尿间隔时间短的孩子,不尿床的年龄会推后一些。有小学低年级就不尿床的孩子,也有到了 5 年级才不尿床的,但这两种情况都属生理状态。推迟不尿床时间的原因是母亲的焦虑。孩子 5 岁了还尿床会感到难为情,因为这种屈辱感而不告诉母亲,于是就会把睡衣揉成团放起来。

要治好孩子的夜尿症,必须将孩子从不安和屈辱感中解放出来,不要把夜尿症当作特殊的疾病对待。即使尿湿睡衣和床单,也要把他当成汗湿一样对待,像不责备出汗一样,也不要责怪孩子尿床。早晨即使尿湿睡衣、床单,母亲也应坦然处之。日常生活中不要把尿床当成话题,人生比这更重要的事情很多 ,不要把是汗还是尿当成问题。傍晚以后限制孩子水分的摄取,会使夜尿减少,但不要对孩子说“喝那么多茶,又该尿床了”这样的话。不必说明理由,悄悄地限制水分摄入即可。晚上的副食也尽量避免吃含水分多的东西。如果夜里叫醒他1次就不尿床的话,就可以继续这种做法。

"在上学前一定要治好孩子的夜尿症",母亲最好不要下这样的决心。我也不赞成总去看医生。听说前面的医生没有治好,后面的医生就会让孩子服用更峻烈的药,制定出更加严格的禁忌。孩子的一生为夜尿症所苦,那是十分可悲的,而实际上只不过是因为孩子紧张而已。

也有孩子信赖的医生说能治好,给孩子增强了信心,随后便真治好了,但这也可能是夜尿到了该结束的时候,受到不安情绪的干扰,而医生排除了这种不安的缘故。有人说在脐下用碘酒画圈能治好夜尿症,经历了用这种方法治愈的人,会这样认为。

所说吃精神安定剂治好了夜尿;用中药控制了尿床;用针灸治好了夜尿;或是用一种床单一要湿蜂鸣器就响起,睡在一旁的父母就能叫醒孩子让他去卫生间的所谓"蜂鸣器设置疗法",使夜尿治愈了等,这些都是临近"结束期"的孩子。女孩子这种情况更多些。"结束期"未到,无论是用药或是其他的方法都不会有长久的疗效。如果用各种方法治疗 1 个月以上仍无效，最好还是中止治疗为好。因为孩子再长大些，夜尿自然就会好的，因此，即使上学前未治愈，也不必在意。母亲虽然在体力上非常辛劳，但还要继续洗睡衣、床单，父母在临睡前可以叫孩子去 1 次卫生间。

因为冬天寒冷，会出现已停止尿床的孩子又反复的现象，因此，必须把孩子的被褥弄得暖和些。

引发不幸的是在婆媳不和的情况下孩子出现尿床。当婆婆说晚上尿床是因为母亲没能按时叫醒孩子的缘故时，儿媳为表示自己的真实心情，抛开到目前为止的等待态度，开始领孩子去夜尿症门诊。3 点开诊，1 点就开始到门诊等，当领到药时已经 5 点了。这样辛苦的就医仍无效时，婆婆最终也就心平气和了，可孩子在这期间却是十分辛苦。

夜尿症，在同一家族中多数在前一代就有，这一点对孩子很有利用价值。“父亲到 4 年级还尿床，叔叔也是同样”，这些话可以给孩子一些安慰。“父亲和叔叔现在都成了优秀的男子汉”，没有比这些事例对孩子效果更好的了。以前不尿床的孩子,突然每晚都尿床的话,必须要检查尿,看尿中是否出现了尿糖。儿童糖尿病可突然发病,出现与以前不同的现象,非常能喝水、女孩子阴部湿疹发痒等症状。这个年龄开始的糖尿病是重症糖尿病,必须及早开始治疗(见605　糖尿病)。

尿崩症(见615　尿崩症)是脑的一部分发生障碍而引起的疾病,表现嗓子发干,尿量增多,以前不曾有的夜尿现在出现了等。因为是很少见的疾病,所以也可以不考虑。

512. 晕车(船)

幼儿园郊游时要乘车或船,有的孩子则一坐车或船,就会有一种难受的感觉,即晕车(船)。有的孩子不仅晕出租车,连电车也晕。这样的孩子多半是感觉敏锐的孩子,他们对有腥味的东西或葱的气味也非常敏感。

晕车多是由于车一晃动,车内的涂料和汽油的气味混在一起而导致的。但精神方面的作用也有很大关系,看见别的孩子晕车了,自己也马上像被传染了一样也晕车了。

晕车一般认为是内耳中的前庭神经对振动过于敏感造成的。如果在乘车前30分钟,服用一些防止晕车的药,就多少会好一些,也在心理方面起到一点暗示性的作用。另外,空腹乘车不行,因此,在乘车前1小时应让孩子吃一点东西。

平时就对孩子进行对振动的适应能力训练是必要的,也是有效的。可以让孩子荡秋千摇晃身体,来进行训练。

有的孩子虽晕出租车,但对汽车有一定的适应能力;或者坐汽车晕,但坐火车时就好些,这时候就要反复训练他乘坐晕的不严重的交通工具。已经不晕车了吧?这种不安感常常会引起晕车。因此,家庭集体旅行时,大家应在车里高兴地谈话,使他忘记晕车的不安。不晕车的时候要表扬孩子,使他增添自信。在幼儿期怎么也治不好的晕车,多数在小学五六年级时治好了。即使各种治疗都无效,也必须乐观地对待。

晕车的孩子必须乘车时,可以让其在汽车的重心部位,头朝着车前进的方向躺着。

513. 孩子的低热

上幼儿园的孩子大约有1/3左右在午后测腋下体温时,会出现体温超过37℃的低热。如果每天测全班学生的体温,然后1个月左右统计一下,就会出现上述结果,但这与结核没有关系。因为结核菌素反应试验阴性和阳性的孩子同样发热。即使做X线检查,低热的孩子也没有结核。这可能是病毒感染后或龋齿等引起的。不过,完全健康的孩子发热也确有实情。低热的孩子像平时一样上幼儿园,也不会发生什么事情。但母亲不了解,健康的孩子也会有低热,因此孩子偶尔发低热就会很害怕。

平时,母亲是不给很有精神上幼儿园的孩子测体温的。孩子因感冒发高烧而休园时,想到今天体温可能降下来了吧,如果降下来了就应该上幼儿园了,这才开始测体温。于是发现了孩子低热,到医生那里说:"医生,这孩子低热。"其实,这样的低热可能在孩子感冒前就存在了。如果医生认为低热与结核无关还好,但如果医生认为低热像是由结核引起的话,那么恐怕因此就会自认为是结核了。

给孩子下肺门淋巴结结核的诊断,多以低热为出发点。特别是前 1 年接种了 BCG、结核菌素反应试验阳性的孩子最易被误诊。

如果认为低热与结核无关的医生,会对母亲的担心感到好笑,同时还会告诉母亲,去年接种了 BCG,可以不必担心得结核病。即使这样,母亲还是担心的话,可以拍 X 线片,来确诊没患任何病。为慎重起见,也可以检测血沉,如果血沉也正常,母亲就应该相信医生的话,送孩子上幼儿园,也就不必测孩子的体温了。

如果认为孩子既然低热就一定是有病,而从 1 个医生转到另 1 个医生四处求医,那就会遇到告诉说孩子是“植物神经功能紊乱”或“链球菌感染”等的医生。有患微热恐惧症的爷爷、奶奶的话,多半会得到这样的结果。

514. “哮喘”

过了 5 岁才开始患哮喘病的情况,请仔细阅读“370　‘小儿哮喘’”。想只通过药物治好哮喘,是很难达到目的的。从婴儿期开始,肺部容易积痰,发出呼噜呼噜响声的孩子,到三四岁逐渐夜里发作越来越严重,这种情况的孩子,如果他的生活没有一个大的改变,便不能很好地去上学。从三四岁开始的哮喘,治不好的孩子大多是很懂事、智商高的孩子。他们认为自己被“哮喘”这种大病困扰,对父母耍威风,但在外人面前却很怯懦。这种情况最要不得的是,以孩子为中心,任凭孩子的摆布而过一种无规律的生活。孩子稍微咳嗽就不去幼儿园,今天懒了就可以睡到任何时候,这样做是不行的。要养成所有的家庭成员都要遵守家庭生活规律习惯,孩子也不能例外。5岁还没让他养成有规律的生活习惯,上学后,他便会讨厌学校。即便有一点儿咳嗽,只要孩子能走路,就不要让他请假。另外,对这样的孩子,即使迟到了,幼儿园的老师也要表扬他。如果能一点一点地坚持下来,对幼儿园产生兴趣,那么即使有点咳嗽也不会请假了。

哮喘,虽说是由体质决定的疾病,但因精神因素而导致的例子也不少。进行斯巴达式严格教育的母亲,当孩子得病时也会变得十分温和地领着去看病。有母亲白天对孩子进行严厉的体罚,晚上孩子便哮喘发作的例子。这是由孩子希望母亲能温和对待自己的愿望而引起的哮喘。

看了孩子的脸后,便说"可以了,吃这个药,打针"的医生,孩子已经不信任他了。为了治疗成功,病人和医生之间必须建立感情上的联系,这一点没有比在治疗哮喘这种情况更明显的了。从某种意义上可以说,把积痰的孩子逼到了哮喘,是那些并不是想救孩子,而只是想"治疗"咳嗽的忙碌的医生。用扩张支气管的交感神经兴奋剂,作为预防吸入时,伴随着一定的危险,而只在发作时使用是安全的。

容易积痰的孩子跑步后,气管马上就会发出呼噜呼噜的响声。由于害怕这一点,而不让孩子运动,体力就不会增强,因此会出现只稍微运动便呼吸困难的现象。因此,必须制止这种恶性循环。凉而干燥的空气对气管是一种刺激,因而最好在温水池里游泳,通过温水池治好哮喘的例子很多。希望经营者把水池建成除热心培养运动选手的场所之外,更要注意建成 1 个不要传染疾病的场所

(禁止结膜炎、皮肤病的孩子游泳,安装洗漱、淋浴的设备)。

515. 腿痛

有的孩子到傍晚就说腿酸软或腿痛,也有的晚上上床后说腿痛。有说不清是哪儿痛的,也有说是一边或两侧膝关节痛的。测一下体温也正常,到了第2天早晨,又若无其事地上幼儿园了。当孩子说关节痛的时候,母亲会担心孩子是否患了风湿性关节炎,便领着孩子去看医生,可血液检查结果没有异常。于是又怀疑孩子是不是有骨折,在整形外科拍了髋关节、膝关节的X线片,也未发现哪儿有异常。尽管如此,孩子夜里依然说腿痛,母亲只好每晚都给孩子按摩腿。这种"疾病"虽有"成长痛"等称呼,但其原因不明。特别是郊游等活动后,会更加疼痛,因此这大概与疲劳有关。有人认为腿酸痛易患脚气病,但现在一般的家庭饮食都不会引起维生素 B_1 缺乏。如果注射了1周左右的维生素 B_1 还不见效,就应该想到不是脚气病。

扁平足也被认为是腿痛原因之一,从外表看脚心的地方,如果只是扁平,不能说是病。让他钩起脚趾,如果脚心显出下凹的话就不要紧。战争年代,扁平足的人在部队持枪行军时,经常落后,因此限制扁平足的人参军,但在和平时代要求并不十分严格。

经过各种治疗,腿部酸软却怎么也治不好,一般过一段时间,会不知不觉地忘了。女孩子虽然也有,但以男孩子多见。为了促进血液循环,可从脚到膝部进行按摩,或按压脚底部,来缓解酸痛。如果 X 线片证实骨骼没有变化,自然就会痊愈的。

516. 做怪相

做怪相与其说是疾病,不如说毛病更确切。眨眼睛、故意咳嗽、咂嘴、歪嘴、歪脖子、缩肩、晃动上半身、吸吮手指、咬指甲、咬头发以及毫无意义的重复等,不管哪一种,很多孩子都有其中一种毛病,也有有几种毛病的。他们多见于 4 ~ 10 岁的男孩。

孩子做怪相,最初是因为眼睑长了东西或嘴角糜烂而引起,会持续很长时间。也有的孩子看见其他孩子做才开始做怪相的,自己并没有意识到。母亲虽说了这样做样子很难看,赶快停止,可孩子却做得更严重了。

作为母亲来说,看到孩子这样当然会很在意,但也还是要装作不知道为好,这样孩子便会很快纠正过来。孩子一热衷于做什么新的游戏和玩塑料模型,就会忘记做怪相了。给孩子买他意外的礼物也是使他改掉毛病的好办法。有半个月到1个月痊愈的,也有持续半年时间的。不了解有这种毛病的父亲,会批评孩子"不要任性、不要故意地咳嗽",但这样反而会妨碍自然好转。

有人认为是由于不能满足孩子的要求,或因为母亲过于唠叨,才使孩子做怪相的。这种观点是不对的。因为即使在父母和子女关系和睦的家庭中,出现的比例也不少。孩子做怪相会随着成长而痊愈,因此,母亲也不必认为是因为自己不好,才使孩子这样的而自责。

如果孩子意识到自己的怪相,并立志一定要改掉毛病的话,最好就不吃药。因为能立即止住出怪相的药的不良反应也是很可怕的。如果孩子除做怪相外,其他方面生活都很正常,而且又很有生气的话,就不必担心。生活的欢乐,早晚会消除怪相这一毛病。不要因为孩子做怪相,就使孩子快乐生活发生改变,不能削减孩子的活动能力。

517. 心音异常

到目前为止一直很健康的孩子,在幼儿园健康检查或入学前健康检查中,有的被告之"心音不正常"或"收缩期可听到杂音"。在幼儿园一有这样的事情,就会成为重点照顾的对象,不让这样的孩子进水池游泳,运动会上也不让参加赛跑。在幼儿期,很多孩子即使没有心脏病,在心脏听诊区也可听到杂音。医生应该称之为生理性心脏杂音,或功能性心脏杂音。这种杂音无害的证据是孩子以前无论进行多激烈的运动,也没有显示出心脏有毛病的事实,这一点是很重要的。即使拍 X 线片,心脏的形态也无异常。做心电图,也找不到异常。

听诊好的医生很容易发现 15 岁以下的孩子

中,半数有生理性心脏杂音。7岁后逐渐听不到杂音了,待成人后又有很多人可听见杂音。以前完全健康的孩子如果告知有心脏杂音时,要带他(她)做X线检查和心电图。如果没有任何异常,可以让医生出具"功能性心脏杂音"的诊断书,让孩子准备上幼儿园或学校。如果不是这样,健康的孩子被当成病人,就会失去锻炼身体的机会,精神上也会有很大的影响。

幼儿园和小学老师也必须具备这方面的常识,对医生说有"异常"的孩子,不进行调查,便以"君子不近险"的态度,不让孩子进水池游泳,也不让参加运动会,这是教育工作者的失职。

518."扁桃体肥大症"和增殖体

所谓的扁桃体肥大症,完全是一种习惯性的说法。让孩子张开嘴检查时,可以看到在咽喉的深处两侧的扁桃体突出、增大。以只是因看着大为理由就切除正常的器官,只能说是一种草率的行为。人的其他器官没有因为大就切除的。扁桃体不是人体不需要的器官,在那里,淋巴细胞可以产生抗体。

扁桃体增大,有的人不称其为“扁桃体肥大症”,而给它命名为“扁桃体炎”。但实际检测一下切除的扁桃体,便可了解到扁桃体越大,其细菌越少。

某一器官是正常还是异常,不应该凭形状的大小来确定。只要在日常生活中不带来任何妨碍,就应该认为其功能正常。即使从外表上看体积偏大,到了小学高年级时也会自然变小的。由扁桃体增大所引起的物理性症状(发音时带鼻音、打鼾、经常张着口、饮水困难)也会自然消失。孩子本身能健康地、愉快地生活,就不应该因母亲的担心而做手术。

孩子健康检查后被告知“扁桃体肥大”,这时,如果孩子一直都很健康,就不必在意。正常的器官,不应该损坏,所谓扁桃体增大就容易感冒的说法,只不过是单纯的想像而已。扁桃体被称为二次淋巴样器官,它是排除侵入异物,并产生相应免疫作用的淋巴细胞的重要器官。即使有暂时性的增大,以后慢慢会变小,能自然治愈的东西,顺其自然是明智的。

日本是世界上切除扁桃体最多的国家,别的国家即使以前做过扁桃体切除,但近年来也不做了。为什么仅日本的孩子切除扁桃体呢?是因为医疗机构约束了医学进步。在学校、幼儿园的健康检查中,孩子很多,以1小时50人的速度依次检查,如果扁桃体肥大不算病的话,就看不到真正的病了。

只要有认为扁桃体肥大是病的错误思想,就会实行有害无益的手术。只要医疗作为营业性机构,手术就必须付钱。学校的定期健康检查发现扁桃体肥大,并且学校又从医生那里获取了扁桃体肥大的诊断证明。

学校和幼儿园究竟有没有因扁桃体肥大就要求孩子做切除手术这个权力呢?那是对个人决定权的侵犯。我并没见到那些被要求切除扁桃体而未照办的孩子,到成人时发生过什么障碍。但是,虽被劝告说最好不要切除,可还是有做了手术的孩子,且有在切除扁桃体时因出血而死亡的。

正常的扁桃体不应切除。手术也不是100%的安全,因为有麻醉事故、出血等危险,事故多在手术后24小时内发生。因此,万一手术,要住有急救设备的大医院,而决不能在门诊做。

不要因为收到了“扁桃体肥大”的诊断,就认定一定得手术。即使被告之一定要切除,也最好与熟知孩子以前情况的医生仔细商量后再决定。只是单纯的扁桃体肥大,没化脓,也不影响呼吸、吞咽,医生也许会建议不切的。与第1次给自己孩子看病的专科医生相比,还是从孩子小时就给看病的医生会更了解孩子的情况。学校的老师也不宜提出要照搬专科医生的治疗方案。教育工作者,不要成为医生的行医中介,而应该考虑对孩子是否有利。

从咽喉的深部到鼻腔,淋巴器官发达的腺体称为增殖体。因为它也是二次淋巴样器官之一,所以原则上最好不要切除。因咽扁桃体过度肥大,有时会堵塞联络耳朵与咽喉的的咽鼓管,引起一过性的耳聋,但一般多数在2~3个月内会自然痊愈。

519.“滤泡性结膜炎”

完全正常的孩子,在幼儿园的健康检查后,接到了“您的孩子患了滤泡性结膜炎,请到眼科去治疗”的诊断通知时,母亲着实被吓了一跳。带着孩子来到了眼科,翻开眼睑,在下眼睑内侧,可见到像青鱼籽状的小颗粒,医生会说:“这是滤泡”。不过,在眼科医生会说:“这是谁都会有的生理性淋巴组织,因为你家孩子比较突出,并不是什么特殊的病,就当治疗完了,给你开个证明。”于是给孩子滴了眼药水,就算完事了。但并不是所有的医生都这样。有的医生会说:“每天来医院治疗一段时间吧”,然后把滤泡一个个挑破。因为幼儿园要治疗结果的证明,因此开始时孩子也主动去治疗,但治了很长时间,医生也不说“治好了,不用来了”。其他孩子在高兴地玩时,自己却不得不在医生的候诊室等待,因此对去医院产生厌烦,不一定什么时候就放弃去医院了。这便是“滤泡性结膜炎”治疗的一般经过。

被说是“滤泡性结膜炎”的,并不完全是结膜炎。既然是结膜炎就必须有炎症的症状。可是孩子的眼睛完全没有炎症,既没有眼眵,也不发红,只是可以看到一个个突出的滤泡。滤泡是淋巴组织的集合,谁都必须有的东西。即使弄碎也必然要再生。医生之所以说不容易治愈,就是因为不断地再生,只要治疗,不管治好治不好,医生都要收费。只要现在的医疗制度存在,“滤泡性结膜炎”就要被“治疗”。

仔细观察来小儿科的小孩的眼睛,就会发现在 4~5 人中,就有 1 个孩子的滤泡可以清楚地看到。随着年龄的增长,会越来越不明显,到中学时就会看不到了。

与第 1 次给自己孩子看病的眼科医生相比,从婴儿期开始就给自己孩子看病的医生更了解情况。如果清楚很早以前就有滤泡了,而对孩子的生活又没有任何妨碍的话,希望医生能劝告孩子的父母,不要处理它,要顺其自然。

520. 近视和眼镜

健康检查中,偶尔发现孩子近视时,大多数父母都会有孩子还小,不用戴眼镜也没关系的想法。实际上,在幼儿园生活中,孩子不必抄写老师在黑板上写的字,所以不戴眼镜也可以。但这不能说这个年龄所有近视的孩子都可以不戴眼镜。

如果孩子近视很严重,看远处的东西时很困难,那么孩子在户外的活动必然会减少,就只好在屋里看书了。母亲却高兴地认为自己的孩子喜欢学习。但是,这样的做法与这个年龄的孩子是不相称的。这个年龄的孩子应该是每天大部分时间在户外玩才正常,因为近视不能在外面玩,没有办法才只好在屋里看书,这样的孩子就有必要让他戴眼镜。

近视的孩子一戴上眼镜一下子能看清很多的东西,这会唤起他们对户外游玩的兴趣,而结束闭门在屋里看书的生活。如果不戴眼镜又看书、又看电视,会加重近视,这样会更减少户外活动了。

近视到什么程度才需要让孩子戴眼镜呢?这要根据实际生活的情况来决定。能否判别人行横道对面的红绿灯,是十分重要的。如果能很好地识别信号灯,也能经常到户外玩的孩子,多少有点近视也可不戴眼镜。

一旦戴上眼镜,在户外就不必说了,即使在屋内也要戴着(这样,孩子可以看得很清楚,因此,他会继续戴下去)。看书时也可以摘掉眼镜,但房间的光线要充足,不过寝室的光线要调得暗些。

近视不管戴不戴眼镜,到22~23岁时,度数都会稍有增加,应每年至少到眼科去检查1次。人们经常提到假性近视,其实发病的人数并不多。一般的近视是眼的屈光装置正常,但眼轴变长,成像在视网膜前方。假性近视是睫状肌痉挛,透镜的屈光度增强。虹膜炎和外伤可短期出现上述情况。如果是假性近视,只要给予解除睫状肌痉挛的药,视力便能恢复正常。也有的人认为,发现的所有近视都可能是假性近视,因而采取治疗措施。但我认为如果进行1个月的视远训练,视力还不能恢复正常,则应排除假性近视,而考虑是一般近视。

521. 慢性鼻炎

在幼儿园的健康检查时,流鼻涕的孩子会给父母带回这样一份家园联络单:“您的孩子患有慢性鼻炎,请带他到专科医生处治疗”。母亲十分担心地领孩子到耳鼻喉科就诊,医生说:“请每天到医院来洗鼻”。于是母亲每天都要带着孩子去耳鼻喉科。孩子洗鼻后1小时或2小时之内鼻下是干净的,但之后又开始流鼻涕。母亲满怀希望地带着孩子往医院跑了 1 个月,孩子的病情却一点儿也没有好转,这时孩子已经厌倦,也就不再去医院了。虽说不去医院,可流鼻涕的情况也没有加重。孩子和治疗前一样,每日很有精神地生活,母亲看到治疗和不治疗效果一样,也就不再带孩子去医院了。

虽然并不能说所有慢性鼻炎均如此,但大部分是这样。有的孩子流鼻涕较多,这也许是由于副鼻窦炎所致。但这个年龄通常不做鼻窦手术。不过,要使经常流鼻涕的孩子不流鼻涕也不是件容易的事。孩子本人不介意,对生活也无妨碍,洗鼻又不能治好流鼻涕,如果是这种情况,还是不要认为是疾病。孩子长到 5 岁,就训练他自己擦鼻涕。

天天去看医生,还是不能治好,会使孩子产生一种自己的鼻子有毛病治不好了的感觉。这会给孩子的生活蒙上一层阴影。治疗 1 个月还没改善的话,最好中止治疗。如果 2 ~3 年前就知道孩子流鼻涕多,为不使他产生自卑感,还是不治疗为好。认为慢性鼻炎能使人脑子变笨,纯属无稽之谈。鼻涕稍多些,对以后生活没有什么影响,可以同出汗多一样看待。

522. 包茎

医生所说的包茎,是指阴茎的包皮不能反转使龟头露出的一种状态。喜欢清洁的母亲,在浴室想给孩子洗龟头而反转包皮,却反转不过来,这才发现孩子包茎。但在哺乳期包皮完全不能反转是生理性的。2 岁左右可以反转一点,5 岁时,由于龟头和包皮还黏连着,所以还不能像成人那样露出龟头。直到青春期才能自然反转露出龟头。如果过了青春期,还存在着黏连而反转不过来,就应按包茎进行治疗。手术也十分简单。

幼儿期包皮边缘很严紧,出口又狭窄,排尿时,尿液进入并贮留在包皮和龟头之间,有时会使阴茎肿胀得像个灯笼。即使 2 ~ 3 岁还有这种情况,也不用急于手术。包皮到 4 ~ 5 岁时会逐渐变松弛,可以像普通儿童一样排尿了。因此只要没有排尿困难,就不必管他。

可是当排尿不畅,小便不能形成线状,而是滴滴哒哒地排出,孩子本人也很费力时,就应该到泌尿科去检查一下。过于用力排尿,会引发潜在的腹股沟疝气。

包茎在幼儿期是一种生理现象,所以不要反转包皮去洗龟头。即使有些脏物积存也不要紧。曾做过包茎手术的父亲注意到这个问题,去反转孩子的包皮,这是不可取的。强行使包皮反转,会使包皮边缘勒紧龟头,再加上阴茎勃起,就更不能恢复原状,这样会使阴茎龟头肿胀成紫色。这种状态被称为“嵌顿”包茎,应马上去泌尿科,越早越易治愈。

523. 疝气

经常有从婴儿期就有腹股沟疝气,但没有痊愈,而带到了幼儿园的孩子。多数情况是医生劝他们做手术,可是母亲担心孩子疼痛而不做,一直拖延到现在。其中也有的孩子到了3~4岁后,又发生了新的疝气。

女孩子不明显,但在男孩子,肠管从腹股沟或再下方脱出到阴囊,使其肿胀得很大。

由于过了婴儿期，很少发生嵌顿的情况，所以孩子的父母认为即使有疝气也无妨，而轻视医生的手术建议。疝气对孩子来说是件麻烦事，跑步时也受干扰。患阴囊疝气的孩子当众裸体时，会被别人取笑、嘲弄。如果是害羞的孩子，容易产生自卑感。

在这个年龄有疝气的孩子，最好尽早手术治疗。手术没有危险。疝气不可能自行消失，即使一时消失了，用力时又会脱出。用橡胶做的疝气带也不安全，并且这个年龄孩子的疝气用疝气带已不能治愈了。

524. 湿疹

幼儿时期就有湿疹，上幼儿园时仍未完全治好的孩子并不少见。这个年龄段的湿疹不在头和脸部出现，而是肘部和膝部等屈曲处皮肤变得粗糙、坚硬、肥厚。上学前的健康检查时，被告知要治好湿疹，母亲便开始着急了。但从幼儿期开始出现的湿疹，如果在日常生活中没有什么特殊障碍的话，就不必急于进行新的治疗。之所以这么说,是因为以前进行了多方治疗,才稳定在现在这种状态的。

含肾上腺皮质激素的外涂药也好,含焦油的涂擦剂也好,含抗组织胺的涂擦剂也罢,这些药都被用遍了。至于哪种与哪种组合用好?哪个时期使用无效?这些母亲是最了解的。如果患儿湿疹持续2~3年,那么,母亲也很清楚湿疹在什么季节出现或消退。

湿疹也和食品有关。生鸡蛋便是主要原因之一。但与吃了什么或没有吃什么无关的、不明原因的湿疹也很多。想通过蔬菜疗法来治愈湿疹,这对正处于成长期的儿童来说是十分有害的。

一般在湿疹要变严重时,最好不要洗澡。冬天用被炉取暖、或屋子过于暖和会感到瘙痒。

切忌搔抓。原本马上要好的湿疹又严重起来了,多数是孩子感到瘙痒而搔抓的结果。如果忘记了好好剪指甲,用指甲抓过的地方就会侵入细菌,引起化脓。虽说不搔抓是防止湿疹恶化的秘诀,但也不必将睡眠中的孩子的手绑住。残雪样的湿疹残留在肘关节内侧、膝关节后面,缠上绷带能防止搔抓,但腋下的湿疹却没有办法,这些情况母亲都十分清楚。母亲比初次给自己孩子看病的医生更了解患儿的情况。因此,即使现在重新让别的医生诊治,也不能指望很快治愈。

如果服用肾上腺皮质激素,湿疹的确可以暂时性好转,但效果不能持久,湿疹还会复发。如果为了抑制复发而增大药量,那么服用 1 个月后,会因不良反应而出现满月脸。这种情况也是屡见不鲜的。

除患有湿疹外,还有肺内积痰,被称作“喘息性支气管炎”的孩子,湿疹治好了,却引起了“哮喘”。所以残留某种程度的湿疹好像成了防止“哮喘”的安全阀。因此,即使肘、膝内侧残留一点湿疹,只要孩子不太在意,稍擦些含焦油的涂剂即可,不要奢望彻底根治。在与湿疹“和平共处”的过程中,湿疹会逐渐减轻。到小学高年级时,多数孩子可以好转。

不要认为孩子明年就上学了,在此之前一定要治好湿疹。和湿疹的交往是长期的事情。母亲为使感到瘙痒的孩子不搔抓湿疹费尽心机,满怀希望尝试用药,却又大失所望。1 小时处理 30 名患儿的医生,与患儿父母初次相见时,怎能理解父母的种种艰辛呢？倒不如相信时间老人。

患有湿疹的孩子并不都患有哮喘。湿疹和哮喘是各自独立的,只是两者共存的情况多见而已。夏末时,湿疹突然变红,有浆液流出,并在皮肤外表形成痂皮。这多是游泳后发生的。这是在湿疹基础上添加了水疱疮,因此,要治疗水疱疮。

525. 夜游症

有的孩子睡后1小时左右,突然坐起,是因为做了恶梦。当被询问是怎么回事时,孩子会叙述梦的一部分,不是被怪兽追赶,就是被刀砍,多半是电视中看过的场面。即使长期持续这种状态,也不要让孩子吃药,不看电视就会好的。

与上述情况不同的是,孩子在熟睡中突然起床,在屋子里来回走,大声喊叫,也有的凝视空中。问他怎么了,也不回话。如果把他摇醒,平静几分钟后又睡了,第2天早晨再问起昨晚发生的事,孩子已经不记得了。因为是在睡眠最沉的时候发生的事。这种情况被称为夜游症,是一种睡眠障碍,不是癫痫,也不是精神病。英国的精神科医生让孩子父母持续4～5天观察孩子发生夜游症的时间。如果大致确定了，就在那个时间前 10 分钟或 15 分钟叫醒孩子，过 5 分钟后再让他睡觉。这样持续 1 周可以治好夜游症。在吃药治疗前，请试试这个方法。

可能是有什么令人不安的事情引发的不平静。这个年龄的孩子对不安印象不是那么深刻，生活的欢乐必然会除去不安。

如果是由于最近让孩子独自在别的房间睡觉而发生那种情况，那么很可能是孩子想和父母一起睡觉而致。孩子夜游时无意识地打开门是很危险的，所以还是和原来一样，让孩子同父母睡在同一房间为好。到了第 2 天早晨也不要说昨晚你睡迷糊了。如果是由不安原因引起的，这样一说会更增加孩子不安的。夜里要把门锁严，让孩子打不开，孩子周围的刀具和锐器也要收藏好，以防万一。笔者不赞成为了不出现夜游而让孩子吃药的做法，这样会使孩子认为自己得了病。最好是白天让孩子在户外充分运动，身体疲倦孩子便可安然睡觉了。睡觉前不要让他看成人的恐怖剧。

扁桃体肥大或蛲虫并不是引起夜游症的原

因。笔者并不反对驱除蛲虫,但绝不赞成做扁桃体肥大手术。

526. 咬合不正

牙齿不能很好地相互咬合,有各种原因。牙齿的位置改变,牙齿排列的弓形狭窄、过尖、或上下牙齿排列前后不合等,还有的是因为颚骨的形状改变,不只是牙齿排列的问题。

上下牙齿排列总是完全整齐对应地咬合是极个别的,多数人是上列牙齿的内侧与下列牙齿相接。只要不是从外表看,像嘴唇闭不上一样,上列牙齿突出,或兜齿,或是刷牙都很困难的齿列不齐的牙,就不必十分在意。即使一家人都有某种"咬合不正",但如果都作为一个正常的社会人而出色地工作、学习、生活着,那么"咬合不正"也并不影响人生。

轻度咬合不正从外表看不出来,但矫正齿列的工具会使嘴看上去合不拢,而且安装矫正器以后,难以彻底地清洁口腔,因此很易产生龋齿。如果是能够摘下的矫正器,因孩子厌烦而不带,会成为母子不和的原因。通常面骨未长成的小孩，不必矫正，到中学时可能长正。如果被建议做齿列矫正，也要好好考虑一下咬合不正的程度，以及治疗的负担（包括经济方面的）。厚生省不把齿列矫正作为健康保险的项目，大概是怀疑其必要性和效果吧。未见矫正 40～50 年后效果的调查结果，也是小儿科医生持怀疑态度的一个原因。请做齿列矫正的医生也仔细考虑一下孩子的年龄及其生活，重新判断使用矫正器是否合适。

突然高热　参阅“435　突然高热”。

腹痛　参阅“437　孩子的腹痛”。

盗汗　参阅“438　盗汗”。

尿频　参阅“439　小便间隔时间变短了”。

排尿痛　参阅“440　排尿时疼痛”。

自慰　参阅“442　自慰”。

口吃　参阅“443　口吃”。

自体中毒　参阅“444　自体中毒症”。

蛲虫　参阅“448　夜里肛门痒”。

荨麻疹　参阅“451　荨麻疹”。

经常发热　参阅“479　经常发热”。

腹泻　参阅“480　腹泻”。

儿童鼻衄　参阅“482　孩子的鼻血”。

高热抽搐　参阅“483　抽搐”。

趴着睡觉　参阅“485　趴着睡觉”。

集体保育

527. 培养生气勃勃的孩子

进了幼儿园的孩子总是生气勃勃,教师随叫随应,高高兴兴地参加同伴的游戏活动,这就是集体保育的出发点。关于集体保育的条件,请再阅读一下前面的相关内容。

孩子一过5岁,他的自立性就更强了,作为社会一员,他会进一步融入到包括成人在内的人际关系中。他们虽然在智力上还不能理解成人的内心世界,但是却能够通过成人的表情语气来了解成人的情绪。早晨由于过于匆忙,老师没能修饰面部,孩子就会说:“老师,今天您没化妆吧。”如有心事放不下,孩子还会问“老师,您今天身体不舒服?”孩子们很会“察言观色”。所以,为让孩子生气勃勃,教师自己也要精神抖擞;为了让孩子觉得园内生活快乐,教师自己也要觉得上班很愉快。就像孩子需要宽阔的运动场和休息室一样,幼儿园或保育园的教师们也需要彼此关系的和睦、融洽。教师应该感觉自己是自由的,就像孩子王的支配使孩子痛苦一样,教师中的"头儿"的支配也会使教师心情不快,失去活力。

教师在面对孩子时,应该感觉自己生命力非常旺盛。为此教师不应过度疲劳。现在的保育园,由于母亲工作的原因,保育时间很长。从早上8点到下午5点,要求教师一直精神饱满地不停地工作,身体上是难以承受的。很多保育员病倒,就是这样超负荷工作的结果。为了维持现行的长时间保育,应该设法缩短保育员的工作时间,实行倒班制,以保证保育员有充分的休息时间。

要求保育员长时间照看孩子的母亲,也应该想一想,孩子的教师累倒了,孩子的教育怎么办?幼儿园或保育园,可有可无的事务过多。为了让教师专心教育孩子,应该另找他人负责事务性工作。如果不能马上做到这一点,也应该进行一下总体检查,看一看那些各种各样的记录,是否对孩子的保育的确有必要。把全体保育工作者召集起来,希望他们改正不必要的工作习惯时,双方的协商一定要在平等的气氛中进行。

为了维护教育工作者尊严,教师的打扮不应比同龄的女性差。现在日本幼儿教育工作者的报酬过低,教师们受到的劣等待遇,多多少少地扼杀着他们的积极性。因此,幼儿教育界,不应该只想着“少花钱多办事”。

教育工作者彼此自由平等,教师在孩子面前才会活泼开朗。同样,如果教师不是一视同仁地爱所有的孩子,那么他们就会表现出失望情绪。往往是教师偏爱某个孩子,在教师自己察觉之前,孩子们就已经感觉到了。所以,教师不要“偏爱”而要“博爱”。

528. 自己的事情自己做

在自理能力方面,刚入园1年的孩子与两年前入园的同龄孩子相比有着相当明显的差距。早入园的孩子,自己穿脱衣服;手脚脏了自己洗;自己的东西自己收拾到柜子里;身边的琐事一般不用教师帮忙。刚入园的孩子,有的还不能独自去卫生间,还有的不提醒就不知道洗手。那些经常由别人给穿脱衣服的大家庭中的孩子,有的还不会系扣子。但是,这样的孩子经过 1 年的保育,也会跟上较早入园的孩子,逐步能生活自理。

对于 5~6 岁的孩子,重要的不是让他们会做力所能及的小事,而是要培养他们自己的事情自己做的独立意识。让每一个孩子都应该认识到“自己是集体中的一员,互相帮助会使集体更加快乐”的道理。

如果孩子从 4 岁开始值日,现在就可以胜任更为复杂的事了。但是不要让孩子留下值日是苦役的印象。应该通过值日来培养孩子的自尊心,没有自尊心,孩子就不会有责任感。为此可以在值日的标志上下点功夫,如装饰鲜花、系上蝴蝶结等(关于责任请参照“496　从 5 岁到 6 岁”)。

根据每个孩子的天分,采取各司其职的方法,也能培养孩子的合作精神。可以在庭院的空地种花、养兔、喂养金鱼。农村的幼儿园或保育园,如果占面积很大,还可以让孩子帮着做鸟巢、建兔窝,在体验劳动的欢乐的同时,孩子们可以亲眼看到大家合作的成果。

529. 发挥孩子的创造性

一过5岁,孩子们的智力水平也有很大的提高,也就更积极地协助老师工作。教师认真上课,孩子能够记住,并且能把学习内容复述出来。教师因为迷恋这种教育成果,就更在“小学化”的课堂讲课上下功夫。而且幼儿园、保育园,只有教室有像样的设备,所以上课好象是理所当然的事。许多幼儿园、保育园在狭小的房间里看护众多的孩子,所以,为了使室内保持安静,常常以“集中保育”之名而组织上课。

由于上述外部因素,现在幼儿园或保育园内5~6岁孩子的保育,多是模仿小学的课堂教育进行,并称之为“课程系统化”。其实这是无视孩子们的个性发展特点,而把成人的教学计划单方面强加给孩子。

5~6岁这一年龄阶段,是自由游戏的高峰期。由于孩子们生活内容更加丰富,表现手法日趋多样,互助关系日益加深,所以游戏生活也就更加充实。人的一生之中,恐怕再也没有哪个阶段比这时对游戏更专注、更倾心的了。

有人认为应把入学年龄提前 1 年,但笔者认为应该把这 1 年作为孩子属于自己的生活奉还他们,使他们永远不会忘记“创造”所带来的欢喜和快乐。何况在游戏中,还可以让孩子掌握在课堂上学不到的做人的美德。只是由于幼儿园或保育园狭小,不便于进行开发创造性的游戏,所以就以上课为主,其结果才产生了上学年龄提前的说法。为了保证孩子们有快乐童年,为了让孩子能自由自在地游戏,就要扩建幼儿园和保育园,还要备齐各种游戏器具。可惜孩子们再也不能像过去那样在马路和空地玩耍了,从孩子们那里夺走游戏空间的成人们,应该意识到这是“犯罪”。

说是为入学准备,而教孩子读、写、算,这样浪费 1 年时间实在可惜。入小学前 1 年,不要把知识作为任务来灌输,它应该作为游戏的副产品,让孩子自然而然地掌握。指导孩子创造游戏式的生活,让孩子在游戏生活中自然而然掌握知识和技能,像写即兴诗一样,有感而发,这是教师的指导艺术的体现。既然孩子的游戏是创造,那么教师对游戏的指导也是创造,往往越是没有创造性才能的教师,越是喜好系统化的课堂教学。

游戏因孩子内心世界的丰富而变得更加快乐,因孩子表达能力的提高而变得更加多彩。为了使游戏活动更加多姿多彩,就必须让孩子走进大自然,亲身观察和体验。为了对讲故事、绘画、泥塑等活动技术性的指导,课堂讲授也是必要的。但是5~6岁的孩子,上课最好每天只进行1次,每次30分钟左右。如果孩子不感到疲劳,每天两次亦可。

如果1个班配置2名教师,班级人数为25名左右,上课可以划分小组进行上课,也可以在自由活动中进行。随机由上课自然地转入游戏或游戏自然地转入上课,这样往往能更好地发挥孩子们的创造性。

把在观察自然时捕捉的昆虫送进在沙堆上建好的动物园;连续听几天童话后再扮演童话中的主人公;在采集石子、跳绳中学会数数等等,这些活动效果都很好。

为了充分发挥孩子的创造性,不要给孩子套上“5岁孩子应该达到什么程度”的框框。教师对于“表现很好”的孩子,即有能力的孩子,不要限定他的发展空间,要力争让他得到更大发展。

有的不善于爬高的孩子却喜欢童话,不知不觉就会认字了。那么,可以让他在园内的图书馆读书。同样,让有绘画能力的孩子独自去画画。但是,不应该把这样的孩子看作是“天才”,或者同其他孩子进行比较,或者向其他班级的老师炫耀。如果对其他孩子家长讲了,就会引起家长进行“天才竞争”,就会扰乱教育工作。

不仅绘画、识字是天分,在园内庭院奔跑、跳绳、帮小朋友赢球等都是天分。只要孩子的创造力得以发挥,孩子享受到创造的快乐,什么样的天分都可以。不应该在天分上给予不平等待遇。不能因为孩子某一方面,不尽如人意,就挖苦孩子。有的孩子跳绳不行,但却喜欢音乐,能分辨曲调,喜欢弹琴,对于这样的孩子,可以根据他的爱好培养自信。

无视孩子的天分,花好几个月时间训练孩子做团体操之类的统一动作,然后表演给领导看,这种做法背离了教育的宗旨。本来保育就是教育,官僚式的由上而下的命令,只能让教育工作者的创造性“萎缩”。

530. 正确地使用语言

如果仅仅做到发音准确,语法没有错误,还算不上正确的语言。语言是人们沟通心灵的工具,只有能正确地表达对对方的态度,才是正确语言。使用粗野的语言是对对方人格的侮辱。尊重对方的人格、信赖对方,就要选用相应的语言。

满5岁的孩子,会更加乐于助人,也越发意识到大家都是朋友。这时必须在生活中教育孩子要尊重对方,信赖对方。既不能因为自己力气大就施行暴力,也不能因为对方老实就任意欺负,更不能因为对方某方面能力差就鄙视人家。

孩子们是在交往中学习语言的。同样,如果能够较自如地进行语言活动又可以调解人际交往。有的孩子到了5岁,就能在一定程度上随意地使用语言了。教师应教孩子使用和平友好而非粗暴的语言,要在孩子中间建立一种互相尊重的平等关系。为此,教师自身也要尊重孩子的人格,并用语言表达出来。接到东西时说“谢谢”,不小心踩了孩子的脚要说“对不起”,这些话不是例行公事,而是表达一种真正的信赖关系。

认为打开收音机,收听播音员的“标准语”的播音就能掌握正确语言,这是非常错误的。挂在墙壁上的音箱传出的话,对孩子来说,仅仅是声音,而不是沟通关系的语言。让孩子说标准的敬语,也不是语言教育。标准的敬语,不是表达朋友间的依赖关系的语言。有时敬语甚至是伪善的。最重要的是,要让孩子记住当地亲密朋友彼此交流时使用的语言。当然,如果方言能最准确地表达思想,那就应该用方言讲话。把方言当成特别卑贱的东西来对待,这就产生了在东京出现的对外来者的歧视。

531. 建立良好的同伴关系

幼儿园多属 2 年制保育,所以满 5 岁才开始集体生活的孩子越来越少。但是由于地区不同,以 1 年保育为目的,5 岁后进幼儿园的孩子也很多。

集体生活 1 年以上的孩子与刚入园的孩子的

区别,主要体现在有无生活自理性和主动性。班里出现违反纪律的孩子,具有自主性的孩子,会发动全体成员制止他,然而刚入园的孩子却报告老师。1个班级是否是自觉的集体,可以用向教师询问或告状的孩子的多少来判断。好的班级,纪律并不是按照教师命令来制定的,而是大家一起协商制定的。但是也不能过高地评价孩子的自觉性。孩子们的协商会议教师一定要参加,在履行教育工作责任的基础上,要毫不客气地阐述孩子的意见。特别重要的是决不允许孩子们以多数通过形式来惩罚违反纪律的孩子,这种做法实质上是无视少数人的权利。如果以劳动作为惩罚,还会使孩子轻视劳动。

选拔班里积极的孩子,作为小领导,帮助教师的工作时,要提高警惕。班级人数超过30人,教师不能全都顾及到,所以孩子王常常成了小领导。的确,孩子王具有某种实权,在人手不足的保育园里,可以帮助教师做一些工作。但是这种做法方便老师,加大了孩子王的权力,使那些孩子王的受害者更加痛苦。这就违反了创建和睦集体的初衷。所以选择"小领导"做老师助手时,要规定

“任期”，让所有的孩子都能有担任的机会。

为了建立快乐的同伴关系，既要发挥孩子的创造性，又不能忽视组织原则，更不能硬性地组织孩子。建立快乐的同伴关系能使孩子增进友谊，同时也能培养他们的集体观念和责任感，这样才会形成集体成员道德观念。此外，还要以孩子诵读幼儿道德语录的方式进行道德教育。关于道德教育的内容，参阅“490 结成快乐的伙伴”。

532. 培育健壮的孩子

尽量让孩子在户外活动，详见前面的有关章节(410、457、491 培育健壮的孩子)。满5岁孩子的运动功能大体能达到以下标准。

25米跑，男孩、女孩均可在6~7秒内完成；立定跳远，男孩90~110厘米，女孩可达80~100厘米；挺身投垒球，男孩可达6~7米，女孩可达4~5米。孩子满5岁后同小伙伴合作会比较顺利，所以孩子们可以一起参加劳动。农村的幼儿园有足够的空地，可以种花、制作鸟巢等，劳动的同时还可锻炼身体。

有游泳池的保育园应让5岁的孩子学会游泳。但在泳池游泳时,一定要安排2名孩子组成1组,并提出要求,孩子互相喊对方的名字,然后入水,出水后,两人牵手并排站在一起。如果发现对方不见了,立即大声呼喊老师。游泳池周围应用高高的金属网拦着。只有老师领着孩子进入,才能开栅栏门。另外冬天有雪的地方,还可以教孩子滑雪。

关于日光浴、水浴、空气浴的时间长短,保育员先询问一下母亲,孩子有否日照性皮炎后再做决定。

533. 预防事故发生

有的孩子已经满5岁,才进入幼儿园的1年级保育。这样的孩子对集体生活还不习惯。保育员要重新阅读一下“492　预防事故发生”的内容。希望能预防孩子受伤。集体生活1年以上的5岁孩子们彼此相当合作,也能自发地活动。希望在事故的预防方面也发挥孩子的协作精神和自主性。

到园外进行保育活动时,也要训练孩子能够某种程度上自觉地参与集体行动,不能事事依赖老师。5 岁大的孩子,应该教他游泳,即使不能快游,只要能把身体浮在水面上,落水了就不会马上淹死。日本儿童溺水死亡的很多,并非单纯是河多、临海的地理条件造成的。也有的是由于未能及早进行游泳训练。对于不会游泳的孩子,不仅要告诫他不要接近水边,而且还要告诉他朋友落水时的应急方法:首先是去叫大人,如果大人及时赶来帮助,进行人工呼吸,溺水儿就得能救,不能盲目地跳入水中。

为了让孩子了解过马路的交通规则,可以在运动场上放一个信号灯模型,画上线做人行横道,进行模拟训练,效果很好。

最可怕的是幼儿园班车的交通事故。这种事情不是训练孩子所能解决的,而是由于大人的失误,使孩子成为牺牲品。所以要高度重视班车的"体检"。还要选择技术熟练、具有多年经验的人来担任司机。中年以上的司机,还要定期体检,避免开车途中心脏病急性发作。

有的幼儿园或保育园饲养动物。虽然可以进

行动物生态教育,但也存在某种危险,海龟带有酸性细菌,鸟类动物含有鹦鹉病原菌。教师应教育幼儿不能与动物贴脸,抚摸动物后要认真洗手。动物死后要送到保健所查明死因。

当园内孩子出现传染病时,参阅“493　园内孩子患传染病时”;传染病痊愈后,何时可以上保育园,参阅“494　传染病痊愈后何时可以让上幼儿园”;园内孩子患结核时,参阅“495　园内有结核患儿时”。

上学的孩子

534. 上学的孩子

入学啦!

上幼儿园时乘公共汽车接送、照顾孩子往返的母亲,也许会担心孩子独自去上学,可也不能把孩子送到半道上或去接孩子。多数学校是让新生和高年级学生一起集体去学校。问题是回家,为了不绕道,必须让孩子仔细记好路线。没有栅栏的贮水池、经常不守法规停放在人行道上的轿车、没有警报器的道口等等,这些情况,仅靠个人的力量是怎么也管理不了的。小学生的家长应齐心协力共同呼吁解决这些问题。

孩子在上学途中发现忘带东西了,跑着回去

取时,经常发生事故;因此,有必要把每天必须带的各种物品,如手帕、手纸、文具盒、饭盒等,都写到一张纸上,贴在大门内侧,出门时父母和孩子一起确认一下。

校内午餐也经常出现问题。饮食是具有个性化的事情,让食量小的孩子和挑食的孩子把同样的、同量的食物都吃掉,是无视生理性正常状态而强迫他们形成异常状态。偏食也好、吃得少也好,在民主主义社会不是坏事。强制他们接受生理上不习惯的东西,会使孩子对校内午餐,甚至对学校产生厌烦的心理。即使有少食和偏食的习惯,作为民主主义社会的市民,也能和平地生活。相反,统一化却是危险的。

孩子上学后一定要有朋友。没有朋友的孩子,往往不久就会对学校产生厌烦感。只想让孩子和好朋友玩,这是朋友的理想形象在作怪。如果孩子能愉快地和其玩要,那就是好朋友。孩子的父母之间也互相来往,商量一下包括午后3点给孩子们吃点什么零食等问题,以孩子为中介,父母之间也能成为好朋友的话就更好了。母亲一定要掌握孩子现在在哪里,和哪个朋友玩。当孩子去朋友家时，父母们要商定好让孩子4点钟回来，一起玩的孩子4点钟解散后，不能再到其他的孩子家去。如果去了别的小朋友家，要回家向父母报告一声。一家连一家的串门，其不好之处在于，高年级的带钥匙的大孩子会带小孩子到危险的地方，或让小的孩子花钱给他们买东西。

要让孩子养成从学校回来后马上洗手的习惯，也要形成在同朋友玩之前把作业完成的习惯。从学校回来后，督促孩子洗手、写作业、吃点心、和小朋友在安全的地方玩要等，这些事，在双职工家庭怎么办呢？在大城市建立的学童保育所，作为一种制度一定要在全国普及起来。没接受学童保育的孩子会成为“流浪儿”。

很多父母把孩子交给祖母或拜托给附近好心人家照看。学校在放学后也可以照管孩子，但没有相当出色的能让孩子玩起来的专家，孩子就没有放学后的解放感。

教育和福利专业的大学的学生，如果能作为义务活动，或是作为必修的学分来进行学童保育是最好的。没有这样的任何事情都可以商谈的大哥哥、大姐姐来引导，而是让孩子自己拿钥匙，给他钱随便自己买东西,这种做法不可取。

低学年时

不管什么时候,家庭是教育孩子的基地。人们一直在提倡按孩子的本性,根据具体情况制定育儿策略。然而,如果家庭不和睦,没有家庭独具的特色,那么也就不可能形成育儿个性。不可忽视的是,电视作为巨大的情报源,在给观众洗脑,使他们趋同。总是让孩子看电视,就无法进行家庭教育。不管母亲如何教导孩子要善良,如果孩子看到机器人和怪兽毁坏东西、以杀人取乐的节目等,是不会培养出高雅情趣的。要做到仅我一家不购置电视,是十分困难的。在某些国家,出于对儿童身心健康发展的考虑,要求父母限制开电视的时间。

破坏家长育儿方针的一个罪魁祸首是激烈的市场应试竞争。上课外班、接受函授教育、成为百科全书式的人才等诱惑,在孩子刚上学时就席卷而来。许多母亲给孩子买了全套百科全书,寻求英语会话的磁带,可却没有得到推销员所说的效果。

做钟点工的母亲逐渐多起来。以课外教育来

替代家庭教育的家庭也增加了。课外班领会到这一点,不单单让孩子做家庭作业,也让他们做游戏。但没有游戏的空间,低、高年级的孩子就只好在一起玩,十分受限制。

请学校开放校园,让大学生以勤工俭学的方式和孩子们一起游戏。不要只考虑学校的管理,为放学后家里没人照顾的孩子出份力不也是教育者的责任吗?学校应为在职工作的母亲着想,为作业很少的低年级学生设置专门的组织或机构,对他们进行课后教育指导。学校和家庭都要更加热心于让孩子交朋友。使孩子在不知不觉中摆脱对母亲的依赖性,与同伴建立起来的"小社会"会使孩子逐渐学会自立。

书法、绘画、钢琴、剑术、柔道、空手道、芭蕾等训练也同课外班一样,把孩子从"流浪"的状态中拯救出来。但1周的课余时间都用于各种训练的话,经济上的负担也很大,而且不知孩子的兴趣是否能够长久。老师多是说孩子有才能,但却不能简单地决定孩子以此为职业(见505 技艺教育)。

母亲是专职家庭主妇的话,孩子在低年级时

不会出现什么问题。家庭作业母亲就能辅导。母亲也可以掌握孩子放学后在哪里和谁玩。即使孩子做什么别的事情,也会从其举止、表情上有所察觉。当孩子拿着不是家里买的玩具,或总是比平时回来得晚时,就要立即问清楚,并进一步加强对孩子的观察、管教。

母亲不能因为怕把家里弄乱,而不让孩子的小朋友到家里来玩,否则就无法知道孩子都和什么样的孩子玩。观察来家里玩的孩子,如果他言谈举止比较粗野、不文明,就应该提醒他、教育他,使其掌握社会的行为规范。孩子知道的社会,只是电视中出现的社会,而电视中的社会不是太粗野了吗?

扰乱家长育儿方针的另一个罪魁祸首是学校的定期检查。再没有像日本这样毫无反省地实行学校的定期检查的国度了。以1小时检查1个年级的速度进行内科检查,几乎什么也发现不了,最多不过是发现扁桃体肥大,鼻黏膜分泌物多或听到心脏杂音等(见517　心音异常、518　“扁桃体肥大症”和增殖体、519　“滤泡性结膜炎”)。

在日本没有持续几十年进行的在健康检查中

发现异常的孩子长大后怎样了和由于进行健康检查而收到什么样的成效的追踪调查。所以对孩子没有什么益处的健康检查,仅仅是作为学校的例行公事而继续着。更甚者,一些商家出售的检测尿中蛋白和红细胞的检测方式,被学校的定期健康检查所采用。尿中出现微量的蛋白,多为直立性蛋白尿,是无害的,只有极少数的情况为肾炎。即使含有少量血液,只要同时无蛋白排出,就不必担心。

在校园玩时,孩子跌倒或从高处摔下来脸碰到地面,有的把门牙摔掉了,如果是乳牙也可以不管它。但如果是恒牙,要马上把掉牙放到原位,然后到牙科医生那儿去就诊。如果牙根细胞还活着,牙可以固定上。如果牙根细胞死亡了,就接不上了。如果因出血了害怕,而不能自己把牙放上,可以先把掉牙放在牛奶中保存,然后去牙科就诊。一般说来在 24 小时以内掉牙均能固定。

在学校进行的健康检查中,真正对学生有好处的是视力、听力检查和龋齿检查,这应该到眼科和牙科去接受检查。

学校健康检查查不出而母亲却熟知且为之烦

恼的是孩子的夜尿症。孩子在低年级时仍不能治愈的情况很普遍。但到青春期一般会自然好转，所以父母不必着急。

(1)PTA(家长教师会)

孩子一上学,大多数母亲就有机会成为 PTA 的成员。PTA 是日本战败后,根据联合军的指示成立的。战前有保护者协会,其宗旨是:“为了加强家长和学校之间的联系,为了更好地培养少年儿童,教师和家长要齐心协力,步调一致,共同朝着一个目标努力奋斗”。战后,PTA 的宗旨在此基础上增添了新的内容,即“加深对民主主义教育的理解”。但战后很长一段时间 PTA 似乎失去了它建立之初所确立的宗旨。

从民主主义角度讲,父母的发言应和老师的发言一样平等地被采纳。如果只是校长在上面把要说的事传达给父母,就没有集会的意义了。很长一段时间在社区里常常是校长和社区权力者控制社团组织,并进而操纵社区民众。

由于校长和权力者都是男性,而会员多为母亲,加之社会上的男性支配女性的陈旧习俗在作祟,从而形成了母亲想说的话也不能说出的氛围。

因此,多数母亲对 PTA 都敬而远之。PTA 应遵循其初衷,更新这种不良风潮。日本宪法明确规定,母亲是孩子接受教育的权利的代言人。如果母亲的多数意见和校长的意见不相符,那么,就是孩子的权利和行政在某个环节上发生矛盾。

教育必须把孩子的权利放在首位。这同治疗上把患者的权利放在首位一样。作为公务员的教师的立场有时非常微妙,最了解教育现状的教师,应该最先指出行政不符合实际情况之处。教育不是行政事务,而是一种把孩子培养成人的艺术。创造艺术的人是自由的人,父母应成为作为自由人的教师的坚强后盾。

为了使 PTA 真正发挥民主主义的作用,母亲必须成为会员为孩子代言。因此,为了使繁忙的母亲也能成为会员,组织者必须掌握会议进行的要领,严格安排开会时间、会议的议题、发言时间、结束时间等。如果每次开会时间不超过 1 小时,开会时间定在晚上或根据情况定在休息日为好。不仅母亲,父亲也可以成为会员。“PTA 是独立自主的,不受其他任何机关,团体的支配、统治、干涉”,从这一点出发,它不受公务员的工作时间的束缚。

在 PTA 中,只让家庭主妇担任职务,而不让在职工作的母亲担任职务,是不正确的。母亲在外工作的孩子,对学校有更多必须依托的事。如果学校只考虑专职家庭主妇的孩子,那么就会忽视双职工家庭子女的受教育权。随着时代的变迁,母亲外出工作的情况越来越多,PTA 会员中双职工家庭的会员也必须相应增加。

在 PTA 中,个别男性(社区中有地位的人)之所以能发号施令,是由于一般的男性不能参加到 PTA 中来的缘故。在许多拥有权力的男性的头脑中,明治以来沿袭着的"男尊女卑"的陈腐观念根深蒂固,所以在 PTA 中家庭主妇不能起很大作用。这样,就使 PTA 中保存着在孩子教育方面不必要的成规。如果父亲想从市民的立场出发,维护孩子的受教育权,就必须要参加 PTA。

很多人认为 PTA 是教育行政部门的下属机构,当然有些在行政方面必须做的事,可以委托 PTA 成员来做,但 PTA 不是为弥补教育预算不足而贡献劳力的集团。在学校的工作中,有时要涉及家庭的隐私,比如由于家庭收入的不同,孩子交纳的学费也不同,所以,对于学生交纳学费的档案材料的管理方面工作,就不适合由 PTA 成员来做。

(2)脊柱侧弯症

6 年级的女同学被出示了这样的诊断书:“根据学校的健康检查结果,您女儿被诊断为脊柱侧弯症,请到整形外科去做仔细检查”。看过诊断后,很多母亲感到吃惊。脊柱过度弯曲,不是不能笔直站立了吗?必须做手术吗?结婚后能很好地妊娠吗?天天穿着紧身衣,会不会有害于身体其他部分的生长呢?于是,母亲们产生各种担心。

这一年龄,在学校放射线检查中发现的是特发性脊柱侧弯症,并没有受过伤、患过骨病或心脏不好等特殊原因。

人的身体发育不一定完全对称,弯曲程度不超过 10°是正常的。不过弯曲 50°以上则需要做手术。成长过程中,存在弯曲增加的可能性,但青春期结束时,如果骨骼成长停止就不继续了。在整形外科,对弯曲在 20°以上的人,要安装防止进一步发展的装置,但装置的种类、安装时间等,则根据医生的判断各不相同。

整形器械并不是使弯曲的脊柱变得笔直,而是为了使其不继续弯曲。因此,需要经常做放射线检查,根据骨骼生长情况来决定“矫正器”是整日穿用,还是在家时用或睡眠时穿用。

骨骼生长停止,即使拿掉整形器械,弯曲依然存留着。只要能进行正常的生活,即使有点弯曲也无妨。

从后面看,脊柱弯曲的人双肩高度稍有不同,或肩胛骨的高度不同,但这些对人的正常生活没有什么影响,妊娠、分娩也能正常进行。

在活泼好动的青春期,让孩子整日佩带着“矫正器”,无疑是精神上的负担。但医生和父母都要鼓励其本人必须穿着渡过试用期。由于除定期做放射线检查外,没有其他检测骨骼生长的方法,所以请按时做 X 线检查。

高学年时

(1)课外班

上课外班的孩子越来越多。其原因之一是家庭作业变难了,母亲教不了。还有另一种情况是由于周围的孩子都去了,所以受从众心理趋动,也把孩子送进去了。

孩子数学较差,为改变这一状况就必须选择上课外班。但不应该选择统一刻板地进行教学的班,而应选因材施教的班。在这一点上,家庭教师是较为理想的,但孩子与家庭教师处不好关系就不好办。

课外班也好,家庭教师也好,希望母亲仔细了解他们情况后再决定。很多孩子在学校和老师不很融洽,但和课外班的老师或家庭教师却很相投,并因此而喜欢上某一学科。母亲有教授能力,孩子又习惯在家学习,就不要强制让他上课外班,母亲教也行,也可以进行函授教育。

在决定去课外班或接受函授教育之前,父母要决定更重要的事情。课外班也罢,函授教育也罢,都是想使孩子进入好的上级学校的应试体制形式之一。应试体制是给予学历社会中考试成绩好的孩子好的地位的选拔体制。要想被政府、有名企业录用,就必须乘坐应试体制这一传送带。入学考试是为乘上传送带的竞争,虽说考试成绩好,但不一定人品就优秀。诚实、宽容、敦厚、体谅、谦虚、正义感、果断、牺牲精神等是通过考试测验不到的。

但政府机关和大企业认为,以前的测试成绩优秀与录用后工作情况有一定的相关性。不管人品如何,只要智商高即能快速成长。优良的品格不仅使家庭,而且使社会人际关系更为和谐,如果相信这样的时代一定会到来,就不要把孩子载到应试体制上。为使数学成绩总是很差的孩子在综合模拟测试中取得好成绩,必然要忽视孩子的性格而强制其学习,因此不能维持家庭的和睦 ,也有导致孩子离家出走的情况。

如果不认为只有成为领导者才是幸福的,而是认为普通人也有幸福的权力,就不要把孩子推进应试体制中。如果父母不想强行让孩子成为优秀人物的话,父母本身应该对自己的生活充满自信,作为一名正派的市民生活。如果总是不能让孩子看到正派的市民幸福,孩子会认为自己出身不好而饱受应试体制所折磨。如果父母不重视应试体制,把课外班作为家庭作业的帮手,就不必过于督促孩子。

(2)拒绝上学

拒绝上学是一种文明病。母亲的家务劳动,由于天然气、洗浴器、吸尘器、洗衣机、电饭锅、半成品食品的出现而变得轻松起来。其余的时间母亲便可集中用于教育孩子,把孩子照顾得非常周到,孩子什么也不用做。过去母亲家务很繁重,所以也让孩子分担些力所能及的家务。与过去相比,现在的孩子成了懒汉。电视的出现,增加了家里的乐趣,制作节目的人也不辞辛苦地取悦于孩子。销售商们成为电视的资助者,竭力让更多的孩子看电视,结果出现了电视节目大战。外面没有游玩的场所,孩子只好呆在家里看电视。在家里,孩子接触电视的时间比与母亲交往的时间要多得多。

孩子在母亲旁边有种安全感,因此看电视也更快乐了。上学以后,如果没有什么高兴的事,就会想和母亲在一起,而不能忍受离开母亲的不安。拒绝上学也叫"分离焦虑神经症",父母均在外工作的孩子拒绝上学的很少。这样情况的孩子如果请假,多半是和朋友在校外场所玩。拒绝上学孩子的家庭,多是因为父亲热心工作,不考虑家庭团圆,而母亲就不得不耐心于培育子女的家庭。

孩子不想上学是因为即使去了,也没有一起玩耍的朋友。放学后去邀请小朋友,小朋友不是回复说今天我想独自活动,就是说要上课外班不在家。过去,因为老师讲课很风趣,所以孩子觉得上学是件快乐的事情。而班级课堂气氛活跃,也是因为小伙伴之间关系融洽、和谐。另外,由于家附近有自由玩耍的空地,放学后可以和同学一起打棒球、跳绳,不知不觉中,大家自然结为亲密的伙伴。

拒绝上学,不仅是因为找不到要好的朋友,而且还因为受到同伴的欺负。以具有当头头性格的孩子为中心结成的团体,总是捉弄欺负老实的孩子。他们捉弄同伴,向富裕家庭的孩子要钱,并把这些当成自己的乐趣。从被这种团体捉弄的孩子的立场出发,不上学是保护自身的权力。有的学生经常被老师训斥,与老师有隔阂,这类学生也以不上学的方式表示对老师的抗议。父母应该为了孩子的人权向学校抗议,不要把不上学当成是坏事。

拒绝上学,最初是早晨不起床,说头痛或是肚子痛。到学校后,病容满面,被允许请假,然而睡一小觉后就完全好了,又与平时一样,独自看电视取乐。休假 2 ~ 3 天上了 1 天学,又开始说头痛、肚子痛了。母亲察觉到这并不是病。为了让孩子上学，软硬兼施，可孩子早上就是不起床。由于孩子成绩并不差，所以也并不是跟不上课程。即使老师询问也不说明理由。到小儿科被诊断为“植物神经功能紊乱症”而开了药，但那样的药是没有效的。在儿童问题商谈所母亲被告知，不能过于娇惯孩子，孩子自己的事情应让孩子自己去做，不要让孩子看电视。

面对拒绝上学的现象，一般以为没有特殊的办法，只能等着孩子愿意上学，这使母亲很失望。有的父母缺乏耐心，硬性地将不愿意去学校的孩子推到学校去。我 30 年的朋友富永祐一先生写的《拒绝去学校》一书可使这样的父母冷静下来，理智地对待孩子。

学校的老师应关注和反思一下自己每一天给每位学生以何种快乐的感受。不要把不上学的孩子当成懒汉或没有自尊心，这样的孩子感觉都很敏锐。他们感到日本的学历社会波及学校人际关系的压力，感觉到同学和老师的焦虑。老师在斥责孩子或特意和孩子亲昵前，最好反省一下应试竞争是否迷失了自我呢？

(3)性教育

学校进行的性教育易陷入的误区是忽视孩子在性成熟上存在个人差异,而想以任何孩子都适合的标准进行教育。女孩子的月经有初潮后就很规则,每隔28天1次的;但初潮后4~5年仍不规则的也很多。高中女生有近半数因月经不规律而烦恼的,这是性教育所造成的。即使是男孩子也要告诉他,约有1/3左右的初、高中学生,乳房的分泌物会自然消失。父母在这方面是最合适的老师。

性是人类永恒的话题。只能简单地告诉孩子这是大人的想法,只用生殖器教育暂时敷衍性教育,这过于简单了。男女的区别不只是器官,而是他们的人。男性怎样对待女性,或女性应该如何对待男性,应作为人与人的关系领会,不应作为性器的关系领会。有关性器官的知识教育应和结婚结合在一起。

只有把男性和女性的关系看作人与人的关系来理解和领会,性的问题才能从动物性中解救出来。也就是说,不把性的问题归结为动物本性,而属于社会人的问题。男、女应如何互相对待,与生存方式密切相关。家里父母之间的生活方式,学校老师对待异性学生的方式都是对孩子的性教育。

父亲对母亲像暴君一样,母亲仿佛是父亲的奴仆,男老师对女教师或女学生粗暴等现象,使孩子们认为性是讨厌的事情。在这种气氛中,“性器教育”和“性教育”是一回事。并不是女孩子到了6 年级,才开始进行性教育,其实性教育从孩子开始认人以来便天天在家里进行,在学校即使 1 年级学生也开始了。

艾滋病传入日本之后,性教育变成了性器教育。对小学生进行所谓预防艾滋病的教育,只不过是传授一些诸如婚前应避免性行为、婚后要检点性行为之类的空洞原则。把艾滋病的预防教育,仅仅视为避孕套的使用法,是不正常性行为的泛滥、性道德沦丧的国度所采取的教育方式(见 541 艾滋病)。

如果想通过书本进行性教育,那么选择那些把性当成人生的一部分的文学作品比性教育的专业书更好。作为深刻揭示人生的文学,必然触及到性的问题。性是人生重要的一部分,因此,为使孩子了解性,让懂文学的孩子看文学作品也不失为一种方法。但不能说什么文学书都可以。司汤达的《红与黑》、莫泊桑的《女性的一生》,对孩子来说是不合适的。但夏目漱石的《三四郎》和托尔斯泰的《少年时代》,则是孩子所能理解和接受的。

有些年仅10多岁的瘦弱女孩子,刚来月经没几年就停经了,其原因主要是患有"神经性厌食症",因为认为自己太胖了,而感到不安,于是或减少饮食,或一吃饭就吐,或吃泻药。看惯了电视里出现的身段苗条的女演员、歌唱家,为了能穿得上流行款式的时装,而产生无论如何一定要减肥的强迫感。对母亲啰嗦教育的反感,是成为厌恶中年女性体型的原因之一。

对孩子团结合作意识的培养

父母和老师都要注意到是文明使孩子成为孤独的人。放学后孩子们没有打棒球、捉迷藏的地方,大家聚在一起玩,惟一的空间只有学校的操场,而学校到4点就锁门了。在外面玩不了,孩子们只好到朋友家去。即便是去朋友家,也往往是各玩各的游戏项目。大多数孩子从学校回来后不是去课外班，就是跟家庭教师学习，根本没有玩的时间。虽说一起去课外班学习，但考试时却成了相互竞争的对手，彼此都希望对方出现失误，哪怕是一点点失误也好。在这种社会上生存，孩子们之间是不会产生合作精神的。孩子们都很孤独，然而人原本又忍受不了孤独。在这种情形下，孩子们谋求合作就只有"欺负伙伴"。在嘲笑、戏弄某一做错了事或没做好事情的同学的过程中，孩子们成为朋友。被捉弄的孩子并不孤独，而和大家一起捉弄人的孩子各自却很孤独。"戏弄伙伴"的不良行为是道德教育所不能纠正的，因为正是教育创造了孤独的孩子，因此必须改变教育本身。

为培养孩子具有团结合作的精神，应在校园里营造轻松愉快的氛围，以使孩子能在这样的氛围中自由探索和实践，并强身健体。学校应扭转本本主义和应试教育的倾向。

为了能及早发现有孤独感的孩子，班级人数要控制在20人左右。建立以团结合作为主旨的班级，是学校教育的一项重要工作。

学校实行应试教育，成绩不好的学生就会被

淘汰。他们摆脱孤独的惟一机会是那些不良少年朋友给与的。逃过大人的监视,带他们去游戏中心的大孩子使他们第1次感受到朋友间的休戚相关性,孩子怀着冒险和欣喜的心情尝试不良行为。

不能很好地进行学童保育的单亲家庭的孩子,更需要加以关注。在父亲或母亲回来之前,孩子无所事事,很少与同年级伙伴在一起玩的孩子,起初招来一些低年级学生在一起玩,不知什么时候,又和无所事事的中学生混在一起。而这些中学生又常常与社会上的无业游民有关联。于是,孩子就这样一步一步走上不良少年之路。学校对区域内的单亲家庭应予以教育指导,把孩子不良行为的苗头及时遏制住。单亲家庭自不必说,所有家庭的孩子都有受不良行为影响的可能。因此,所有父母都应该出席 PTA 进行讨论。

学校不应只把目光盯在培养学生的“学习能力”发展上,应更多地关注学生合作精神的培养。家长也不应忘记,在学校的“成绩”中,也应包括孩子与小朋友之间的合作问题。父母与孩子之间成“川”字形(即父母在两边,孩子在中间)睡位的日本式育儿方法很好,它有助于儿童团结合作意识的培养;因此,过去的日本,通过孩子的团结合作精神,使孩子融入社会。如果儿童失去了团结合作精神,会总是依恋父母,如果是男孩,那么会因为过分依恋母亲,而不能很好地进行婚育生活。PTA 经常探讨的话题主要是关于儿童伙伴自由活动空间的丧失、电视、课外班等。

对于现存的"戏弄伙伴"、"不良品行"等现象,虽然有些束手无策,但只要集思广益,社会各方面都献计献策,我相信总会找到一条合适的培养儿童团结合作意识的途径。如果不能做到这一点,那么我们也许会被自身创造出来的文明所毁灭。

后　记

本书力求站在孩子的立场上考虑育儿问题。孩子的成长是个自然的生理过程,有其自身的规律。与风土有着密切关系的民族,在长期的生活中,经过实践不断修正错误,逐步适应了自然规律。适合于日本民族的育儿方法,就建立在日本民族的风俗习惯的基础上。

此外,文明时而缓慢时而急剧地改变着人们的生活,战后的日本如同是“第二次维新”,改变了日本民族的生活方式,这大大加速了孩子们的成长。

另一方面,这种“第二次维新”也改变了日本家庭中人与人之间的关系。大家族消失了,取而代之的是以夫妻意志营造的核心家庭。与战前相比,妻子自由多了。但这种自由必然也付出了它的代价,妻子失去了从婆婆那里学习传统的风俗式的育儿方法的机会。刚刚成为母亲的妻子,虽然没有任何育儿经验,也必须面对孩子,并承担起做母亲的责任,这是日本民族未曾有过的经历。

母亲们在日本的现代化进程中，虽然备感困惑，而育儿指导工作者，却很少给予他们以帮助。这些育儿指导工作者们，在这种现代化的进程中也都自生自灭了。

任何国家都是一样，育儿的指导由医生掌握着主动权，而他们总是在育儿失败时才粉墨登场。写育儿书的是医生。然而，在对母亲们起着决定作用的医生的头脑中，还残留着明治维新时代的烙印。

在人们的观念中还残存着文明是从西方传入的、是天皇用以启蒙百姓的工具这种思想，这是因为培养医生的医科大学与明治的官僚政府息息相关，就像日本虽然已进入了"第二次维新"，而日本政府还不能从德国式官僚制度中摆脱出来一样，日本的医生们也还以其学阀的形式残留着官僚思想。

战后，培养日本医师的大学，因为不能像以前那样从官僚政府那里获得财力支持，其研究经费不得不仰仗药品厂商及乳制品公司的赞助，这就大大降低了医生们的地位。为了卖商品而无视孩子自然成长的各种企图，压抑了以科学的态度进行的批评。如果说明治、大正的育儿指导是号召人们顺应天皇期待的那种秩序的话，现在的育儿指导则是号召人们与药品厂家、乳制品公司“共存共荣”。这一点突出地表现在保健所发给母亲们的、由厂家署名的宣传手册上。

把外国的也就是美国的文明从上到下地灌输给母亲,这种明治时期的做法在今天的育儿指导中也还继续存在着。这本书,我以为在内容方面维护了民族的个性,在做法上也从某些方面抵抗了外来的强势。如果把立场放在孩子一边,就必须靠向与孩子最贴近的母亲。为了尊重孩子的自然成长,必须尽可能地缩小对母亲指导的不自然情况。所谓不自然,就是强行推销不必要商品的广告,就是对孩子进行不必要的注射“治疗”。

如果从孩子的立场、母亲的立场来考虑育儿,作为日本的母亲们经历了几千年才创造出来的传统的日本式育儿方法,从科学的角度来看还必须重新认识。虽说是传统,但不必维护。作为日本人,只要被这种风俗所束缚,在现在的文化水平摆脱不了的风俗,就不能无视并顺应这种受了扭曲的日本式育儿。夫妇和孩子分别睡在不同房间里,这种适合于美国中产阶级的育儿方法与即便是在钢筋水泥建筑里母子也得睡在同一房间的日本式育儿方法,是有所不同的。

抱着不是从医生角度而是从病人角度考虑治疗的这种态度,30 年前,我从大学走出来,到了结核预防健康顾问所,这对我的成长影响极深。当时给我的研究以方向性指导的平井毓太郎先生,曾一直主张不能用注射折磨孩子,这使我的信念更加坚定了。

作为战后 20 年社区儿科医师的我,每天的生活把我和孩子的母亲们的距离拉得更近了。在那里,我了解到了从上一代分居出来、孤立无援却又必须养育婴儿的母亲们将要面对些什么样的问题。我看到了很多敏锐的母亲,对生长极快的婴儿,试验迄今为止育儿书上从未记载的新营养法,并获得了成功。因为他们尊重了孩子的自然成长。但并不是所有的母亲都能这样。有些母亲无视孩子的个性,强加给孩子死板的育儿方法,使得孩子非常痛苦,为了减少孩子的这种痛苦,站在孩子的立场上批判这种育儿方式,我曾写了《我是婴儿》、《我两岁》(都是岩波新书)两部书。

从 1963 年起,对民族文化中风土人情的兴趣强烈起来,因为我要重新认识作为日本风俗的育儿方法,所以积极地在每日新闻上连载《日本式育儿法》(后作为讲谈社现代新书出版)。在其准备期间,我读了创造日本江户时代育儿学的香月牛山先生的

《小儿必用养育草》。另外,我奔走于近畿各地,采访了作为民俗的育儿方法。在这本书中,之所以包含了“旧式”育儿之处,就是因为看到了这种“旧式”的育儿方法,培养了结实的孩子和情绪稳定的母亲。

因为在岩波新书出书和在报纸上连载,提高了我的“知名度”,常常有从医院里“逃脱”出的患者来访问我,我听到了来自病人的对现代医学的批评。这些批评,从医生的角度看是对研究的热心,但从病人的角度讲则是对病人的痛苦的漠视。

现在的医疗体制是国家的援助少,而更多的是依赖病人来负担,尽管医生和护士们都很尽职,但还是使医院的经营很困难,使病人的住院生活不自由,把治疗搞得不科学。每个人所患的疾病是否都需要住院治疗呢?从病人方面看是个很大的问题。既然站在母亲的立场上,就不能回避这个问题。从医生来看,当然病人住院可以万事方便了,但那是医生的立场。患病的孩子也有他们的立场。病人、医生、护士必须携手并肩,重新改变这种不完善的医疗制度。我想,直到它实现为止,都应该站在孩子的立场上考虑问题。于是在“孩子的疾病”栏里写进了这些想法。

当然,这本书不能成为医生的代用品,生了病看医生是理所当然的。遗憾的是医生太忙了,不能向母亲们详细解说。我的愿望是支援来看病的母亲。大多数医生和母亲的立场是一致的。但是从经营角度出发无视孩子立场的人,也许感到与这本书的宗旨相抵触。有人说,批评医生降低了医生的信誉。但是,并不因为医生是医生就是可信的,相信哪个医生、不相信哪个医生是病人的选择。在自由世界里,只有医生可以免除自由竞争这件事,未免奇怪。我不想再看到使医师忘记了自由竞争、把病人当愚民对待的官僚式保险制度延续下去。就像公正的法官不怕人民的眼睛一样,公正的医生也不该让忧虑孩子的母亲们唠唠叨叨。就像裁判不应惩罚无罪的人一样,治疗也不应以不必要的注射折磨孩子。

这本书有一个独特的地方,就是列举了集体保育问题。怎样才能把孩子养育得健康,这一研究课题不属于儿科,使我懂得这一点的是列宁格勒小儿研究所附属保育园和第7届全苏小儿科学会。

1957年我被邀请到了苏联,这对我来说是一个转机。苏联的医生告诉我,为了科学地认识孩子健康的成长,只靠累积给孩子看病的诊疗量是不够的,必须直接深入到孩子健康的成长之中,做大量的观察比较。

从那以后,我加入了关西保育问题研究会这个民间的研究团体,接触了保育园和幼儿园工作的人们。在5年左右的时间里,我学到了很多有关集体保育的知识。其中的一部分,在《我的幼儿教育论》(岩波新书)中公开发表了。在那本书里,涉及了做具体保育工作的保育人员所关心的问题。告诉我问题实质之所在的当然是保育问题研究会的人们。

在这本书中的"集体保育"栏,写了保育应改变为如此这般等一些愿望,从现在的保育园条件来看,恐怕会认为那是理想论。但是我相信,与其适应现实的贫穷条件养育孩子,不如面对理想、改革现实对孩子来说更好。站在孩子的立场考虑育儿,只有这样。比起30个孩子由1个保育员管理,不如15个孩子分别由两个保育员管理更好。这难道是过高的奢望吗?这和发射人造卫星相比是多么朴素的理想啊。

为了实现这一朴素的理想,希望能够进一步改善保育工作者的劳动条件。日本的宪法,保障对劳动者进行团体交涉的权利。没有必须交涉的团体,就等于剥夺了她们的权利,而她们的劳动条件到任何时候都得不到充分的改善。他们的劳动条件也就是孩子们受保育的条件。受保育的孩子能够在良好的条件下成长,这和母亲的愿望是一致的。

集体保育只适合于外出工作的母亲,这个时代已经过去了。幼儿到目前为止,都是在集体中成长起来的。因为汽车的泛滥和住宅的密集,夺去了幼儿和小朋友们游玩的场地,被软禁在家庭里。给所有的孩子以游玩的场所,从软禁的孤独中解放出来,是所有母亲的愿望。对改善集体保育场所的劳动条件一事,希望所有母亲都能不遗余力地给予支持。

我希望在保健所工作的人们也读一下这本书。虽然保健所是为创建优秀士兵而组建起来的,但已经不得不从绝对平均的育儿指导中脱离出来。为了发展孩子各自的天分,必须尊重孩子的个性。孩子的成长可以有各种各样不同的类型,不能根据是否是“标准体重”来区分孩子是优良儿还是不良儿。我希望鼓励没有经验的母亲要根据孩子的特性进行育儿。

这本书只将育儿对象限于上学前的孩子,对于上学的孩子,仅仅揭示了重新认识孩子一般性的成长。当然,就上学的孩子发生的疾病,也列举在“孩子的疾病”栏。上了小学以后的事情,希望能读一下我与胜田守一先生合写的《家庭教育》(岩波书店)和写了中学生事情的拙著《发挥你们的天性》(筑摩书房)以及以孩子与父亲关系为重点的拙著《父亲对孩子》(岩波新书)。

另外,如果允许我涉及个人私事的话,我很高兴能在服部峻治郎老师七十大寿之年,出版发行这本书,是他将我从儿科学中解放出来、培养成儿科医师的。

本书得以完成,承蒙装帧方面的福田繁雄先生,插图的岩崎先生,版面设计的多川精一先生,照片方面的片冈健夫妇、川岛浩先生,岩波电影的织田浩先生、刈部秀郎先生、荒平俊一先生、小山博孝先生等人的多方关照;另外,积极协助我们摄影的北田边保育园、樱花保育园各位的盛情也使我难忘。岩波书店的堀江铃子女士、寺岛三夫先生、田沼祥子女士、竹田久美子女士等人也始终帮助操劳。在此深表谢意。

松田道雄

1967年9月

新版发行之际

《育儿百科》初版发行至今已经13年了,想不到会有这么多朋友喜欢这本书,非常感谢。

本来育儿是一种风俗,只要我们的生活方式改变了,育儿方法也不能不随之改变。核心家庭愈来愈多,育儿方法已经很难再靠代代相传的方式维持下去。

《育儿百科》之所以能被大家喜欢,大概也正是因为它能够适应育儿传承将要中断的情况吧。只要育儿与生活方式相关,就不能不将医学与社会联系起来加以审视。数千年的育儿经验总结,也是为了不至于在新的背景下迷失前人踩踏出来的蹊径。孩子的母亲们能将希望的目光投向一个上了年纪的普通儿科医师,对我来说无比荣幸。

这13年来,《育儿百科》又有了新的实用方法。因医疗制度不完善,日本的医生们不得不在异乎寻常的繁忙中诊疗,无暇向病人解释病情。因此,《育儿百科》担负了替医生向病人说明情况这一新的角色。如果在理解了病情的基础上接受治疗的人增加了,以病人无知为前提的医疗就会渐渐消失吧。这种愿望比起初版时,变得更加强烈了。

每年再版之际,都部分订正了所注意到的问题。但是因为纸型坏了,这次必须彻底改变版本。因此,把原来不能搞的大规模的修订付诸实施了。《育儿百科》常常被作为礼物送给新婚夫妇,所以,新增加了"婴儿诞生之前"这一妊娠期注意事项的部分。

在新版付梓之际,向在装帧和摄影等方面给予多方关照和支持的福田繁雄先生、"宝宝孩子之家"和"北须磨保育中心"及岩波电影的关户勇先生、岩尾克治先生,岩波书店的田沼祥子女士、饭山律子女士、竹田久美子女士、中川由美女士等单位及个人,再次表示衷心感谢。

松田道雄

1980 年夏

最新版出版之际

20年前把《育儿百科》献给世人时，列举了两个目的。一个是站在孩子的立场上考虑育儿的事情，另一个是帮助在核心家庭时代的母亲从传统的育儿模式中摆脱出来。

在此再版之际，更加感到这两个目的明显地凸现出来。

高速成长的经济诞生了新商务，育儿也变成了新市场，新制品的洪水阻碍着孩子的自然成长。跨进育儿领域的新商务，正以比其他任何医疗名称都迅猛之势，把未经岁月检验的“新药”和“检查”强行塞给人们。

医疗是盈利，是研究，全然不顾及孩子和父母的烦恼，不能言语的孩子的人权危机，莫此为甚。

母亲在育儿方面看上去不像以前那么孤立无援了。媒介产业的兴盛带来了情报的过剩。但是，情报的发送者，在大男子主义的今天，究竟能够减轻多少母亲的负担呢？既然媒介也是商品，卖方的立场当然就应优先考虑母亲。

对于育儿来讲最需要的应该是什么呢？问及此问题的人没有比现在更多的了。《最新·育儿百科》，将针对这一时代的要求给予回答。

在再版之际，多蒙装帧方面的福田繁雄先生、照相制版方面的八潮西保育园、驹草幼儿园的各位同仁、摄影方面的关户勇先生、以及本文所采用照片的松村久美女士、岩尾克治先生等单位和个人的关照，在集体保育方面的改订，承蒙关西保育问题研究会的同仁高齐由美子女士、川原佐公先生的指导。另外，岩波书店的田沼祥子女士、高林宽子女士、竹田久美子女士、津田健子女士也给予了大力的支持。

在此，一并表示衷心的感谢。

松田道雄

1987 年 7 月

《定本·育儿百科》发行之际

《育儿百科》从1967年初版发行以来，已拥有了150万的读者。中国、泰国、韩国也都有了译本。作为作者，我感到十分荣幸。

为了使本书内容在飞速发展的医学领域不至于落后，我先后购读了英、美、北欧、荷兰、加拿大、澳大利亚的儿科杂志和医学周刊杂志20余种，每天用一个上午的时间读书已成了我的日程，读书所体会到的新内容就利用每年改版的机会加上去。

新加的部分不仅仅是医学知识，也有针对读者在边读《育儿百科》边育儿中遇到的问题来信咨询我所做的解答，同时也把所提到的这些问题用比较通俗易懂的方式订正过来。经过30多年与读者的书信来往及不断订正，使得近年来提出问题的信件几乎没有了，更多的是母亲们的感谢信和书迷们的来信。这些来信，使我对本书的内容更加坚信不疑。

订正最多的是“孩子的疾病”一章，也是关系到治疗的部分。这里写到的疾病的原因和自然经过，作为儿科医师的常识已经肯定下来。现在医师不得不看很多非特定疾病，无暇向患者家人介绍疾病常识。

以前我曾想，如果有一天我不在世了，就把"孩子的疾病"一章删掉，只发行主文。可是，我收到了好多来信说"我把母亲养育我时读的《育儿百科》，当成养育我自己孩子的重要宝物来读"。因此，我不得不考虑书的生命之长久性。

《育儿百科》的生命之长，并不因为它是我个人的作品，而是因为它是与众多母亲共同写出的作品。

我不在世了就绝版此书的想法，恐怕也是我个人不负责任的想法吧。现在我决定，只把随着医学的发展容易变更的部分(新药名、疾病的死亡率)删掉，定稿后再版续刊。

松田道雄

1998 年春

译者后记

1999年深秋，我到重庆去参加一次全国学术会议，与华夏出版社医学科学部主任陈玉琢先生不期而遇。参加会议的还有一些日本学者，就一些学术问题大家进行了交流。回到单位后不久，接到了陈先生邀请翻译《育儿百科》这部80多万字巨著的信函。作为从事医学专业工作的女性，一位母亲，能在育儿方面作一些事情我感到很高兴，但同时我也感到了压力。

事情明摆着，一位刚刚辞世不久的饱经世纪沧桑的老人毕生心血的结晶，30多年来多次修订再版，在日本家喻户晓的一部名著，由我这样一个只养育过一个孩子，几乎没有经受过育儿方面的真正考验的人来主持承担翻译任务，其间的困难可想而知。

当真正地接触到这本书时，我切实感到了震憾。

松田道雄先生的人格魅力强烈地吸引了我。他一遍又一遍地修改和充实《育儿百科》，把新的育儿经验和育儿理念不断地注入本书,尤其是他对东方民族的生理特点和风俗习惯的深入研究;对现代职业女性育儿方面遇到的问题所作的精辟分析;对传统育儿方法与现代育儿意识冲突的得当处理;对常见小儿疾病的处理方法通俗准确的讲述,使我一边读一边感叹:如果初为人母时,有这本书该多好啊!那会少遭受多少担惊受怕的折磨呀!孩子会少受多少不该受的委屈呀!……

松田老人的育儿理念中,有一点深深地打动了我。他强调尊重孩子的选择权利,从饮食嗜好到技艺学习,主张依顺孩子的兴趣爱好,充分发挥孩子的天赋,这种充满人性、培养个性的主张,对于我们这些动辄纠正限制孩子,甚至包办代替的为人母、为人父者,不是一剂良药吗?

松田道雄先生1908年生于日本茨城县,1932年毕业于日本京都大学医学部,专业是小儿科学,卒于1998年6月。一生主要著作有《我是婴儿》、《我两岁》、《老人和孩子》、《发挥你们的天赋》、《幸运的医生》、《日本知识分子的思想》等。《育儿百科》于1967年11月初版,1980年9月全面修订后新版发行,1987年9月以《最新·育儿百科》之名发行,1999年3月以《定本·育儿百科》名称发行。这也是松田先生的最后一版“育儿百科”。

与我共同翻译这部《定本·育儿百科》的还有6位分别在白求恩医科大学、长春中医学院、东北师范大学、北京中医药大学工作的同仁,7人中有5名博士,分别为儿科学博士、心理学博士、儿童学前教育学博士,另外2名是医学硕士。年龄都在35岁至40岁之间,有6位孩子母亲,1位孩子父亲。我们7人之中有5名是卫生部公派的笹川医学奖学金归国留学生,两名是其他项目奖学金归国留学生,都有一段在日本学习生活的经历,也算是一种同窗之谊吧!

我们7个人的儿科临床和育儿经验加在一起也不见得能赶上松田道雄先生。要把这部融进他毕生情感、体验、哲理的著作纤毫不爽地译成中文,传递给中国母亲们,实在不是一件轻松的事情。尤其是日本语有许多表达方式迥异于中文,可意会而不可言传之处,须仔细体察品味。这方面我们虽然都有较长时间的口译、笔译经历,但在遣词造句上还是费了许多工夫,反复推敲,不敢懈怠。

当然,我们虽作了多方的努力,但还是有些不尽人意的地方,因此,还请母亲们和本书的读者能提出好的建议,以利于我们今后改进。

在本书的翻译过程中,得到了各方面专家的支持和帮助,在此深表感谢。

现在,厚厚的书稿即将付梓,感慨良多,惟愿中日两国人民世代友好,让受惠于这本《定本·育儿百科》的孩子们在和平的阳光下茁壮成长。

王少丽

2002 年 4 月

《定本·育儿百科》释名

《育儿百科》由日本著名儿科专家松田道雄先生所著，初版刊行于1967年，其后松田先生坚持每天涉猎最新科学知识，并经常与孩子们的父母交流育儿经验，将新的内容于再版重印时加入，年年修改，不断完善。30年来大规模修订了3次，第一次修订于1980年，名为《新版·育儿百科》；第二次修订于1987年，名为《最新版·育儿百科》；第三次修订于1999年，名为《定本·育儿百科》。《定本·育儿百科》也是松田先生的最后一版"育儿百科"。

本次翻译的是松田先生的最新原著，即是《定本·育儿百科》的译本。译者均为留日学者，7人中5位博士，两位硕士。

全书站在孩子的立场上考虑育儿问题，指导当今核心家庭的父母科学育儿。尊重孩子的个性，培养孩子的创造性，培育健壮的孩子，使他们身心健康，茁壮成长。

本书以孩子的年龄为单元划分部分,各部分相互独立,内容包括这个年龄段的孩子、喂养方法、环境、异常情况、集体保育等,详细解答了育儿时遇到的各种问题,细致入微,全面周到,父母只需阅读孩子同年龄段的部分即可,使用方便,实用性强。最后一部分为“小儿疾病”,语言简洁,知识性强,供孩子患病时参考。

本书是松田先生与几代母亲的育儿经验结晶,源自东方文化,吸收现代科学知识,最适合于东方家庭。它经过30年来不断修订再版,深得年轻父母的信赖,畅销数百万册,成为东方家庭育儿宝典,育儿必备的实用百科全书。

松田先生在《定本·育儿百科》修订完成之后,即与世长辞了,在此,我们谨向这位将毕生心血贡献给育儿事业的老人,致以崇高的敬意,感谢他送给新世纪孩子们的贵重礼物——《定本·育儿百科》。